ECN en fiches

Collection dirigée par Sébastien Couraud et Jean-Sébastien Hulot

NEUROLOGIE

2e édition

Coordination

Laura MECHTOUFF-CIMARELLI
Antoine CHALLAN-BELVAL

ellipses

Dans la même collection

- *Anesthésie, réanimation & médecine d'urgence*, François Philippart, 240 pages.
- *Cardiologie*, Alexis Mechulan, Sok-Sithikun Bun, 128 pages.
- *Cancérologie et Radiothérapie*, Boyle Helen, Stéphanie Audras, Aude Duret, Bertrand Fleury, Céline Guichon, 160 pages.
- *Dermatologie*, Audrey Nosbaum, Mathilde Trancart, Émilie Bathelier, Anne-Laure Rival, Abassi-Ktiouet Salma, 160 pages.
- *Gynécologie et Obstétrique*, Étienne Beaufils, Hélène Legardeur, 160 pages.
- *Hématologie*, 3e édition, Emmanuel Bachy, Roch Houot, 176 pages.
- *Hépato-gastro-entérologie*, Emmanuel Maillard, Domitille Bruneton, Marwan Chemaly, Yvan Graber, Gilles Boschetti, Yann Paquet, 224 pages.
- *Médecine interne,* Collège universitaire des enseignants de médecine interne, 96 pages.
- *Néphrologie,* William Hanf, 96 pages.
- *Neurologie*, 2e édition, Antoine Challan-Belval, Laura Mechtouff-Cimarelli, 208 pages.
- *Ophtalmologie*, Pierre-Loïc Cornut, 160 pages.
- *ORL, chirurgie maxillo-faciale et stomatologie*, Stéphane Tringali, Pascal Pierrillas, 160 pages.
- *Pédiatrie*, Émilie Hibbert, Justine Bacchetta, Hélène Mellerio, 144 pages.
- *Pneumologie*, 2e édition, Sébastien Couraud, Laurent Bertoletti, Émilie Perrot, Mayeul Tabutin, 208 pages.
- *Psychiatrie*, Alice Deschenau, Fabrice Boyer, Iris Vulliez-Degraix, 176 pages.
- *Santé publique*, 2e édition, Cyrille Colin (coord.), 144 pages.
- *Urologie*, Olivier Traxer, 112 pages.
- *Annales 2007 et 2008 de l'ECN. Corrigés commentés*, Augustin Lecler et Julien Peron, 192 pages.
- *Annales 2009 de l'ECN*, Alexandre Vivanti, 112 pages.
- *Annales 2010 de l'ECN*, Clara Delaruelle, Clémence Dufour, Jean-Thomas Bachelet, Fabien Reverdy, 146 pages.
- *Le Grand Livre des annales de l'ECN*, 2007-2010, Collectif, 418 pages.

À paraître

Appareil locomoteur
Endocrinologie-Diabétologie-Nutrition
Gynécologie-Obstétrique
Maladies infectieuses

ISBN 978-2-7298-63760
©Ellipses Édition Marketing S.A., 2012
32, rue Bargue 75740 Paris cedex 15

www.editions-ellipses.fr

Liste des auteurs et collaborateurs

Pr Emmanuel BROUSSOLLE
PU-PH, service de Neurologie C, hôpital neurologique Pierre-Wertheimer, CHU de Lyon et université Claude-Bernard Lyon I.

Pr Jérôme HONNORAT
PU-PH, service de Neurologie B, hôpital neurologique Pierre-Wertheimer, CHU de Lyon et université Claude-Bernard Lyon I.

Pr Emmanuel JOUANNEAU
PU-PH, service de Neurochirurgie A, hôpital neurologique Pierre-Wertheimer, CHU de Lyon et université Claude-Bernard Lyon I.

Pr Pierre KROLAK-SALMON
PU-PH, Centre de Mémoire, de Ressources et de Recherche, Hôpital gériatrique des Charpennes, CHU de Lyon, université Claude-Bernard Lyon I.

Dr Stéphane THOBOIS
MCU-PH, service de Neurologie C, hôpital neurologique Pierre-Wertheimer, CHU de Lyon et université Claude-Bernard Lyon I.

Dr Serkan CAKMAK
PH, service de Neurologie, Centre hospitalier de Villefranche-sur-Saône.

Dr Frédéric DAILLER
PH, service de Réanimation neurologique (SIPO), hôpital neurologique Pierre-Wertheimer, CHU de Lyon.

Dr Geneviève DEMARQUAY
PH, service de Neurologie, hôpital de la Croix-Rousse, CHU de Lyon.

Dr Laurent DEREX
PH, service de Neurologie B, hôpital neurologique Pierre-Wertheimer, CHU de Lyon.

Dr Adrien DIDELOT
PH, service d'explorations fonctionnelles neurologiques, Centre hospitalier Lyon Sud, CHU de Lyon.

Dr Maïté FORMAGLIO
PH, service de Neurologie D, hôpital neurologique Pierre-Wertheimer, CHU de Lyon.

Dr Hélène GERVAIS-BERNARD
PH, service de Neurologie C, hôpital neurologique Pierre-Wertheimer, CHU de Lyon.

Dr Marc GUENOT
PH, service de Neurochirurgie A, hôpital neurologique Pierre-Wertheimer, CHU de Lyon.

Dr Marc HERMIER
PH, service de neuroradiologie, hôpital neurologique Pierre-Wertheimer, CHU de Lyon.

Dr Julien JUNG
Praticien contractuel, service de Neurologie fonctionnelle et d'épileptologie, hôpital neurologique Pierre-Wertheimer, CHU de Lyon.

Dr Alexandra MONTAVONT
PH, service d'épilepsie, sommeil, explorations fonctionnelles pédiatriques, IDEE, Hôpital Femme Mère Enfant, CHU de Lyon.

Dr Thomas PERPOINT
PH, service des Maladies infectieuses et tropicales, hôpital de la Croix-Rousse, CHU de Lyon et université Claude-Bernard Lyon I.

Dr Philippe PETIOT
PH, service de Neurologie, hôpital de la Croix-Rousse, CHU de Lyon.

Dr Stéphane PEYSSON

PH, service de Neurologie, Centre hospitalier de Villefranche-sur-Saône.

Dr Christel RENOUX

Praticien contractuelle, service de Neurologie, Centre hospitalier de Saint-Denis, La Réunion.

Dr Anne-Evelyne VALLET

PH, service de Neurologie, Centre hospitalier de Vienne.

Dr Thomas BAUDRY

CCA, service de maladies infectieuses et tropicales, hôpital de la Croix-Rousse, CHU de Lyon et université Claude-Bernard Lyon I.

Dr Antoine CHALLAN-BELVAL

CCA, Pavillon G, réanimation polyvalente et traumatologique, Hôpital Édouard-Herriot, CHU de Lyon et université Claude-Bernard Lyon I.

Florian CHENEVIER

CCA, service de Neurologie A, hôpital neurologique Pierre-Wertheimer, CHU de Lyon et université Claude-Bernard Lyon I.

Laura MECHTOUFF-CIMARELLI

CCA, service de Neurologie B, hôpital neurologique Pierre-Wertheimer, CHU de Lyon et université Claude-Bernard Lyon I.

Servane MOUTON

Neurologue, en disponibilité.

Merci également aux étudiants hospitaliers de nos services pour leurs remarques critiques et constructives.

Préface de la collection

Chers amis,

La quantité de connaissances à acquérir à la fin du second cycle des études médicales est un vrai défi pour la mémoire de chaque étudiant. Le travail de synthèse est donc primordial. C'est pourquoi nous avons souhaité proposer des **ouvrages concis contenant l'essentiel** des connaissances à acquérir pour une bonne pratique clinique et la réussite de l'examen classant national.

Tous les auteurs ont apporté une attention particulière à répondre point par point aux questions du programme sans oublier les objectifs pédagogiques définis par les collèges de spécialités lorsqu'ils existent. Malgré l'organisation officielle en modules transversaux, il nous est apparu pertinent de proposer une organisation en spécialités comme l'enseignement universitaire de la plupart des facultés.

Par ailleurs nous avons délibérément choisi de prendre quelques libertés avec le programme défini par le *BO* N° 31 du 30 août 2001. En effet, certains items, importants en pratique courante ou fréquents et graves ou figurant dans les objectifs pédagogiques des collèges des enseignants, n'apparaissaient pas de façon évidente dans la liste de questions du CNCI. Nous avons donc choisi de les traiter et ils font l'objet d'une sous-question **individualisée par le logo** ⦸.

De même, pour une meilleure approche d'une spécialité, il est fondamental d'en connaître les bases. C'est pour cette raison que nous avons créé le **module 0**. Celui-ci regroupe pour chaque matière des rappels anatomiques, physiologiques et histologiques. Les modalités de réalisation et l'interprétation des principaux examens complémentaires de la spécialité y sont également abordées. Nous vous conseillons de vous référer à ces items avant de débuter l'apprentissage de la spécialité.

En espérant que cette collection répondra à vos attentes, nous vous souhaitons bon courage pour la préparation de l'examen.

Les directeurs de la collection « l'ECN en fiches »

Sébastien COURAUD
Service de pneumologie
et oncologie thoracique
Hospices civils de Lyon & université Lyon I

Jean-Sébastien HULOT
MCU-PH, service de Pharmacologie clinique,
Hôpital de la Pitié-Salpêtrière,
AP-HP & université Paris VI.

Préface de l'ouvrage

La neurologie est considérée classiquement comme une discipline compliquée, réservée à des initiés, ce qui peut conduire ainsi à décourager les étudiants et les jeunes praticiens. Il faut démystifier cette image. Cette matière passionnante relative au système nerveux est un domaine de la médecine dont l'apprentissage constitue au contraire un modèle de la méthode d'approche du malade que l'étudiant peut acquérir quel que soit le problème posé. Pour illustrer notre propos, il suffit de rappeler les différentes étapes du raisonnement neurologique :

1. recueil de l'anamnèse par le patient, l'entourage et le médecin traitant ;
2. examen neurologique minutieux, méthodique, en commençant par le problème posé (exemple : analyse d'un trouble de la marche) ;
3. regroupement ensuite des signes et symptômes en un syndrome physiopathologique (exemple : syndrome cérébelleux, syndrome amnésique) ;
4. démarche du diagnostic topographique, ce qui est la partie la plus difficile mais aussi la plus passionnante (où est le processus : un seul ou plusieurs endroits, un système de réseaux neuronaux précis, ou au contraire un processus plus global d'encéphalopathie ?) ;
5. proposition de la ou des hypothèses étiologiques (exemple : accident vasculaire cérébral ischémique).

Au cours de ces différentes étapes, l'étudiant devra toujours rechercher les faits, être précis, et ne pas être influencé par des interprétations ou des données inexactes ou trompeuses. Le niveau de preuve doit être l'obsession : dire que le patient aurait subi un scanner cérébral qui serait normal n'a pas la même valeur que d'indiquer que l'on a pu examiner les images et le compte rendu de ce scanner. Pour le diagnostic topographique et étiologique, une hiérarchisation des hypothèses et donc des examens complémentaires est fondamentale. Par exemple, devant un déficit de la flexion dorsale d'un pied, s'orienter selon l'ensemble des données recueillies, en premier lieu vers une atteinte du lobule paracentral controlatéral, et en second lieu vers une pathologie du système nerveux périphérique, permet de convaincre le correspondant radiologue et neurophysiologiste des raisons et du caractère plus ou moins urgent de la demande d'examen. Cette démarche intellectuelle est tout au bénéfice du malade et en plus gratifiante pour le jeune médecin en herbe. Elle nécessite cependant de rappeler les prérequis d'une bonne formation, à savoir le caractère complémentaire et indissociable de la formation clinique le matin à l'hôpital et de l'enseignement théorique l'après-midi à la Faculté de Médecine. La préparation d'ouvrages didactiques est indispensable pour atteindre ce but. Un premier travail de rédaction d'un référentiel national des questions de neurologie de l'actuel programme du second cycle des études médicales a été réalisé par le Collège des Enseignants de Neurologie en 2002 et mis à jour en 2004-2005. Ce document est disponible par différentes sources pour l'étudiant. Un ouvrage synthétique restait cependant à élaborer pour la préparation de l'examen classant national qui a remplacé l'ancien concours d'internat en 2005.

C'est dans cette optique qu'un livre des éditions Ellipses a été réalisé, travail dont je suis heureux de faire la promotion. Le document s'adresse aux étudiants en médecine de 3e et 4e année du second cycle des études médicales préparant l'examen classant national de l'internat. Son principal objectif est de rappeler les bases de la discipline et de fournir une approche synthétique de l'essentiel des pathologies rencontrées en neurologie. Il se propose d'aider, de guider, d'orienter l'étudiant en médecine vers une bonne pratique clinique, et de contribuer ainsi à sa réussite à l'ECN de l'internat. Le programme est celui de l'ECN. Il concerne toutes les questions relatives à la neurologie et dispersées dans un nombre important de modules du programme actuel du second cycle des études médicales. Leur regroupement donne ainsi à l'étudiant une vue d'ensemble indispensable de la discipline neurologique. Les sujets sont présentés sous la forme de fiches qui apportent à l'étudiant l'essentiel de ce qu'il doit savoir pour préparer l'ECN. Lors de la préparation du document, il est apparu nécessaire que l'étudiant puisse disposer dans le même ouvrage des prérequis nécessaires à sa meilleure utilisation.

C'est la raison pour laquelle un « module M0 » a été ajouté en première partie du livre. Celui-ci reprend brièvement l'anatomie du système nerveux, l'examen neurologique, la sémiologie neurologique, les grands syndromes topographiques et le principe des examens complémentaires.

Figurent également dans cet ouvrage quelques items qui ne sont pas officiellement au programme, comme la sclérose latérale amyotrophique, mais qu'il est important de connaître pour permettre une meilleure compréhension de la diversité des pathologies neurologiques. Les fiches des questions d'internat ont été préparées pour leur quasi-totalité par des internes et relues et corrigées par des neurologues, neurochirurgiens et neuroradiologues seniors du CHU de Lyon. La coordination de l'ouvrage et notamment l'homogénéisation de l'ensemble des fiches a été faite par Laura Mechtouff-Cimarelli, CCA de neurologie de Lyon, qu'il faut féliciter pour ce remarquable travail. Je suis convaincu que ce livre connaîtra un grand succès auprès des étudiants en médecine, nos futurs internes.

Professeur Emmanuel Broussolle

Service de Neurologie C

Hôpital neurologique Pierre-Wertheimer

CHU de Lyon

Hospices civils de Lyon

Université Claude-Bernard Lyon I

Préface des auteurs

Aborder la neurologie de façon synthétique et systématique nous semblait une conduite attrayante pour préparer l'ECN.

L'ouvrage s'articule en deux parties : une première consacrée aux rappels anatomiques et cliniques et une deuxième dédiée aux différentes pathologies neurologiques.

Chaque fiche a été rédigée par un interne, de façon à rester au plus près du programme et des préoccupations des étudiants, en s'appuyant sur le référentiel national rédigé par le Collège des Enseignants de Neurologie. Un médecin senior en a ensuite validé le contenu.

Nous souhaiterions, modestement, que cet ouvrage permette aux étudiants de comprendre et d'apprendre la neurologie plus aisément et, pourquoi pas, d'y prendre goût!

Antoine Challan-Belval et Laura Mechtouff-Cimarelli

Je tenais à témoigner ma reconnaissance à Monsieur le Professeur Broussolle, professeur de neurologie à l'hôpital neurologique de Lyon, qui a accepté de rédiger la préface de ce livre en sa qualité de pédagogue et de clinicien reconnu.

J'adresse également un grand merci aux médecins seniors du CHU de Lyon pour leur contribution à la relecture de nos fiches, en particulier à monsieur Marc Hermier, neuroradiologue à l'hôpital neurologique de Lyon, qui a eu la patience de relire la partie imagerie des fiches, ainsi que celles touchant à l'anatomie.

Je ne saurais non plus oublier mes collègues neurologues, qui ont accepté de collaborer avec compétence, gentillesse et enthousiasme à la rédaction de ce « remue-méninges » à usage de tous les futurs médecins.

Laura Mechtouff-Cimarelli

Un grand Merci à...

- Marie Astrid, Martin, Emily, Charles et Géraldine, et aussi au Paon de Servoz pour m'avoir soutenu dans la préparation de l'ECN,
- JC Deverre pour tous ses conseils autour de l'ECN,
- Mr C. que je ne peux nommer et qui m'a fait découvrir la réalité du métier,
- Sébastien qui a réussi à me réconcilier avec une table et un bureau après l'internat, pour me faire réaliser une maquette de livre...
- Laura pour avoir tout relu, corrigé et complété depuis la base...
- Tous ceux qui ont contribué à rendre ce livre aussi riche et qui sont cités plus loin...
- La Réa du Neuro sans qui jamais je ne me serais lancé...

Antoine Challan-Belval

Sommaire

Légende :

⊘ Ne figure pas strictement au programme mais important à connaître.

♥ À connaître « par cœur ».

⚡ Tombé ⚡ fois à l'internat ou à l'ECN (1995-2006).

▪ Posologies à connaître.

MODULE 0 : NEUROLOGIE

MODULE 11 : SYNTHÈSE CLINIQUE ET THÉRAPEUTIQUE – DE LA PLAINTE DU PATIENT À LA DÉCISION THÉRAPEUTIQUE – URGENCES

PARTIE II : MALADIES ET GRANDS SYNDROMES

PARTIE III : ORIENTATIONS DIAGNOSTIQUES

Adapté de : ÉTUDES MÉDICALES - Objectifs pédagogiques terminaux pour les items de la 2e partie du 2e cycle des études médicales, (BO N° 31 du 30 août 2001).

MODULE 0

SOMMAIRE

Anatomie descriptive du système nerveux central

Laura Mechtouff-Cimarelli, Marc Hermier

LE CERVEAU

1. Organisation générale

L'encéphale comporte :

- Le **télencéphale** : (cf. Fig. 1-3) correspondant aux 2 hémisphères cérébraux, séparés par la scissure interhémisphérique. Ils sont reliés entre eux par des ponts de substance blanche : les commissures.

- Le **diencéphale** : impair et médian, recouvert par le télencéphale.

2. Configuration externe

La surface des hémisphères est parcourue de plis :

- Les plis profonds : **sillons ou scissures** :
  - Sillon central (= scissure de Rolando),
  - Sillon latéral (= scissure de Sylvius),
  - Sillon temporo-occipital.

Délimitant des lobes dans chaque hémisphère :

- Lobe frontal,
- Lobe pariétal,
- Lobe temporal,
- Lobe occipital,
- Insula.

- Les autres plis, moins profonds, délimitent des circonvolutions ou gyrus.

3. Configuration interne (cf. Fig. 4)

I. La substance grise (SG) :

Contient les corps cellulaires des neurones.

- **Cortex cérébral** : situé en périphérie, il recouvre toute la surface des hémisphères.
- **Noyaux gris centraux** : situés en profondeur, au sein de la substance blanche :
  - **Noyau caudé** : en forme de fer à cheval, 3 parties : tête, corps, queue.
  - **Noyau lenticulaire** : forme de pyramide à base latérale. Constitué de deux noyaux accolés : pallidum et putamen.
  - **Thalamus :** Situé dans la paroi du IIIe ventricule. Constitué de nombreux noyaux.
  - Claustrum ou avant-mur.
  - Substance noire.
  - Noyau sous-thalamique ou corps de Luys.

II. La substance blanche (SB) :

Contient les prolongements des corps cellulaires des neurones.

Remplit tout l'espace entre le cortex cérébral, les noyaux gris centraux et les ventricules.

- Fibres de projection : elles relient le cortex cérébral aux structures sous-jacentes :
  - Centre ovale,
  - Capsule interne : entre la tête du noyau caudé et le thalamus en dedans et le noyau lenticulaire en dehors, 3 parties : bras antérieur, genou, bras postérieur,
  - Capsule externe : entre le noyau lenticulaire en dedans et le claustrum en dehors,
  - Capsule extrême : entre le claustrum en dedans et le cortex de l'insula en dehors.
- Les commissures interhémisphériques : relient les deux hémisphères cérébraux :
  - Le corps calleux : 4 segments médians : rostrum, genou, corps, splénium. Irradiation vers les lobes controlatéraux : forceps major et minor.
  - Le fornix : 2 piliers accolés reliant l'hippocampe au tubercule mamillaire homolatéral. Participe au circuit de Papez.
  - La commissure antérieure,
  - La commissure postérieure.
- Les fibres d'association : relient deux lobes d'un même hémisphère :
  - faisceau longitudinal supérieur,
  - faisceau longitudinal inférieur,
  - faisceau arqué,

- faisceau unciné,
- le cingulum,
- le fornix.

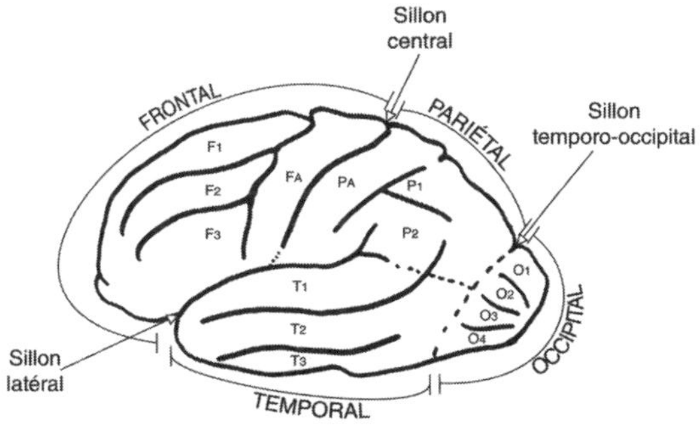

Fig. 1 : Face latérale des hémisphères cérébraux.

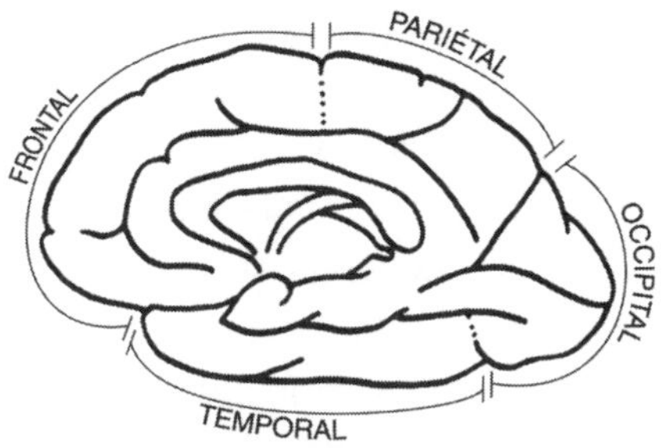

Fig. 2 : Face médiale des hémisphères cérébraux.

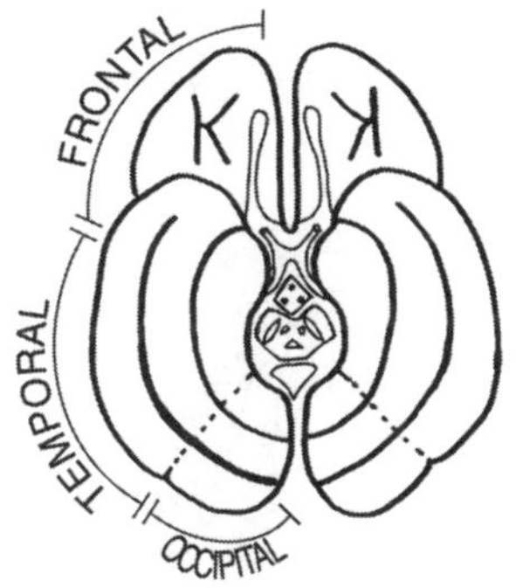

Fig. 3 : Face inférieure des hémisphères cérébraux.

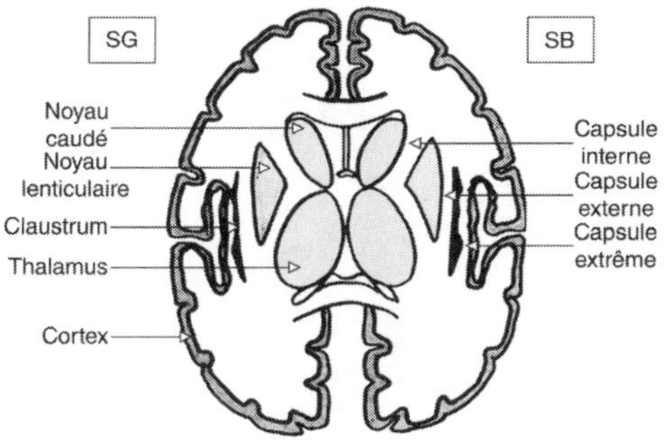

Fig. 4 : Coupe axiale du cerveau passant par les noyaux gris centraux.

LE TRONC CÉRÉBRAL

1. Organisation générale

Situé dans la fosse postérieure (= région sous-tentorielle).

Se prolonge par la moelle en bas et par le cerveau en haut.

Relié au cervelet qui est postérieur par les pédoncules cérébelleux.

Trois étages de bas en haut :

- le **bulbe**,
- la **protubérance**,
- le **mésencéphale**.

2. Configuration externe (cf. fig. 5)

- Bulbe :
  - Émergence des nerfs crâniens : VII à XII,
  - Triangle inférieur du plancher du IVe ventricule en arrière.
- Protubérance :
  - Émergence du nerf crânien V,
  - Triangle supérieur du plancher du IVe ventricule en arrière.
- Mésencéphale :
  - Deux pédoncules cérébraux séparés par l'espace interpédonculaire,
  - Émergence des nerfs crâniens : III et IV (IV = seul nerf crânien à émergence postérieure),
  - Corps mamillaires et tige de l'hypophyse en avant,
  - Colliculi supérieurs et inférieurs en arrière.

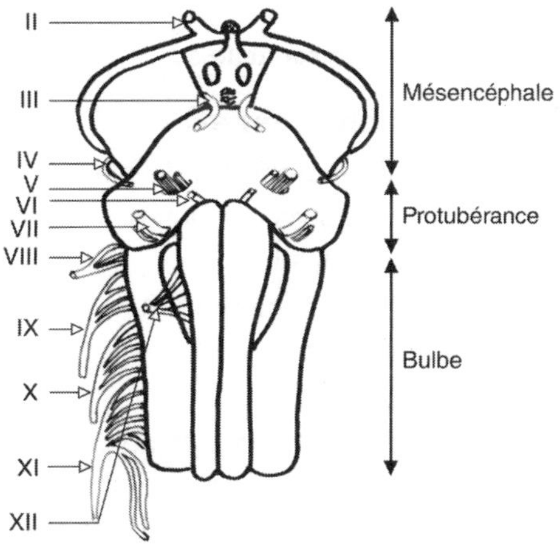

Fig. 5 : Face antérieure du tronc cérébral.

3. Configuration interne

- **Substance grise**
  - Noyaux des nerfs crâniens,
  - Noyaux propres du tronc cérébral.
- **Substance blanche**
  - Voies d'association entre les nerfs crâniens (ex : bandelette longitudinale postérieure reliant les noyaux du III et du VI),
  - Voies longues sensitives et motrices.
- **Substance reticulée :** réseau neuronal
- **IVe ventricule :**
  - Plancher bulbo-pontique,
  - Toit recouvert par le cervelet.

LE CERVELET

1. Organisation générale (cf. fig. 6)

- Situé dans la fosse postérieure (= région sous-tentorielle).
- Relié au tronc cérébral, qui est antérieur, par les pédoncules cérébelleux.
- Structure similaire à celle du cerveau.

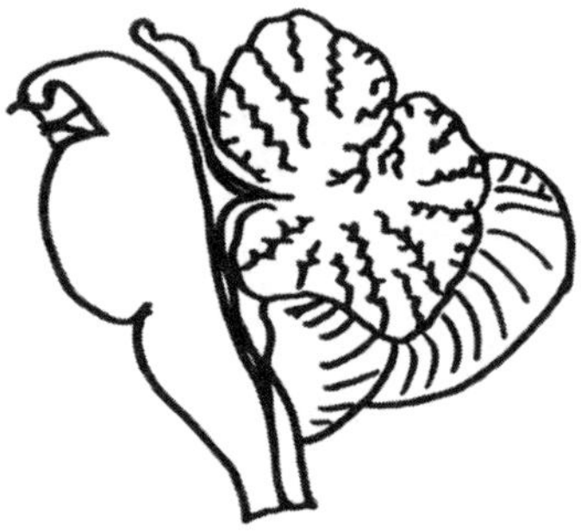

Fig. 6 : Coupe sagittale du cervelet.

2. Configuration externe

- La surface est parcourue de plis :
  - Les plis profonds : sillons ou scissures délimitent des lobes :
    - Lobe flocculo-nodulaire,
    - Lobe antérieur,
    - Lobe postérieur.
  - Les autres plis, moins profonds, délimitent des circonvolutions ou lamelles.
- Subdivision fonctionnelle en 3 zones :
  - **Vermis** : médian,
  - **Région paravermienne** : paramédiane,
  - **Hémisphères cérébelleux** : latéraux.

3. Configuration interne

- **La substance grise :**
  - Cortex cérébelleux : en périphérie,
  - Noyaux cérébelleux : en profondeur.
- **La substance blanche.**

LA MOELLE

1. Organisation générale

- Située dans le canal rachidien.
- Se prolonge vers le haut par le bulbe.
- Se termine par le cône terminal en L1-L2.
- Le filum terminal se poursuit jusqu'au cul-de sac dural (S2).

2. Configuration externe (cf. fig. 7 et 8)

- La surface de la moelle est creusée par des sillons verticaux :
  - un sillon médian antérieur,
  - un sillon médian postérieur,
  - 2 sillons collatéraux antérieurs,
  - 2 sillons collatéraux postérieurs.
- Délimitant des cordons :
  - 2 cordons antérieurs,
  - 2 cordons latéraux,
  - 2 cordons postérieurs.

La moelle présente deux renflements : cervical et lombaire.

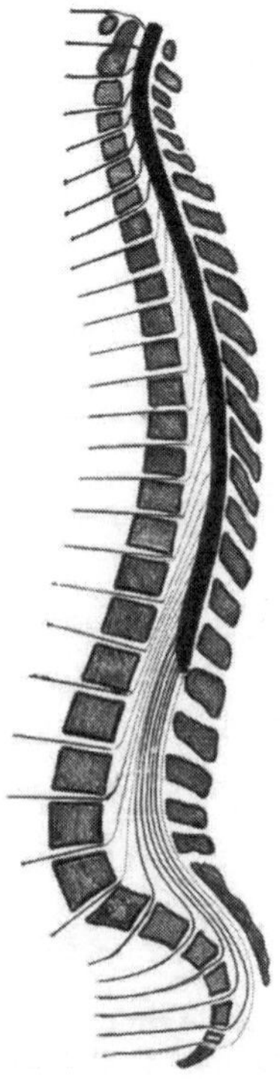

Fig. 7 : Coupe sagittale du canal rachidien, face latérale de la moelle.

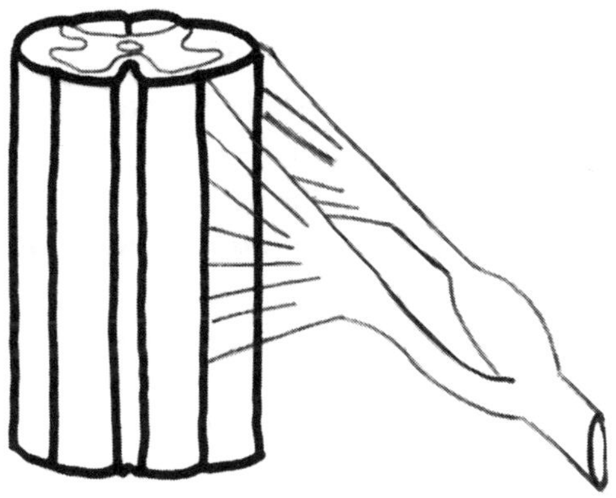

Fig. 8 : Face antérieure de la moelle.

3. Configuration interne

- **La substance grise :**
  - La substance grise est centrale en forme de « papillon »,
  - Elle comporte une corne ventrale, dorsale +/- latérale.
- **La substance blanche.**
  - La substance blanche est périphérique. Elle comporte un cordon antérieur, latéral et postérieur.

LES MÉNINGES (cf. fig. 9)

Les méninges sont des enveloppes conjonctives qui entourent et protègent le système nerveux central.

Il existe 2 types de méninges :

- Pachyméninges : dure-mère,
- Leptoméninges : arachnoïde + pie-mère.

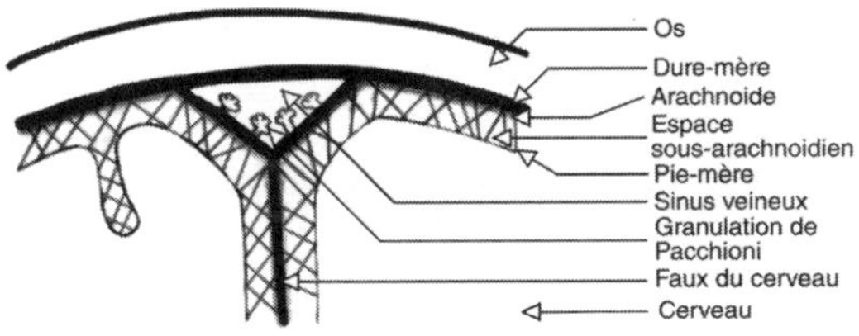

Fig. 9 : Coupe frontale de la faux du cerveau.

1. La dure-mère

Tissu fibreux épais tapissant la face interne du crâne.

Elle forme deux expansions : (cf. fig. 10)

- La **faux du cerveau** : médiane et sagittale, séparant les deux hémisphères cérébraux.
- La **tente du cervelet** : horizontale, recouvrant le cervelet, partageant l'espace intracrânien en deux régions : sus et sous-tentorielles. Elle délimite en avant un orifice : le foramen de Pacchioni.

Elle contient les sinus veineux drainant les veines cérébrales.

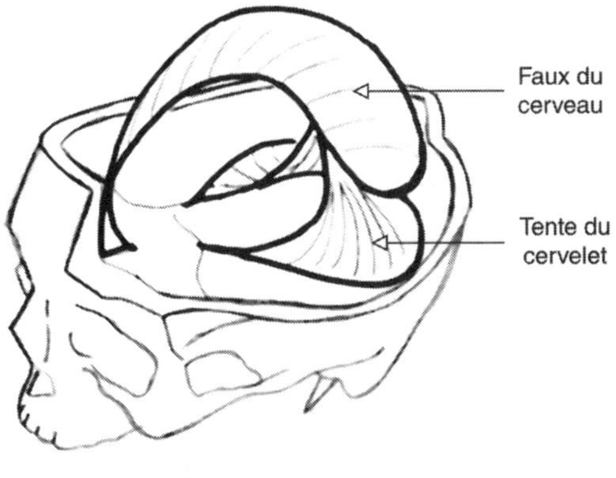

Fig. 10 : Expansions de la dure-mère (boite crânienne ouverte).

2. L'arachnoïde

Tapisse la face interne de la dure-mère.

3. La pie-mère

Tapisse la surface du cerveau y compris dans les replis.

4. Espaces délimités par les méninges

- **L'espace extradural** : normalement virtuel.
- **L'espace sous-dural** : normalement virtuel.
- **L'espace sous-arachnoïdien** : entre l'arachnoïde et la pie-mère, contient le LCR.

LE SYSTÈME LIQUIDIEN

1. Le compartiment interne : les ventricules (cf. fig. 11)

= Dilatation localisée de la cavité épendymaire.

- **Deux ventricules latéraux** (télencéphaliques) :
  - Dans les hémisphères cérébraux.
  - Constitué d'un corps ventriculaire (CpV), d'une corne frontale (CF), temporale (CT), occipitale (CO) et d'un carrefour ventriculaire (CV).
  - Communiquent avec le IIIe ventricule par **le trou de Monroe**.
- **Le IIIe ventricule** (diencéphalique) :
  - Entre les deux thalami,
  - Communique avec le IVe ventricule par **l'aqueduc de Sylvius**.

- **Le IVe ventricule** (tronc cérébral) :
  - Entre le tronc cérébral et le cervelet,
  - Communique avec les espaces sous-arachnoïdiens par les **trous de Luschka et de Magendie**.

2. Le compartiment externe

= ensemble des espaces sous-arachnoïdiens.

- Étroit au niveau de la convexité des hémisphères cérébraux.
- Dilaté au niveau de la base du crâne (= citernes).

3. Le liquide céphalo-rachidien (LCR)

- Sécrété par les plexus choroïdes situés dans les ventricules.
- Circulation lente du compartiment interne vers le compartiment externe via les trous de Magendie et de Luschka.
- Résorption veineuse au niveau des villosités arachnoïdiennes ou granulations de Pacchioni qui font saillie dans les sinus veineux (cf. fig. 9).

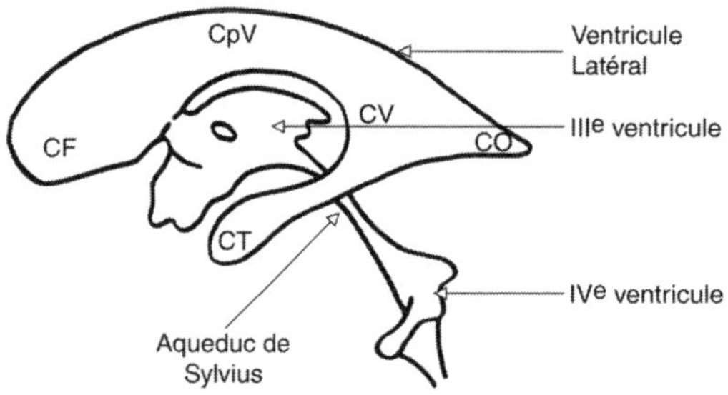

Fig. 11 : Vue latérale du système ventriculaire.

VASCULARISATION (cf. fig. 12, 13, 14, 15, 16)

1. Système carotidien

Les artères carotides internes (ACI) naissent de la division de l'artère carotide commune (ACC).

Chaque carotide interne donne naissance à :

- **Artère ophtalmique** : vascularisation de la rétine.
- **Artère cérébrale antérieure (ACA)** : vascularisation de la partie paramédiane des lobes frontaux et pariétaux.
- **Artère cérébrale moyenne ou sylvienne (ACM)** : vascularisation de la majeure partie des lobes frontaux, pariétaux et temporaux, des noyaux gris centraux et de la capsule interne.
- **Artère communicante postérieure (ACqP)** : rejoint le système vertébro-basilaire.
- **Artère choroïdienne antérieure (AchA).**

2. Système vertébro-basilaire

Les **artères vertébrales** (AV) naissent des artères sous-clavières (ASC).

Chaque artère vertébrale donne naissance à une **artère cérébelleuse postéro-inférieure (PICA).**

Les artères vertébrales fusionnent ensuite pour donner naissance au tronc basilaire.

Le **tronc basilaire** (TB) chemine à la face antérieure du tronc cérébral.

Il donne naissance aux :

- **Artères cérébelleuses antéro-inférieures (AICA),**
- **Artères cérébelleuses supérieures.**

Les artères vertébrales, le tronc basilaire et les artères cérébelleuses vascularisent le tronc cérébral et le cervelet.

Le tronc basilaire se divise ensuite en deux **artères cérébrales postérieures (ACP)** : vascularisation des lobes occipitaux, d'une partie des lobes temporaux, du mésencéphale et des thalami. Chaque ACP donne naissance à **une artère choroïdienne postérieure (AChP)**.

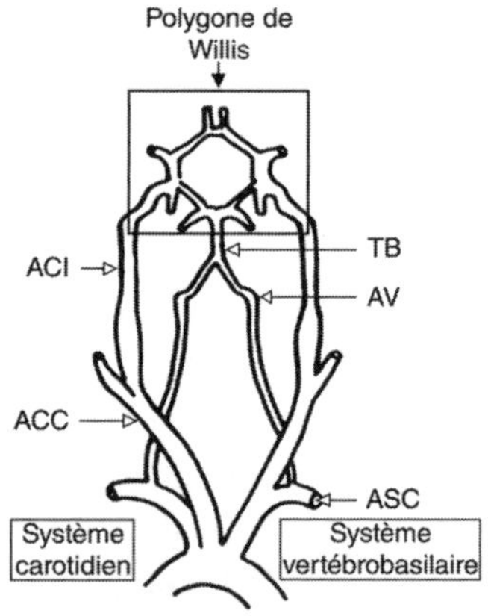

Fig. 12 : Schéma de la vascularisation cérébrale.

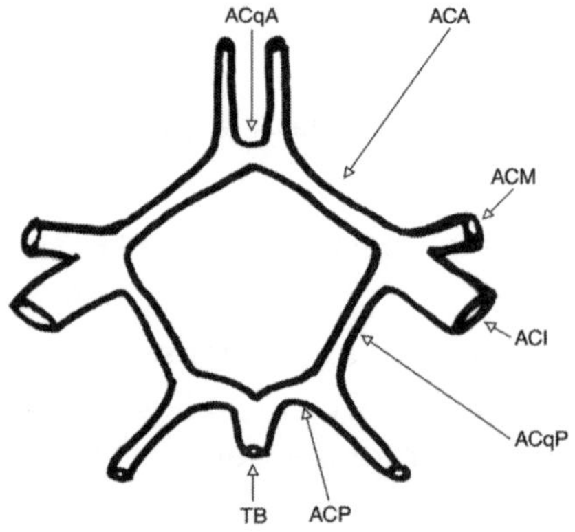

Fig. 13 : Polygone de Willis.

3. Les anastomoses

Système de suppléance en cas d'occlusion artérielle.

- Le **polygone de Willis** +++ (cf. Fig. 13) permet de réunir :
  - Le système carotidien droit et gauche par l'artère communicante antérieure (ACqA)
  - Le système carotidien et le système vertébro-basilaire par l'artère communicante postérieure.
- Les anastomoses entre la carotide interne et la carotide externe via l'artère ophtalmique.
- Les anastomoses corticales.

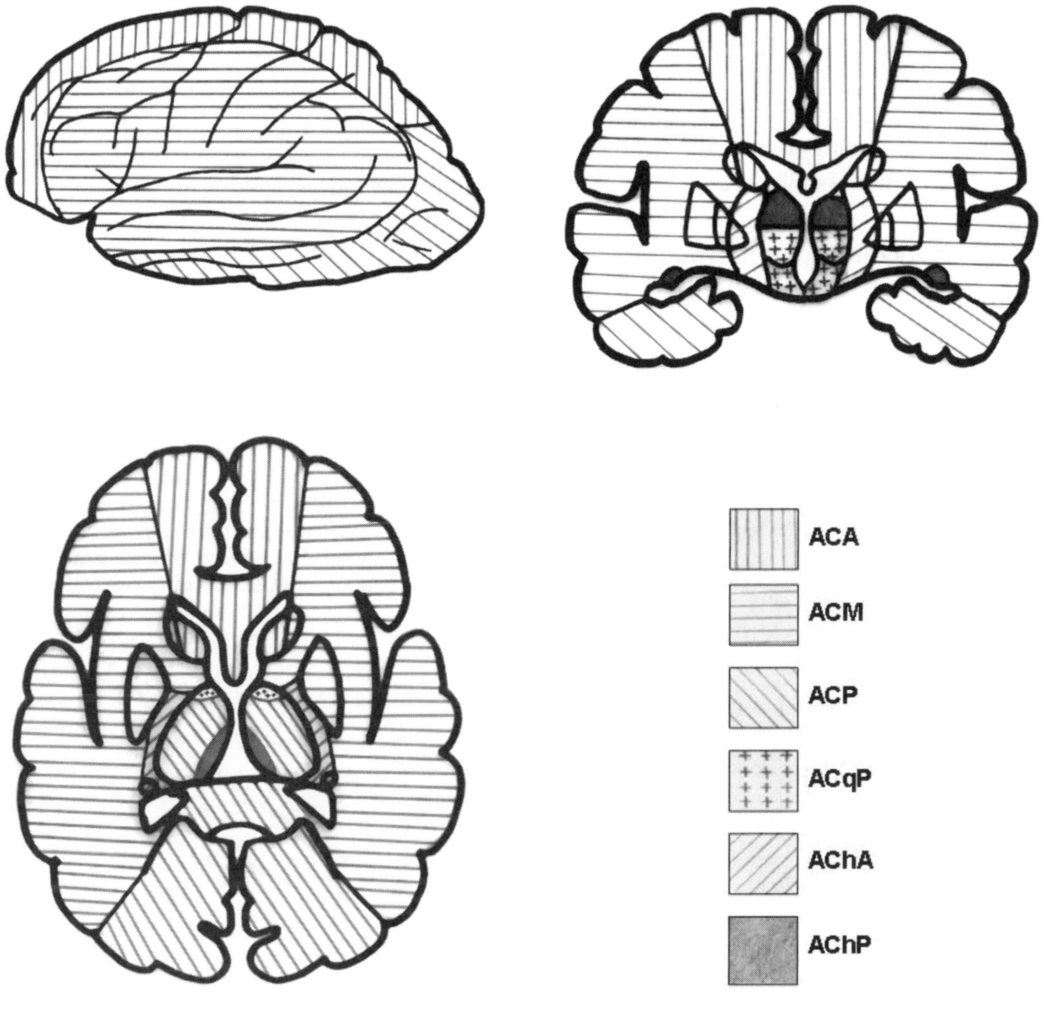

Fig. 14, 15, 16 : Représentation des territoires vasculaires cérébraux respectivement sur une face externe, une coupe axiale et une coupe coronale.

Anatomie descriptive du système nerveux périphérique

Laura Mechtouff-Cimarelli, Marc Hermier

LES NERFS RACHIDIENS

1. Organisation générale (cf. fig. 1)

- À chaque segment médullaire correspond une paire de :
  - **Racine dorsale ou sensitive**, pourvue d'un ganglion rachidien qui contient les corps cellulaires des neurones en « T ». La racine est constituée des prolongements cellulaires de ces neurones en « T »,
  - **Racine ventrale ou motrice** : constituée des prolongements cellulaires des neurones moteurs situés dans la corne ventrale.

  Le trajet intracanalaire des racines est vertical vers le bas pour les nerfs rachidiens lombo-sacrés du fait de la croissance différentielle du rachis et de la moelle (la moelle croît moins que le rachis).

  En dessous du cône médullaire, ce paquet de racines forme la queue de cheval.
- **Le nerf rachidien** (31 paires) :
  - Naît de l'union d'une racine dorsale et d'une racine ventrale,
  - Il sort du canal rachidien par les trous de conjugaison,
  - Les 7 premiers nerfs sortent au-dessus de la vertèbre correspondante,
  - Le nerf rachidien C8 sort entre les vertèbres C7 et D1,
  - Les nerfs rachidiens suivants sortent en-dessous de la vertèbre correspondante,
  - Chaque nerf rachidien se divise ensuite en :
    - Une grosse **branche antérieure** destinée au tronc et aux membres,
    - Une petite **branche postérieure** destinée à la région paravertébrale.

Les branches antérieures s'anastomosent dans les régions cervicale, brachiale, lombaire, sacrée et coccygienne (= **plexus**).

Ces plexus redistribuent les fibres nerveuses et aboutissent à la formation des **troncs nerveux** (cf. fig. 2).

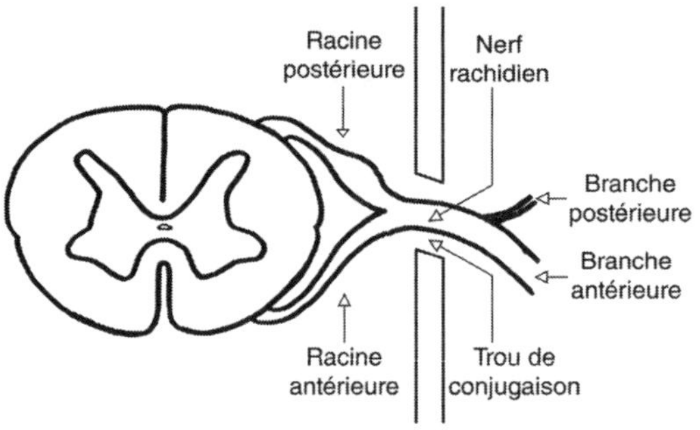

Fig. 1 : Coupe axiale de la moelle : l'union d'une racine antérieure, motrice et d'une racine postérieure, sensitive, forme un nerf rachidien qui, une fois sorti du canal rachidien, se divise en une grosse branche antérieure et une petite branche postérieure.

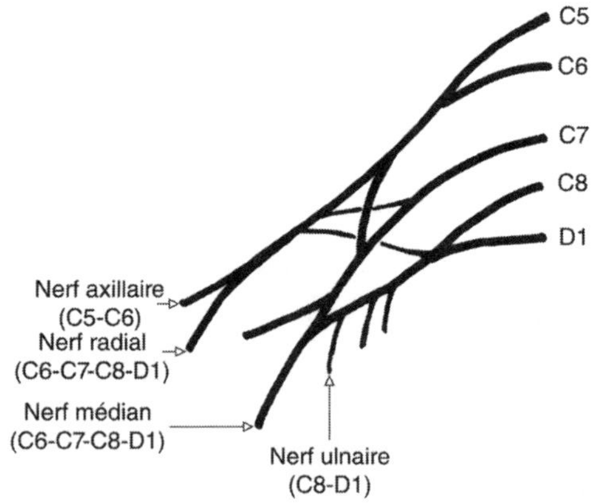

Fig. 2 : Plexus brachial : redistribution des fibres issues des racines C5 et D1 en troncs nerveux.

2. Histologie

Le nerf est constitué par un faisceau de fibres nerveuses.

Chaque fibre nerveuse est constituée par le prolongement cellulaire d'un neurone dont le corps cellulaire est dans la corne ventrale de la moelle (moteur) ou dans le ganglion rachidien (sensitif).

Les **cellules de Schwann** entourent les fibres nerveuses :

- **Fibres myélinisées** : une cellule de Schwann s'enroule autour d'une seule fibre nerveuse = gaine de myéline,
- **Fibres amyéliniques** : une cellule de Schwann entoure plusieurs fibres nerveuses.

Les faisceaux de fibres nerveuses sont entourés par trois enveloppes conjonctives :

(de dedans en dehors)

- Endonèvre,
- Périnèvre,
- Épinèvre.

LES NERFS CRÂNIENS

1. Généralités

- 12 paires.
- Noyaux des nerfs crâniens dans le tronc cérébral (cf. fig. 5) sauf pour le I et le II qui appartiennent au SNC (expansions télencéphaliques).
- Trajet intracrânien et extracrânien.

2. Nerfs crâniens

- **I : nerf olfactif,**
- **II : nerf optique,**
- **III : nerf oculo-moteur,**
- **IV : nerf trochléaire,**
- **V : nerf trijumeau :**
  - V1 : nerf ophtalmique,
  - V2 : nerf maxillaire,
  - V3 : nerf mandibulaire,
- **VI : nerf abducens,**
- **VII : nerf facial,**
- **VIII : nerf cochléo-vestibulaire,**
- **IX : nerf glosso-pharyngien,**
- **X : nerf vague,**
- **XI : nerf accessoire,**
- **XII : nerf hypoglosse.**

Le système nerveux végétatif ou autonome

Laura Mechtouff-Cimarelli, Marc Hermier

Rôle important de l'hypothalamus.

Deux systèmes complémentaires :

1. Système sympathique :

- Neurones sympathiques situés dans la moelle thoracique et lombaire.
- Les axones rejoignent les chaines sympathiques latéro-vertébrales par l'intermédiaire des rameaux communicants.
- Les chaines sympathiques latéro-vertébrales sont situées de part et d'autre de la colonne vertébrale, depuis la base du crâne jusqu'au coccyx. Elles sont composées d'une série de ganglions sympathiques reliés entre eux par des rameaux interganglionnaires
- Les fibres regagnent le nerf rachidien par l'intermédiaire du rameau communicant gris ou forment les nerfs splanchniques qui rejoignent les ganglions prévertébraux puis les viscères.
- Neurotransmetteur : noradrénaline et adrénaline.

2. Système parasympathique :

- Noyaux parasympathiques situés dans le tronc cérébral et dans la moelle sacrée.
- Les fibres rejoignent les ganglions parasympathiques situés dans la paroi des viscères (sauf pour les ganglions intracrâniens) via les nerfs crâniens (III, VII, IX, X) ou les troncs du plexus sacré.
- Neurotransmetteur : acétylcholine.

Anatomie fonctionnelle du système nerveux central et périphérique : la motricité

Laura Mechtouff-Cimarelli, Marc Hermier

MO-D

Voie motrice volontaire

VOIE MOTRICE CENTRALE OU PYRAMIDALE

= Motoneurone central

1. Généralités

C'est la voie de la motricité volontaire.

Deux contingents :

- Voie corticospinale : destinée aux muscles du tronc et des membres.
- Voie corticonucléaire : destinée aux nerfs crâniens moteurs.

2. Trajet de la voie pyramidale (cf. fig. 1)

- Cortex moteur : circonvolution frontale ascendante, en avant du sillon central.
  Représentation somatotopique de l'hémicorps controlatéral selon l'homonculus de Penfield (cf. fig. 2) :
  - Face médiale : motricité du membre inférieur controlatéral,
  - Face latérale : motricité de la face et du membre supérieur controlatéraux.
- Couronne rayonnante,
- Capsule interne,
- Tronc cérébral :
  - Voie corticonucléaire ou géniculée (CN) : se termine au niveau des noyaux moteurs des nerfs crâniens (III, IV, V, VI, VII, IX, X, XI, XII),
  - Voie corticospinale (CS),
    - Croisée (CSC) (90 %) +++ : croise la ligne médiane dans le bulbe (pyramide bulbaire),
    - Directe (CSD) (10 %) : ne croise pas la ligne médiane.
    Seule la voie corticospinale poursuit son chemin vers le bas.
- Moelle :
  - Voie corticospinale croisée : cordon latéral controlatéral de la moelle,
  - Voie corticospinale directe : cordon antérieur homolatéral de la moelle.
- À chaque étage, connexion avec les motoneurones situés dans la corne antérieure de la moelle.

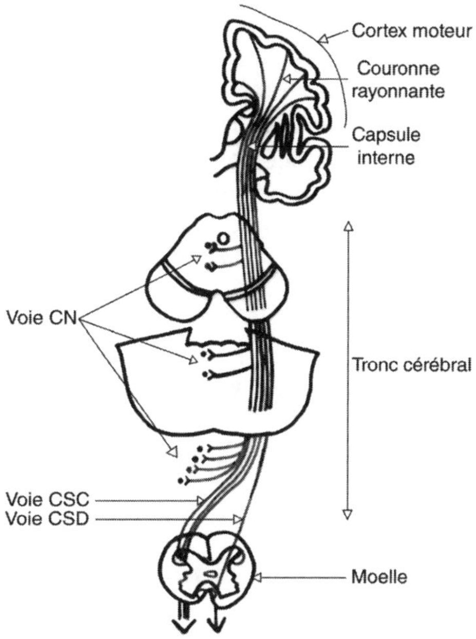

Fig. 1 : Voie pyramidale.

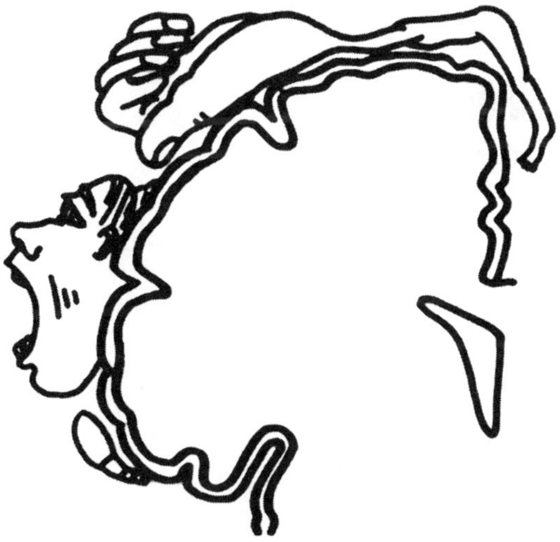

Fig. 2 : Homonculus de Penfield. Représentation somatotopique de la motricité de l'hémicorps controlatéral au niveau de la circonvolution frontale ascendante.

Module 0

VOIE MOTRICE PÉRIPHÉRIQUE

= motoneurone périphérique.

1. Nerfs rachidiens

- Le corps cellulaire est situé dans la corne antérieure de la moelle.
- Les axones cheminent dans :
  - La racine ventrale ou antérieure : systématisation radiculaire de l'innervation motrice (cf. encadré territoires moteurs radiculaires ou myotomes),
  - Le nerf rachidien,
  - Les branches antérieures destinées à la motricité du tronc et des membres +/- redistribuées dans des plexus pour former des troncs nerveux dans les régions brachiales et lombaires : systématisation tronculaire de l'innervation motrice (cf. encadré territoires moteurs tronculaires),
  - Ou les branches postérieures destinées à la région paravertébrale.

2. Nerfs crâniens (avec une fonction motrice)

- Le corps cellulaire est situé dans le tronc cérébral,
- Les axones cheminent dans les nerfs crâniens.

Jonction neuro-musculaire ou plaque motrice

= synapse entre :

- Le nerf périphérique,
- Le muscle.

Muscle

= muscle squelettique.

TERRITOIRES MOTEURS RADICULAIRES OU MYOTOMES

- C4 : diaphragme,
- C5 : deltoïde,
- C6 : biceps, long supinateur,
- C7 : extenseur de l'avant-bras, du poignet et des doigts,
- C8-D1 : muscles intrinsèques de la main, fléchisseurs des doigts,
- L4 : quadriceps, jambier antérieur,
- L5 : péroniers latéraux, extenseurs des orteils,
- S1 : fléchisseurs des orteils, triceps,
- S2 à S4 : sphincter anal et vésical.

TERRITOIRES MOTEURS TRONCULAIRES

- Nerf médian : muscles de l'éminence thénar (court abducteur du pouce, opposant du pouce et chef superficiel du court fléchisseur du pouce), lombricaux des 1er et 2e espaces, muscles fléchisseurs des trois premiers doigts, du poignet et de l'avant-bras, muscles de la pronation.
- Nerf radial : muscles extenseurs des doigts, du poignet et de l'avant-bras, muscles de la supination.
- Nerf ulnaire : interosseux, lombricaux des 3e et 4e espaces, muscles de l'éminence hypothénar (abducteur, court fléchisseur et opposant du 5e doigt), adducteur du pouce et chef profond du court fléchisseur du pouce et fléchisseur ulnaire du carpe
- Nerf crural : quadriceps.
- Nerf sciatique poplité externe : jambier antérieur, péroniers latéraux et extenseurs des orteils.

Systèmes de régulation de la motricité

1. Système extrapyramidal

= Formé des noyaux gris et de leurs connexions.

Contrôle du tonus et du mouvement.

2. Cervelet

- Région vermienne et paravermienne : contrôle de l'équilibre et du tonus.
- Hémisphères cérébelleux : coordination du mouvement.

Anatomie fonctionnelle du système nerveux central et périphérique : la sensibilité

Laura Mechtouff-Cimarelli, Marc Hermier

Voie de la sensibilité périphérique

= nerfs périphériques.

- Récepteur situé à l'extrémité des fibres nerveuses : détection du stimulus sensitif.
- Cheminement centripète dans les troncs nerveux : systématisation tronculaire de la sensibilité (cf. fig. 1).

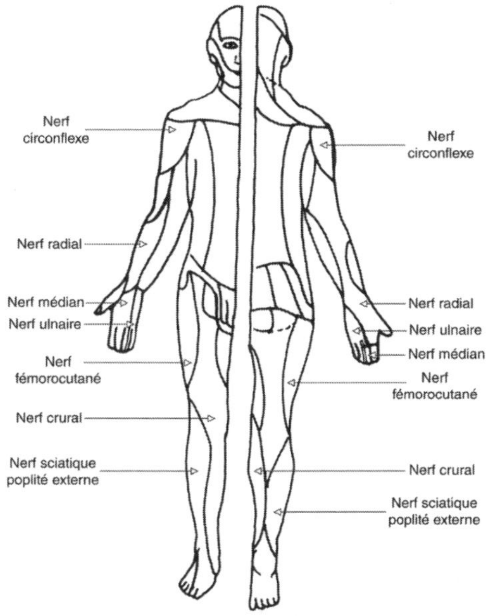

Fig. 1 : Territoires sensitifs tronculaires.

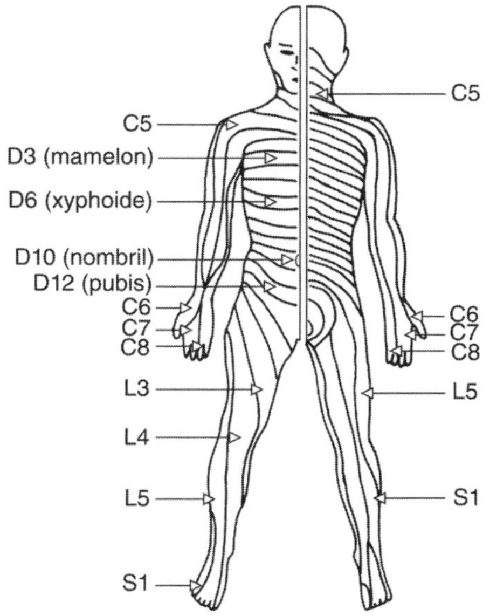

Fig. 2 : Territoires sensitifs radiculaires ou dermatomes.

- Corps cellulaire situé dans le ganglion spinal.
- Axones rejoignant la moelle par la racine dorsale ou postérieure : systématisation radiculaire de la sensibilité selon des dermatomes (cf. fig. 2).

Voies de la sensibilité centrale

2 voies véhiculant des informations sensitives différentes :

- Voie extralemniscale ou spinothalamique,
- Voie lemniscale.

VOIE LEMNISCALE

1. Trajet : 3 neurones (cf. fig. 3)

- 1er neurone :
  - Récepteur situé à l'extrémité des fibres nerveuses,
  - Corps cellulaire dans le ganglion spinal,
  - Les axones cheminent dans :
    - La racine postérieure puis
    - Le cordon postérieur homolatéral de la moelle puis
    - Le bulbe.
- 2e neurone :
  - Corps cellulaire dans le bulbe (noyaux gracile et cunéiforme),
  - Les axones croisent la ligne médiane et cheminent jusqu'au thalamus.
- 3e neurone :
  - Corps cellulaire dans le thalamus,
  - Les axones cheminent dans :
    - La capsule interne puis
    - La couronne rayonnante jusqu'au
    - Cortex sensitif : circonvolution pariétale ascendante, en arrière du sillon central.

Représentation somatotopique de l'hémicorps controlatéral (homonculus sensitif) (cf. fig. 4) :

- Face latérale : sensibilité de la face et du membre supérieur controlatéraux,
- Face médiale : sensibilité du membre inférieur controlatéral.

2. Rôle

- Tact épicritique = fin.
- Sensibilité profonde ou proprioception.

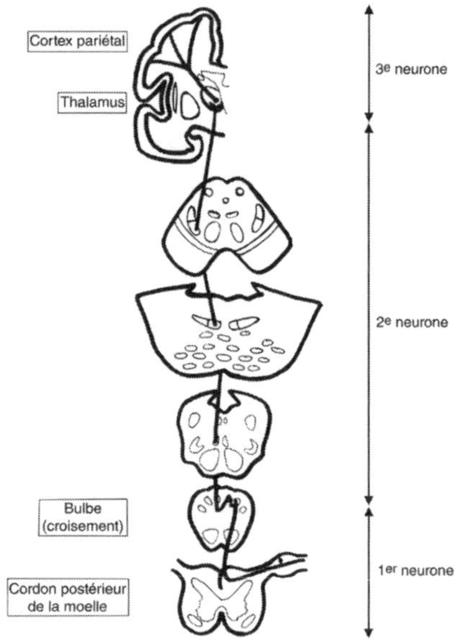

Fig. 3 : Voie lemniscale.

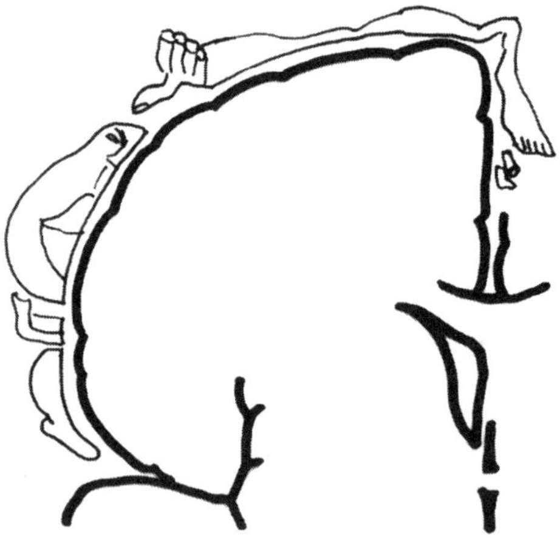

Fig. 4 : Homonculus sensitif : représentation somatotopique de la sensibilité de l'hémicorps controlatéral au niveau de la circonvolution pariétale ascendante.

VOIE EXTRALEMNISCALE OU SPINOTHALAMIQUE

Deux voies principales :

- Voie néo-spinothalamique ou spinothalamique,
- Voie paléo-spinothalamique ou spinoréticulaire.

1. Trajet : 3 neurones (cf. fig. 5)

- 1er neurone :
  - Récepteur situé à l'extrémité des fibres nerveuses,
  - Corps cellulaire dans le ganglion spinal,

Les axones cheminent dans :

  - La racine postérieure puis
  - La corne postérieure homolatérale de la moelle.
- 2e neurone :
  - Corps cellulaire dans la corne postérieure de la moelle,
  - Les axones croisent la ligne médiane et cheminent dans :
    - Le cordon antérolatéral de la moelle puis
    - Le tronc cérébral (projection sur la substance réticulée de la voie spinoréticulaire) jusqu'au
    - Thalamus.
- 3e neurone :
  - Corps cellulaire dans le thalamus,
  - Les axones cheminent dans :
    - La capsule interne puis
    - La couronne rayonnante jusqu'au
    - Cortex sensitif : circonvolution pariétale ascendante, en arrière du sillon central. Représentation somatotopique de l'hémicorps controlatéral.

2. Rôle

- Sensibilité thermo-algique.
- Tact protopathique = grossier.

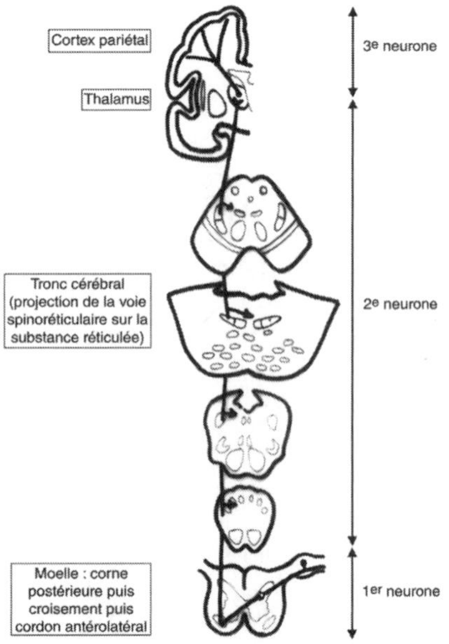

Fig. 5 : Voie extralemniscale ou spinothalamique.

Anatomie fonctionnelle du système nerveux central et périphérique : les nerfs crâniens

Laura Mechtouff-Cimarelli, Marc Hermier

NERF OLFACTIF (I)

= expansion télencéphalique, appartient au SNC.

= Nerf sensoriel : olfaction.

NERF OPTIQUE (II)

= expansion télencéphalique, appartient au SNC.

= Nerf sensoriel : vision (cf. encadré voies visuelles).

NERF OCULO-MOTEUR (III)

= Nerf moteur : muscles droits internes, inférieurs et supérieurs, muscle petit oblique et muscle releveur de la paupière (cf. encadré oculomotricité).

= Nerf végétatif (parasympathique) : muscle constricteur de l'iris (myosis) et partie annulaire du muscle ciliaire (accomodation).

NERF TROCHLÉAIRE (IV)

= Nerf moteur : muscle grand oblique (cf. encadré oculomotricité).

NERF TRIJUMEAU (V)

Trois branches :

- Nerf ophtalmique (V1),
- Nerf maxillaire (V2),
- Nerf mandibulaire (V3).

= Nerf sensitif : face et 2/3 antérieurs de la langue (cf. fig. 1).

= Nerf moteur : muscles masticateurs.

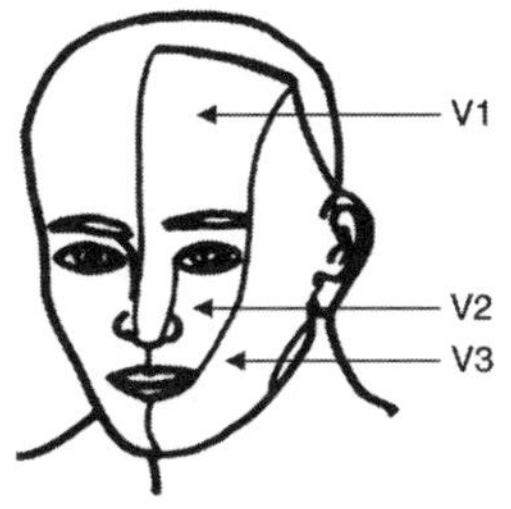

Fig. 1 : territoires sensitifs du nerf trijumeau (V)

NERF ABDUCENS (VI)

= Nerf moteur : motricité du muscle droit externe (cf. encadré oculomotricité).

NERF FACIAL (VII)

= Nerf moteur +++ : muscles de la face + muscle de l'étrier.

- Le noyau du facial supérieur reçoit des afférences du cortex moteur homo et controlatéral.
- Le noyau du facial inférieur reçoit des afférences du cortex moteur controlatéral uniquement. (cf. fig. 9).
- Nerf intermédiaire de Wrisberg (VII bis) :
  - Nerf sensitif : zone de Ramsay Hunt (pavillon de l'oreille, conduit auditif externe, et cuir chevelu derrière l'oreille),
  - Nerf sensoriel : gustation des 2/3 antérieurs de la langue,
  - Nerf végétatif : sécrétion salivaire et lacrymale.

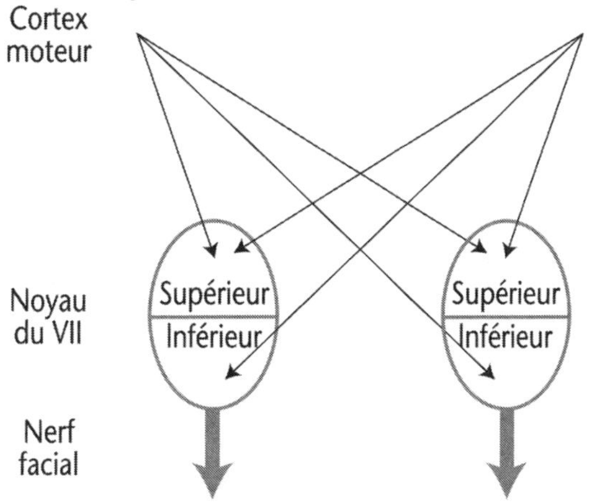

Fig. 2 : afférences du noyau du VII.

NERF COCHLÉO-VESTIBULAIRE (VIII)

= Nerf sensoriel :

- Audition (cochléaire),
- Équilibre (vestibulaire).

NERF GLOSSOPHARYNGIEN (IX)

= Nerf moteur : muscles du pharynx,

= Nerf sensitif : 1/3 postérieur de la langue,

= Nerf sensoriel : gustation du 1/3 postérieur de la langue,

= Nerf végétatif (parasympathique) : parotides.

NERF VAGUE (X)

= Nerf moteur : voile du palais, muscles du pharynx et du larynx,

= Nerf sensitif : une partie de l'oreille externe, épiglotte, pharynx et larynx,

= Nerf végétatif +++ (parasympathique) : destiné aux organes thoraco-abdominaux.

NERF ACCESSOIRE (XI)

= Nerf moteur : muscle sterno-cléido-mastoidien et trapèze.

NERF HYPOGLOSSE (XII)

= Nerf moteur : langue.

VOIES VISUELLES (cf. fig. 3)

1. Rétine

= récepteur

La partie médiale recueille l'information du champ visuel temporal.

La partie latérale recueille l'information du champ visuel nasal.

2. Nerf optique = nerf crânien II

Chaque nerf optique véhicule l'information recueillie par la rétine homolatérale.

3. Chiasma optique

Fusion des deux nerfs optiques.

Croisement de la partie médiale des nerfs optiques (information des champs visuels temporaux).

4. Bandelette optique

Chaque bandelette optique véhicule l'information des hémichamps visuels controlatéraux.

5. Corps genouillé latéral (CGL)

6. Radiations optiques (RO)

- Supérieures : pariétales, véhiculent l'information du quadrant inférieur du champ visuel controlatéral.
- Inférieures : temporales, véhiculent l'information du quadrant supérieur du champ visuel controlatéral.

7. Cortex occipital (scissure calcarine)

Le cortex occipital intègre l'information des hémichamps visuels controlatéraux.

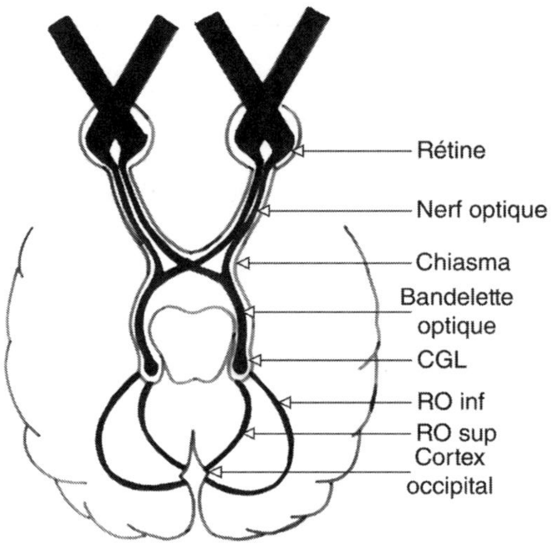

Fig. 3 : schéma des voies visuelles.

OCULOMOTRICITÉ (cf. fig. 4)

1. Trois nerfs crâniens oculomoteurs :

- III : nerf oculo-moteur
- IV : nerf trochléaire
- VI : nerf abducens

2. Six muscles oculomoteurs :

- muscle droit médial (III) : adducteur
- muscle droit latéral (VI) : abducteur
- muscle droit supérieur (III) : élévateur, adducteur, intorteur
- muscle droit inférieur (III) : abaisseur, adducteur, extorteur
- muscle oblique inférieur (III) : élévateur, abducteur, extorteur
- muscle oblique supérieur (IV) : abaisseur, adducteur, intorteur

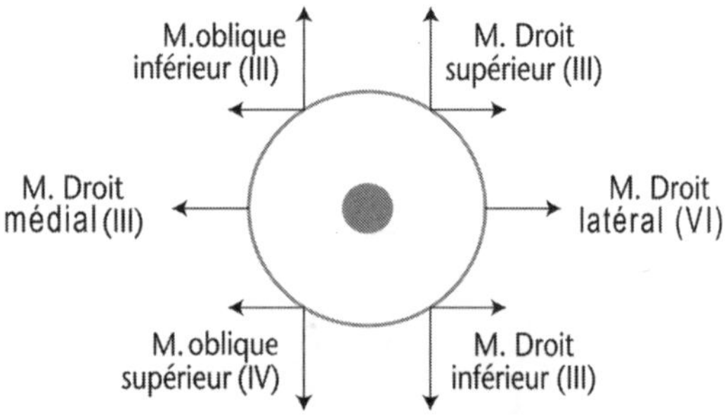

Fig. 4 : globe oculaire : action et innervation des muscles oculomoteurs.

Anatomie fonctionnelle du système nerveux central et périphérique : fonctions cognitives et système nerveux autonome

Laura Mechtouff-Cimarelli, Marc Hermier

MO-G

FONCTIONS COGNITIVES

1. Aires du langage (cf. fig. 12)

Latéralisées du côté de l'hémisphère dominant.

Deux aires :

- **Aire de Broca** : expression du langage,
- **Aire de Wernicke** : compréhension du langage.

2. Circuit de la mémoire

- **Système limbique**

Constitué de :

- Hippocampe,
- Amygdale,
- Corps mamillaire,
- Région septale,
- Noyau antérieur du thalamus,
- Gyrus cingulaire.

- **Circuit de Papez**

= Circuit neuronal multisynaptique reliant les structures limbiques entre elles.

3. Centres praxiques

- Cortex pariétal.

4. Centres gnosiques

- Cortex associatif (= cortex associé aux aires primaires sensitives et sensorielles).

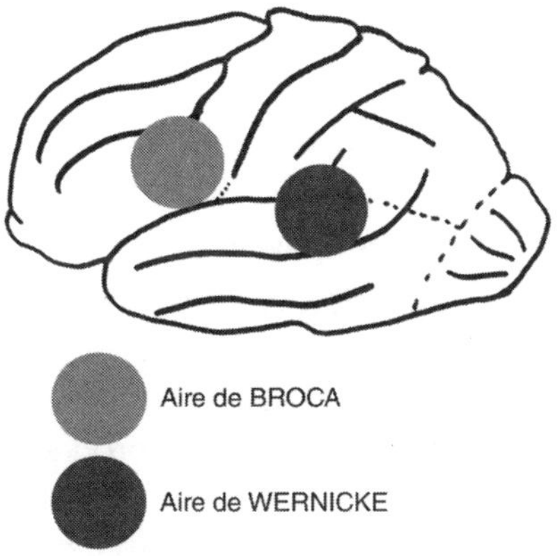

Fig. 1 : schéma des aires du langage.

LE SYSTÈME NERVEUX VÉGÉTATIF OU AUTONOME

Système autonome, indépendant de la volonté.

Permet le maintien des fonctions vitales et de l'homéostasie.

Double innervation, sympathique et parasympathique, des viscères et des glandes.

Joue un rôle sur :

- Appareil cardiovasculaire,
- Appareil respiratoire,
- Appareil génito-sphinctérien,
- Sudation, sécrétion lacrymale et salivaire,
- Oculomotricité intrinsèque.

Examen neurologique

Laura Mechtouff-Cimarelli, Hélène Gervais-Bernard

INTERROGATOIRE

1. Terrain

- Âge, profession, mode de vie…
- Antécédents personnels et familiaux.

2. Histoire de la maladie

- Date d'apparition des premiers symptômes.
- Circonstances déclenchantes.
- Mode d'installation : brutal/progressif.
- Mode évolutif : aggravation/stabilisation/régression, intermittent/permanent.

MOTRICITÉ

1. La force musculaire

- La force musculaire globale :
  - **Épreuve de Barré** ou du serment : maintien des membres supérieurs à l'horizontal,
  - **Épreuve de Mingazzini :** sujet en décubitus dorsal, maintien des cuisses et des jambes fléchies à angle droit au dessus du plan du lit,
  - Épreuve de Barré : sujet en décubitus ventral, maintien des jambes fléchies au-dessus du plan du lit,
  - La station debout pieds joints,
  - La marche :
  - Spontanée,
  - Sur talons-pointes.
- La force musculaire segmentaire : exploration de la force motrice muscle par muscle ou groupe musculaire par groupe musculaire : spontanée, contre pesanteur, contre résistance.
- Les mouvements fins déliés : pianotement, battre la mesure avec le pied…

2. Examen musculaire

- Inspection : évaluation de la trophicité musculaire +++ = volume musculaire.
- Palpation.
- Percussion : recherche du réflexe idiomusculaire (percussion du muscle → contraction musculaire).

3. Le tonus musculaire

- Ballant des mains et des bras à la marche.
- Mobilisation passive de segments de membres.
- Manœuvre de Steward-Holmes : flexion de l'avant-bras sur le bras contre résistance (bras de l'examinateur) puis levée brutale de la résistance.

4. Les réflexes

- **Réflexes ostéotendineux :**
  - **Bicipital (C5-C6)** : la percussion du tendon du biceps au pli du coude → flexion de l'avant-bras,
  - **Stylo-radial (C6)** : la percussion de la styloïde radiale → flexion de l'avant-bras,
  - **Tricipital (C7)** : la percussion du tendon du triceps au-dessus de l'olécrâne → extension de l'avant-bras,
  - **Cubito-pronateur (C8)** : percussion de la styloïde cubitale → pronation de la main,
  - **Rotulien (L4)** : la percussion du tendon rotulien → extension de la jambe,
  - **Achilléen (S1)** : la percussion du tendon achilléen → flexion plantaire du pied.
- **Réflexes cutanés :**
  - **Réflexe cutané plantaire** : la stimulation du bord externe de la plante du pied → flexion du gros orteil,
  - **Réflexes cutanés abdominaux** (supérieur : D6-D8, moyen : D8-D10, inférieur : D10-D12) : la stimulation transversale de la paroi abdominale → contraction des muscles sous-jacents,
  - **Réflexe crémastérien (L1-L2)** : la stimulation de la face interne de la cuisse → rétraction du testicule homolatéral,
  - **Réflexe anal (S4-S5)** : la stimulation de la marge anale → contraction sphinctérienne.
- **Réflexes archaïques** : préhension forcée (grasping), réflexe palmo-mentonnier.

5. Étude de la coordination et de l'équilibre

- Station debout pieds joints yeux ouverts et fermés.
- Marche :
  - Funambule (sur une ligne),
  - Manœuvre de Fukuda : piétinement sur place yeux fermés,
  - Manœuvre de Babinski-Weil : alternance de quelques pas en avant et en arrière les yeux fermés.
- Mouvements doigt-nez ou talon-genou yeux ouverts et yeux fermés.
- Mouvements alternatifs rapides : marionnettes, renversement répétitif de la main.

COTATION DE LA FORCE MUSCULAIRE (CLASSIFICATION MRC)

0 : Pas de mouvement et pas de contraction musculaire visible.

1 : Pas de mouvement mais contraction musculaire visible.

2 : Mouvement possible mais pas contre pesanteur.

3 : Mouvement possible contre pesanteur.

4 : Mouvement possible contre résistance.

5 : force musculaire normale.

SENSIBILITÉ

1. Signes subjectifs (ressentis par le patient)

2. Signes objectifs (objectivés à l'examen neurologique)

- Exploration de la **sensibilité superficielle** :
  - Effleurement de la peau avec les doigts ou un coton : exploration de la sensibilité tactile,
  - Application d'un stimulus tactile léger ou application simultanée de deux stimuli tactiles voisins à différencier : exploration de la sensibilité épicritique, discriminative,
  - Le patient doit localiser précisément le siège de la stimulation : exploration de la topoesthésie.
- Exploration de la **sensibilité thermoalgique** :
  - Application de tubes remplis d'eau froide et chaude sur la peau : exploration de la sensibilité thermique,
  - Pincement ou piqûre de la peau : exploration de la sensibilité douloureuse.
- Exploration de la **sensibilité profonde** :
  - Application d'un diapason sur les reliefs osseux : exploration de la pallesthésie,
  - Mobilisation passive d'un segment de membre. Le patient doit identifier la position de son segment de membre, les yeux fermés : exploration de l'arthrokinesthésie,
  - On place dans la main du patient un objet usuel (clés, stylo…). Le patient doit reconnaître l'objet par la palpation, les yeux fermés : exploration de la stéréognosie,
  - On trace une lettre, un chiffre ou une forme géométrique sur la peau. Le patient doit l'identifier les yeux fermés : exploration de la graphesthésie,
  - On demande au patient, yeux fermés d'attraper avec une main le pouce de l'autre main que l'examinateur déplace : exploration de la préhension aveugle,
  - Application d'un poids sur une partie du corps : exploration de la baresthésie,
  - Épreuve de Barré ou du serment yeux fermés,
  - Station debout pieds joints yeux fermés,
  - Marche yeux fermés,
  - Mouvements doigt-nez ou talon-genou yeux fermés.

PAIRES CRÂNIENNES

1. Nerf olfactif (I)

Évaluation de l'olfaction : présentation de substances odorantes devant chaque narine en bouchant l'autre, le patient ayant les yeux fermés.

2. Nerf optique (II)

- Évaluation de l'acuité visuelle œil par œil : lecture, compter le nombre de doigts…

- Évaluation du champ visuel au doigt : le patient regarde droit devant lui et doit dire s'il voit les doigts de l'examinateur dans son champ visuel
- réflexe photomoteur (afférence) : stimulation lumineuse de la pupille → myosis homo et controlatéral.

3. Les nerfs oculomoteurs (III, IV, VI)

- Signes fonctionnels : diplopie disparaissant à la fermeture d'un œil.
- Exploration de la motricité extrinsèque :
  - État de relèvement de la paupière supérieure,
  - Position des globes oculaires au repos,
  - Saccade et poursuite oculaires (mouvements de latéralité, verticalité et convergence) : le patient bouge les yeux sur commande ou suit des yeux le doigt de l'examinateur sans bouger la tête,
  - Réflexes oculocéphaliques vertical et horizontal (la mobilisation passive de la tête → déviation des globes oculaires dans le sens contraire),
- Exploration de la motricité intrinsèque :
  - Diamètre de la pupille,
  - Réflexe photomoteur (efférence) : stimulation lumineuse de la pupille → myosis homo et controlatéral),
  - Réflexe d'accomodation-convergence.

4. Le nerf trijumeau (V)

- Évaluation de la sensibilité (à tous les modes !) de la face et des 2/3 antérieurs de la langue.
- Évaluation de la mastication : faire serrer les dents sur un abaisse-langue, faire ouvrir la bouche.
- Évaluation de la sensibilité de la cornée : réflexe cornéen (la stimulation de la cornée → clignement de l'œil).

5. Le nerf facial (VII)

- Évaluation de la motricité de la face :
  - Inspection du visage au repos : plis nasogéniens, commissures labiales, rides du front,
  - Demander au patient de gonfler les joues, siffler, montrer les dents, froncer les sourcils, fermer les yeux.
- Évaluation de la sensibilité de la zone de Ramsay-Hunt : pavillon de l'oreille, conduit auditif externe, et cuir chevelu derrière l'oreille.
- Évaluation du goût des 2/3 antérieurs de la langue (substances sucrées, salées).

6. Le nerf cochléo-vestibulaire (VIII)
COCHLÉAIRE

- Évaluation de l'acuité auditive : frottement des doigts, voix chuchotée.
- Épreuve de Weber : application du diapason au milieu du front : recherche d'une latéralisation.
- Épreuve de Rinne : application du diapason sur la mastoïde (transmission osseuse) puis devant le conduit auditif externe (transmission aérienne).

VESTIBULAIRE

- Examen oculaire : recherche d'un nystagmus.
- Étude de la station debout pieds joints, yeux ouverts et fermés
- Étude de la marche :
  - Funambule (sur une ligne),
  - Manœuvre de Fukuda : piétinement sur place yeux fermés,
  - Manœuvre de Babinski-Weil : alternance de quelques pas en avant et en arrière les yeux fermés.
- Épreuve des index : le patient place ses index, bras tendus, face à ceux de l'examinateur et doit les maintenir dans cette position les yeux fermés.

7. Le nerf glosso-pharyngien (IX)
et le nerf vague (X)

- Évaluation de la phonation et de la déglutition.
- Examen du voile du palais au repos et à l'émission d'un son.
- Évaluation de la sensibilité du 1/3 postérieur de la langue, du voile du palais et du pharynx : réflexe nauséeux.
- Réflexe vélo-palatin : l'attouchement d'un hémivoile → contraction et élévation du voile.

8. Le nerf spinal (XI)

- Évaluation de la motricité du trapèze : faire hausser les épaules contre résistance.
- Évaluation de la motricité des muscles sterno-cléido-mastoïdiens : faire tourner la tête contre résistance du coté opposé au muscle testé.

9. Le nerf hypoglosse (XII)

- Évaluation de la motricité de la langue : faire tirer la langue, claquer la langue contre le palais…

FONCTIONS SUPÉRIEURES

1. État de conscience

2. Fonctions cognitives

- **Mémoire :**
  - Évocation biographique : date de naissance, adresse, numéro de téléphone, date de mariage, âge des enfants…
  - Évocation d'événements historiques anciens,
  - Évocation de faits d'actualité : nom du président de la république, événements d'actualité…
  - Étude de la mémoire immédiate : répétition immédiate de 7 mots (empan verbal),
  - Étude de la mémoire à long terme : répétition différée de mots.
  - Tests psychométriques : test des 5 mots de Dubois, Mini Mental state (MMS).
- **Langage :**

Examen de la parole : (pour différencier un trouble phonatoire d'un trouble du langage)

- Examen de la musculature bucco-facio-linguale,
- Répétition d'enchaînements difficiles (ex : « spectacle tchécoslovaque »),

Examen du langage parlé :

- Spontané : langage courant,
- Contraint :
  - dénomination d'objets (montre : cadran, remontoir, bracelet…),
  - énumération de séries (mots commençant par P ou noms d'animaux),
  - construction d'une phrase avec des 2-3 mots imposés,
  - répétition de phrases simples et complexes,
  - désignation d'objets,
  - réalisation d'ordres simples et complexes.

Examen du langage écrit :

- Écriture : spontanée, copiée, dictée,
- Lecture : lettres, mots et phrases.

- **Praxies** : demander au sujet de faire :
  - Des gestes élémentaires sans signification : entrecroisement de boucles pouce-index,
  - Des gestes élémentaires symboliques : le salut militaire, le serment…
  - Des gestes complexes : faire semblant d'ouvrir un parapluie, d'allumer une cigarette,
  - La reproduction d'une figure dans l'espace.
- **Gnosies** :
  - Exploration de la stéréognosie : on place dans la main du patient un objet usuel (clés, stylo…). Le patient doit reconnaître l'objet par la palpation, les yeux fermés,
  - Exploration de la prosopagnosie : on montre au patient un visage familier sur une photographie.
- **Calcul.**
- **Raisonnement** : critique d'une histoire absurde.

FONCTIONS VÉGÉTATIVES

- Température.
- Examen cardiovasculaire : pouls, tension artérielle couché/debout.
- Examen du revêtement cutané : sudation, vasomotricité, trophicité.
- Examen génito-sphinctérien : motricité volontaire, tonus du sphincter anal, réflexes périnéaux, sensibilité périnéale.

Sémiologie neurologique

Laura Mechtouff-Cimarelli, Hélène Gervais-Bernard

Troubles moteurs

DÉFICIT MOTEUR

1. Déficit moteur global

- Troubles de la marche (cf. encadré).
- Épreuve de Barré ou du serment : main creuse, chute d'un bras.
- Épreuve de Barré ou Mingazzini : chute d'un membre inférieur.

2. Déficit moteur segmentaire

- Topographie : déficit systématisé (territoire radiculaire, tronculaire…) ou non.
- Cotation de la force (classification MRC).

3. Anomalie des mouvements fins déliés dans les troubles moteurs frustes.

ANOMALIES MUSCULAIRES

1. Troubles trophiques

- Atrophie = diminution du volume musculaire.
- Hypertrophie = augmentation du volume musculaire.

2. Fasciculations

= survenue au repos d'une contraction involontaire et brève des fibres musculaires, visible à jour frisant sous la peau, n'entraînant pas de mouvement. Spontanées ou déclenchées par la percussion.

3. Crampes

= contraction involontaire, intense et douloureuse de tout ou partie d'un muscle.

4. Abolition du réflexe idiomusculaire

5. Myotonie = retard à la décontraction musculaire

- Impossibilité d'ouverture de la main ou des paupières après contraction maximale.
- Adduction du pouce à la percussion de l'éminence thénar.

TROUBLES DU TONUS

1. Hypotonie

- Exagération du ballant des mains et des bras.
- Réflexes ostéotendineux pendulaires : le segment de membre effectue dans son élan plusieurs oscillations autour de sa position de repos.
- Manœuvre de Steward-Holmes : flexion de l'avant-bras sur le bras contre résistance (bras de l'examinateur). La levée brutale de la résistance se traduit par un mouvement ample de la main du patient qui vient frapper son épaule.

2. Hypertonie

- **Élastique ou spastique :**
  - Résistance au mouvement passif augmentant avec le degré d'étirement et la vitesse, cédant parfois brusquement en « lame de couteau ».
  - Retour à la position initiale à l'arrêt.
- **Plastique :**
  - Résistance continue et homogène au mouvement passif, en « tuyau de plomb », cédant par à coups successifs (phénomène de la roue dentée),
  - Pas de retour à la position initiale à l'arrêt.

TROUBLES DES RÉFLEXES

1. Réflexes ostéo-tendineux

- Abolition ou diminution des réflexes.
- Exagération des réflexes : vifs, diffusants, polycinétiques avec extension de la zone réflexogène.
- Réflexes pendulaires : le segment de membre effectue dans son élan plusieurs oscillations autour de sa position de repos.

2. Réflexes cutanés

- Abolition des réflexes.

- **Signe de Babinski** = réflexe cutané plantaire : extension lente du gros orteil à la stimulation plantaire.

3. Réflexes archaïques

- Présence anormale des réflexes.

ATAXIE/TROUBLES DE L'ÉQUILIBRE OU DE LA COORDINATION

= trouble de la statique, de la marche (ataxie locomotrice) et/ou de la coordination (ataxie segmentaire) sans déficit moteur.

Toujours rechercher une aggravation à la fermeture des yeux !

1. Ataxie locomotrice

- Station debout pieds joints yeux ouverts et fermés : instabilité, oscillations ou « danse des tendons », dans tous les sens ou d'un côté en particulier. Signe de Romberg positif si aggravation des troubles à l'occlusion des yeux.
- Marche (cf. encadré).

2. Ataxie segmentaire

- Épreuve doigt-nez et talon-genou yeux ouverts et fermés :
  - **Dysmétrie ou hypermétrie** : imprécision ou exagération du mouvement qui dépasse ainsi la cible,
  - **Dyschronométrie** : retard à l'initiation et à l'arrêt du mouvement,
  - **Asynergie** : impossibilité d'associer des mouvements élémentaires.
- Mouvements alternatifs rapides :
  - **Adiadococinésie** : impossibilité d'effectuer des mouvements alternatifs rapides.

TROUBLES DE LA MARCHE

Toujours évaluer la gêne fonctionnelle : limitation du périmètre de marche (nombre de mètres), aide uni ou bilatérale à la marche, utilisation d'un fauteuil roulant, incapacité à faire un pas ou à faire les transferts seul, confiné au lit.

1. Marche déficitaire

- **Fauchage** = frottement en demi-cercle du membre inférieur par hypertonie spastique.
- **Steppage** = la pointe du pied est vers le bas par déficit moteur des releveurs du pieds. Le patient est donc obligé de lever anormalement haut la cuisse pour passer le pas.
- **Dandinement** par déficit de la ceinture pelvienne

2. Marche ataxique

- **Ataxie cérébelleuse** = marche pseudo-ébrieuse avec élargissement du polygone de sustentation. Pas d'aggravation à la fermeture des yeux.
- **Ataxie proprioceptive** = marche instable, talonnante aggravée à la fermeture des yeux.
- **Ataxie vestibulaire** = marche instable, latérodéviée, aggravée à la fermeture des yeux.

3. Marche parkinsonienne

Difficulté au démarrage, marche à petits pas, perte du ballant des bras, demi-tour décomposé.

4. Astasie-abasie

Incapacité de marcher malgré un examen neurologique normal.

MOUVEMENTS ANORMAUX

Cf. ODD-322

Troubles sensitifs

SUBJECTIFS

- **Paresthésies** = perception sensitive anormale spontanée, en l'absence de stimulation (fourmillements, picotements…).
- **Dysesthésies** = perception sensitive anormale secondaire à une stimulation.
- **Hyperesthésie** = perception sensitive désagréable secondaire à une stimulation indolore.
- **Hyperpathie** = perception sensitive douloureuse, plus étendue que la zone stimulée et plus prolongée que la stimulation, secondaire à une stimulation indolore.
- **Signe de Lhermitte** = impression de décharge électrique déclenchée par l'antéflexion de la tête et descendant le long de la colonne vertébrale et des membres.
- Douleurs.

OBJECTIFS

- Hypoesthésie ou anesthésie
  - Territoire atteint : systématisé (radiculaire, tronculaire…) ou non,
  - Type de sensibilité atteinte :
    - Sensibilité superficielle : tact, sensibilité épicritique,
    - Sensibilité thermo-algique,
    - Sensibilité profonde : pallesthésie, arthrokinesthésie responsables d'une ataxie proprioceptive :
      - Ataxie locomotrice : position debout pieds joints :
        - les yeux ouverts : stable,
        - les yeux fermés : troubles de l'équilibre avec oscillations ou « danse des tendons » = Romberg positif.
      - Ataxie segmentaire :
        - main instable ataxique à l'épreuve du serment,
        - épreuve doigt-nez et talon-genou
          - les yeux ouverts : normale,
          - les yeux fermés : dysmétrie.
- Phénomène d'extinction sensitive = la stimulation unilatérale est perçue normalement. Mais la stimulation bilatérale de deux parties symétriques du corps n'est perçue que du côté sain.

Troubles de l'extrémité céphalique

TROUBLES MOTEURS

- Paralysie des muscles oculomoteurs extrinsèques :
  - **Ptosis** : chute de la paupière supérieure,
  - **Diplopie binoculaire** +++ : vision double disparaissant à la fermeture d'un œil :
    - verticale : 2 images l'une au-dessus de l'autre,
    - horizontale : 2 images l'une à côté de l'autre,
    - oblique : 2 images décalées en oblique l'une par rapport à l'autre,
  - **Strabisme** : perte du parallélisme des yeux,
    - divergent : avec déviation en dehors,
    - convergent : avec déviation en dedans.
  - Limitation des mouvements oculaires.
- Paralysie des muscles masticateurs : bouche oblique ovalaire déviée du côté atteint.
- Paralysie faciale :
  - Hémiface supérieure : effacement des rides du front, anocclusion palpébrale : signe de Charles Bell (lorsque le patient essaie de fermer les yeux, l'œil du côté atteint ne se ferme pas et le globe oculaire est dévié en haut et en dehors), signe des cils de Souques (les cils apparaissent plus visibles du côté atteint à l'occlusion des yeux) dans les formes incomplètes, impossibilité de hausser les sourcils, abolition du réflexe cornéen et absence de clignement à la menace.
  - Hémiface inférieure : effacement du pli nasogénien, chute de la commissure labiale, déviation de la bouche vers le côté sain, impossibilité de siffler ou de gonfler les joues, signe du peaucier.
- Paralysie du voile du palais : déviation de la luette du côté sain.
- Paralysie pharyngo-laryngée :
  - Troubles de la phonation : voix nasonnée ou rauque,
  - Troubles de la déglutition : dysphagie.
- Paralysie du sterno-cléido-mastoidien : difficultés à tourner la tête du côté sain.
- Paralysie du trapèze : difficulté à hausser les épaules.
- Paralysie de l'hémilangue homolatérale : déviation de la langue du côté sain au repos, et du côté paralysé en protraction.

TROUBLES SENSITIFS

- Hypoesthésie de la face.
- Hypoesthésie de la zone de Ramsay-Hunt : pavillon de l'oreille, conduit auditif externe, et cuir chevelu derrière l'oreille.
- Hypoesthésie de la langue, de l'épiglotte, du pharynx et du larynx.

TROUBLES SENSORIELS

- Olfaction : anosmie : perte de l'odorat.
- Vision :
  - **Baisse d'acuité visuelle :**

- **Amaurose** = baisse de l'acuité visuelle transitoire,
- **Cécité** = baisse de l'acuité visuelle durable.

– **Amputation du champ visuel :**
  - Scotome : central, paracentral, périphérique,
  - Hémianopsie homonyme latérale = amputation des hémichamps visuels droits ou gauches,
  - Hémianopsie bitemporale : amputation des hémichamps visuels temporaux,
  - Quadranopsie latérale homonyme = amputation d'un quart des champs visuels droits ou gauches, supérieurs ou inférieurs.
  - Rétrécissement concentrique du champ visuel.

- Audition :
  - Acouphènes = bruits surajoutés (ex : bourdonnement),
  - Hypoacousie ou surdité : baisse de l'acuité auditive,
  - Hyperacousie douloureuse.
- Gustation :
  - Agueusie : perte du goût,
  - Dysgueusie : perception anormale du goût.

TROUBLES VÉGÉTATIFS

- Insuffisance salivaire et lacrymale : sécheresse buccale et oculaire.
- Troubles de la motilité pupillaire :
  - **Mydriase** : dilatation de la pupille,
  - **Myosis** : rétrécissement de la pupille.

TROUBLES COGNITIFS

1. Troubles mnésiques

- Amnésie **antérograde** : difficultés d'acquisitions après le début du processus pathologique.
- Amnésie **rétrograde** : oubli des acquisitions faites avant le début du processus pathologique.
- Amnésie **lacunaire** : « trou » de mémoire entouré de souvenirs intacts.

2. Troubles du langage

- **DYSARTHRIE** = troubles de l'articulation
  - Dysarthrie paralytique,
  - Dysarthrie cérébelleuse : parole scandée, explosive,
  - Dysarthrie extrapyramidale : voix assourdie et monotone.
- **APHASIE** = rupture du code linguistique
  - **Aphasie de Broca** : Trouble de l'expression avec perte de la fluidité verbale (= non fluente), manque du mot, anarthrie,
  - **Aphasie de Wernicke** : troubles de l'expression avec fluidité verbale (= fluente) mais paraphasies (mot ou phonème à la place d'un autre) réalisant au maximum un jargon. Troubles de la compréhension +++,
  - Tous les intermédiaires sont possibles.

3. Troubles praxiques

Trouble de l'exécution d'un geste en l'absence de déficit moteur.

- Apraxie idéomotrice : difficulté à réaliser des gestes simples (ex : salut militaire).
- Apraxie idéatoire : difficulté à réaliser des gestes complexes (ex : allumer une cigarette).
- Apraxie constructive : difficulté à réaliser des épreuves nécessitant le maniement des relations spatiales (ex : reproduire une figure géométrique).
- Apraxie spécialisée : de la marche, de l'habillage.

4. Troubles gnosiques

= trouble de la reconnaissance d'un objet non lié à un déficit sensitif ou sensoriel.

- Agnosie tactile ou astéréognosie.
- Agnosie visuelle dont la prosopagnosie (troubles de la reconnaissance des visages).
- Agnosie auditive.
- Asomatognosie (troubles de la reconnaissance de son propre corps) et anosognosie (trouble de la reconnaissance du trouble présenté).

Troubles végétatifs

TROUBLES GÉNITO-SPHINCTÉRIENS

- Vésicaux :
  - Pollakiurie = augmentation de la fréquence des mictions,

– Impériosités mictionnelles = besoin impérieux d'uriner,
– Dysurie = difficultés à l'émission des urines, besoin de pousser,
– Incontinence urinaire = émission involontaire d'urines :
  - Par insuffisance sphinctérienne,
  - Par regorgement = lorsque la vessie est pleine.
- Anaux :
  – Constipation = diminution de la fréquence d'émission des selles (≤ 3/semaine),
  – Diarrhée = émission de selles trop liquides et/ou trop fréquentes (≥ 3/j),
  – Incontinence anale = émission involontaire de selles.
- Génitaux :
  – Baisse de la libido,
  – Impuissance,
  – Troubles de l'éjaculation.

HYPOTENSION ORTHOSTATIQUE

- Baisse de 30 mmHg à 1 et 5 min. de la pression systolique après le lever, sans accélération compensatrice du pouls (signe l'origine neurogène).

TROUBLES SUDORAUX

- Anhydrose,
- Hypersudation.

Laura Mechtouff-Cimarelli, Hélène Gervais-Bernard

Syndromes moteurs

SYNDROMES MOTEURS AVEC DÉFICIT MOTEUR

Dépend du niveau d'atteinte :

1. SYNDROME PYRAMIDAL = Motoneurone central

- Déficit moteur.
- Hypertonie spastique.
- Réflexes ostéo-tendineux vifs, diffusants, polycinétiques avec extension de la zone réflexogène.
- Réflexe cutané plantaire en extension = signe de Babinski.
- Signe de Hoffman (équivalent du signe de Babinski à la main) : le relâchement brusque d'une flexion forcée de l'index entraîne une flexion des doigts.
- Trépidation épileptoïde du pied.
- Clonus de la rotule.

NB : Syndrome pseudobulbaire = atteinte des voies pyramidales bilatérales à destinées bulbaires (faisceau géniculé) : diplégie faciale, troubles de la déglutition et de la phonation, rire et pleurer spasmodique.

À ce syndrome s'associent volontiers des signes de diffusion : marche à petits pas, troubles sphinctériens.

2. SYNDROME NEUROGÈNE PÉRIPHÉRIQUE = Motoneurone périphérique

- Déficit moteur.
- Hypotonie.
- Amyotrophie.
- Réflexes ostéo-tendineux diminués ou abolis.
- +/- Crampes.
- +/- Fasciculations.

3. SYNDROME MYASTHÉNIQUE = Jonction neuro-musculaire

- Déficit moteur fluctuant, augmenté à l'effort.
- Tonus, trophicité et réflexes ostéo-tendineux normaux.

4. SYNDROME MYOGÈNE = Muscle

- Déficit moteur prédominant aux ceintures.
- Amyotrophie.
- Réflexe idiomusculaire aboli tardivement.

SYNDROME EXTRAPYRAMIDAL

1. Tremblement

- De repos au début, disparaissant lors des mouvements volontaires.
- Lent, 4 à 6 Hz.
- Touchant les membres (extrémités +) parfois la mâchoire mais jamais le chef.
- Unilatéral ou bilatéral asymétrique.
- Aggravé par les émotions, le stress, la fatigue, le calcul mental.
- Disparaissant pendant le sommeil.

2. Akinésie

Rareté et lenteur des mouvements.

Elle se manifeste à différents niveaux :

- Visage : amimie, rareté du clignement (faciès figé).
- Parole : voix assourdie et monotone.
- Écriture micrographie.
- Marche : difficulté au démarrage, marche à petits pas, perte du ballant des bras, demi-tour décomposé.
- Difficulté à effectuer des mouvements alternatifs rapides : bradykinésie (lenteur) et hypokinésie (diminution de l'amplitude) dans les manœuvres d'opposition pouce-index, d'ouverture/fermeture de la main, de marionnettes, de tapotement du pied sur le sol.
- La force motrice est conservée.
- Parfois associée à des phases de kinésie paradoxale

3. Rigidité (Hypertonie)

- Plastique (≠ spastique) en « tuyau de plomb ».

- Cédant par à coups successifs (phénomène de la roue dentée).
- Prédomine sur les fléchisseurs avec une posture inclinée vers l'avant.
- Augmentée par la mobilisation active du membre controlatéral (manœuvre de Froment).

Ataxie/troubles de l'équilibre

SYNDROME CÉRÉBELLEUX

1. Syndrome cérébelleux statique

- Troubles de la statique et de la marche ou ataxie cérébelleuse
  - Position debout pieds joints : troubles de l'équilibre avec oscillations ou « danse des tendons », Romberg négatif (pas d'aggravation à l'occlusion des yeux),
  - Marche pseudo-ébrieuse avec élargissement du polygone de sustentation.
- Hypotonie
  - Exagération du ballant des mains, des bras, des pieds,
  - Réflexes ostéotendineux pendulaires,
  - Manœuvre de Steward-Holmes : flexion de l'avant-bras sur le bras contre résistance (bras de l'examinateur). La levée brutale de la résistance se traduit par un mouvement ample de la main du patient qui vient frapper son épaule.

2. Syndrome cérébelleux cinétique

- Troubles de l'exécution du mouvement, de l'élocution, de l'écriture et de l'oculomotricité
  - Dysmétrie ou hypermétrie : imprécision ou exagération du mouvement qui dépasse ainsi la cible à l'épreuve doigt-nez ou talon-genou,
  - Dyschronométrie : retard à l'initiation et à l'arrêt d'un mouvement,
  - Adiadococinésie : impossibilité d'effectuer des mouvements alternatifs rapides à l'épreuve des marionettes,
  - Asynergie : impossibilité d'associer des mouvements élémentaires,
  - Tremblement cérébelleux : présent dans l'attitude et se majore lors de l'action, surtout au moment d'atteindre la cible,
  - Dysarthrie cérébelleuse : voix scandée, explosive,
  - Troubles de l'écriture,
  - Nystagmus.

SYNDROME VESTIBULAIRE

1. Syndrome vestibulaire périphérique

= **HARMONIEUX**, latéralisé du côté atteint

- Vertiges rotatoires intenses, nausées/vomissements.
- Nystagmus horizontal ou horizonto-rotatoire avec une secousse lente battant du côté atteint.
- Déviation des index du côté atteint.
- Station debout pieds joints : signe de Romberg positif latéralisé du côté atteint.
- Marche : épreuve de Fukuda et de Babinski-Weil (marche en étoile) latéralisées du côté atteint.

+/- signes cochléaires associés (acouphènes, hypoacousie).

2. Syndrome vestibulaire central

= **DYSHARMONIEUX**, mal latéralisé

- Vertige peu intense ou sensation vertigineuse.
- Nystagmus multidirectionnel.
- Déviation des index multidirectionnelle.
- Station debout pieds joints : signe de Romberg positif non latéralisé, multidirectionnel.
- Marche : épreuve de Fukuda et de Babinski-Weil non latéralisées.

+/- signes neurologiques associés.

Syndromes sensitifs

SYNDROME LEMNISCAL

- Paresthésies, douleurs cordonales postérieures réalisant des sensations de striction, d'étau ou de décharge électrique (signe de Lhermitte).
- Troubles de la sensibilité proprioceptive (impression de marcher sur du coton, ataxie proprioceptive).
- Troubles de la sensibilité épicritique.

SYNDROME EXTRALEMNISCAL OU SPINOTHALAMIQUE

- Troubles de la sensibilité thermo-algique (chaud/froid et nociception).,

Syndromes d'atteinte des nerfs crâniens

NERF OLFACTIF : I

- Anosmie.
- Agueusie.

NERF OPTIQUE : II (cf. fig. 1)

- Baisse d'acuité visuelle
  - Amaurose
  - Cécité
- Amputation du champ visuel :
  - Scotome
  - Hémianopsie latérale homonyme
  - Hémianopsie bitemporale
  - Quadranopsie latérale homonyme
  - Rétrécissement concentrique du champ visuel.

NERF OCULO-MOTEUR : III

- Diplopie binoculaire verticale.
- Strabisme divergent.
- Limitation des mouvements oculaires vers le haut, le bas et le dedans.
- Ptosis = chute de la paupière supérieure secondaire à un déficit moteur du muscle releveur de la paupière.
- Mydriase aréactive.

NERF TROCHLÉAIRE : IV

- Diplopie binoculaire oblique, maximale dans le regard vers le bas.
- Inclinaison compensatrice de la tête.

NERF ABDUCENS : VI

- Diplopie binoculaire horizontale.
- Strabisme convergent.
- Limitation des mouvements oculaires vers le dehors.

NERF TRIJUMEAU : V

- Névralgie du trijumeau.
- Hypoesthésie de la face.
- Paralysie des muscles masticateurs : bouche oblique ovalaire déviée du côté atteint.

NERF FACIAL VII

- Paralysie faciale :
  - Périphérique : **paralysie de l'hémiface inférieure ET supérieure**,
  - Centrale : paralysie de l'hémiface inférieure et **dissociation automatico-volontaire**.

+/- hypoesthésie de la zone de Ramsay-Hunt : pavillon de l'oreille, conduit auditif externe, et cuir chevelu derrière l'oreille,

+/- agueusie des 2/3 antérieurs de l'hémi-langue,

+/- insuffisance salivaire et lacrymale,

+/- hyperacousie douloureuse.

NERF COCHLÉO-VESTIBULAIRE : VIII

COCHLÉAIRE :

- Acouphènes.
- Hypoacousie ou surdité :
  - **Surdité de transmission** : conduction osseuse préservée,
    - Épreuve de Weber latéralisée : mieux perçu du côté malade,
    - Épreuve de Rinne négative : conduction aérienne ≤ conduction osseuse,
  - **Surdité de perception** : conduction osseuse abolie,
    - Épreuve de Weber latéralisée : mieux perçu du côté sain,
    - Épreuve de Rinne positive : conduction aérienne ≥ conduction osseuse.

VESTIBULAIRE : cf. syndrome vestibulaire.

NERF GLOSSO-PHARYNGIEN : IX ET NERF VAGUE : X

- Névralgie du glosso-pharyngien.
- Troubles de la phonation (voix nasonnée ou rauque) et de la déglutition surtout dans les atteintes bilatérales.
- Paralysie du voile du palais : déviation de la luette du côté sain.
- Altération du goût du 1/3 postérieur de l'hémilangue.
- Diminution ou abolition du réflexe nauséeux et du réflexe vélo-palatin.

NERF ACCESSOIRE : XI

- Déficit moteur du sterno-cléido-mastoidien (rotation de la tête).
- Déficit moteur du trapèze (haussement des épaules).

NERF HYPOGLOSSE : XII

- Paralysie de l'hémilangue homolatérale : déviation de la langue en protraction du côté paralysé.

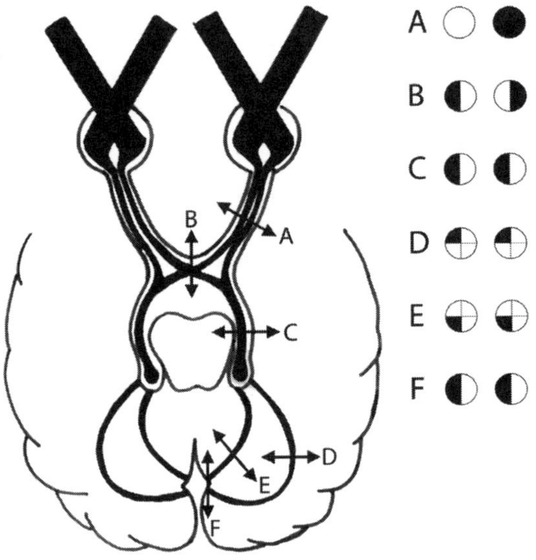

Fig. 1 : amputation du champ visuel en fonction du niveau d'atteinte sur les voies visuelles.

Syndromes d'atteinte des fonctions supérieures

SYNDROME CONFUSIONNEL

= Altération globale de l'activité psychique, aiguë, le plus souvent transitoire et réversible.

SYNDROME DÉMENTIEL

= Altération progressive et globale des fonctions cognitives (mémoire, attention, langage, gnosies, praxies, raisonnement, jugement…), de la personnalité et du comportement ayant un retentissement sur la vie quotidienne.

Syndrome d'hypertension intracrânienne

- **Céphalées +++**
  - Inhabituelles,
  - Localisées ou diffuses,
  - D'abord intermittentes en 2e partie de nuit ou au réveil puis permanentes,
  - Augmentées par la toux, les efforts et les changements de position,
  - Calmées par les vomissements.
- **Nausées/vomissements.**
- **Troubles visuels :**
  - Œdème papillaire au fond d'œil.
    - dans les formes sévères : flou visuel ou éclipses visuelles,
    - évolution vers la cécité par atrophie optique.
  - Diplopie par paralysie du VI (pas de valeur localisatrice, « VI = cendrillon des paires crâniennes »).
- **Troubles de la vigilance** : jusqu'au coma,
- **Troubles psychiques.**

SYNDROME MÉNINGÉ

1. Signes fonctionnels

- **Céphalées** intenses, diffuses, violentes avec **photo-phonophobie**,
- **Nausées et vomissements** en jet,
- Constipation.

2. Signes physiques

- **Raideur méningée** (enraidissement douloureux paravertébral) :
  - Attitude spontanée en chien de fusil,
  - Raideur de nuque,
  - **Signe de Kernig** : impossibilité de fléchir les cuisses sans fléchir les genoux lorsqu'on élève les 2 membres inférieurs du patient allongé ou lorsqu'on assied le patient.
  - **Signe de Brudzinski** : flexion involontaire des membres inférieurs à la flexion forcée de la nuque sur un patient allongé.
- Signes neurologiques d'accompagnement sans valeur localisatrice : signes pyramidaux (Babinski bilatéral, ROT vifs).

Syndromes topographiques

Laura Mechtouff-Cimarelli, Hélène Gervais-Bernard

MUSCLE

= Syndrome myogène.

JONCTION NEUROMUSCULAIRE

= Syndrome myasthénique.

NERF PÉRIPHÉRIQUE

1. Signes sensitifs

- Paresthésies, douleurs.
- Hypoesthésie à tous les modes.

2. Signes moteurs

- Syndrome neurogène périphérique.

3. Signes végétatifs

- Cardio-vasculaire : hypotension orthostatique, troubles du rythme.
- Digestif : diarrhée, gastroparésie, hypersialorrhée.
- Génito-sphinctérienne : impuissance, résidus mictionnels.
- Hypersudation ou anhidrose.
- Anomalies pupillaires.

4. Les trois niveaux d'atteinte possibles

- Racine.
- Plexus.
- Tronc nerveux.

RACINE

= atteinte motrice et/ou sensitive et/ou végétative dans le territoire radiculaire correspondant.

- Les douleurs radiculaires sont fulgurantes, en éclair, augmentées par les efforts de toux et de défécation, de topographie radiculaire.
- L'atteinte motrice est souvent modérée.

PLEXUS

= atteinte motrice et/ou sensitive et/ou végétative dans le territoire plexique correspondant.

TRONCS NERVEUX

= atteinte motrice et/ou sensitive et/ou végétative dans le territoire tronculaire correspondant.

MOELLE

1. Section de moelle

Symptômes en DESSOUS de la lésion :

- Paralysie flasque massive.
- Abolition des réflexes ostéotendineux et cutanés plantaires.
- Anesthésie à tous les modes jusqu'au niveau de la lésion.
- Troubles sphinctériens majeurs.

2. Atteinte de l'hémimoelle = Syndrome de Brown-Séquard

Symptômes en DESSOUS de la lésion :

- Du côté de la lésion :
  - Syndrome pyramidal,
  - Syndrome cordonal postérieur.
- Du côté opposé à la lésion :
  - Syndrome spino-thalamique.

3. Syndrome cordonal postérieur

Symptômes en DESSOUS de la lésion :

- Syndrome lemniscal ou cordonal postérieur, unilatéral (homolatéral) ou bilatéral.

4. Syndrome cordonal antérolatéral

Symptômes en DESSOUS de la lésion :

- Syndrome pyramidal homolatéral,
- Syndrome extralemniscal ou spinothalamique controlatéral.

5. Syndrome de sclérose combinée de la moelle : atteinte simultanée des cordons antérolatéraux et postérieurs

Symptômes en DESSOUS de la lésion :

- Syndrome pyramidal.
- Syndrome cordonal postérieur.

6. Atteinte centromédullaire = syndrome syringomyélique

Symptômes au NIVEAU de la lésion :

- Hypo ou anesthésie thermo-algique :
  - Dissociée : disparition de la sensibilité thermo-algique alors que le tact est respecté,
  - Suspendue.

7. Atteinte des cornes antérieures

Symptômes au NIVEAU de la lésion : syndrome neurogène périphérique homolatéral.

TRONC CÉRÉBRAL

= Syndromes alternes :

- Atteinte des noyaux des nerfs crâniens.
- Atteinte des voies longues (sensitives et/ou motrices) controlatérales.

THALAMUS

Troubles sensitifs +++ de l'hémicorps controlatéral

- Douleurs spontanées ou provoquées par des stimulations normalement indolores (hyperpathie).
- Hypoesthésie à tous les modes.

CERVELET

1. Région vermienne

= Syndrome cérébelleux statique (atteinte axiale : station debout et marche).

2. Hémisphères cérébelleux

= Syndrome cérébelleux cinétique homolatéral (troubles de la coordination du mouvement).

TÉLENCÉPHALE

1. Lobe frontal

PARTIE ANTÉRIEURE = syndrome frontal

- **Troubles du comportement :**
  - Ralentissement psychomoteur, perte d'initiative et d'intérêt, indifférence ou au contraire,
  - Excitation psychomotrice, libération des comportements instinctifs.
- **Perturbation de l'activité motrice :**
  - Aspontanéité motrice,
  - Persévérations motrices, stéréotypies,
  - Difficultés à réaliser une série de gestes,
  - Préhension pathologique, grasping,
  - Comportements de collectionnisme d'utilisation ou d'aimantation.
- **Troubles du langage** (mutisme, perte de la fluence, écholalie), de l'attention, de la mémoire, du raisonnement et du jugement.

PARTIE POSTÉRIEURE

- **Hémiplégie controlatérale** (circonvolution frontale ascendante),
- **Aphasie de Broca** (atteinte du pied de F3).

2. Lobe pariétal

- Hypoesthésie controlatérale à tous les modes.
- Astéréognosie.
- Apraxie.
- Quadranopsie inférieure controlatérale.
- Si atteinte de l'hémisphère mineur :
  - Syndrome d'héminégligence motrice (non intégration des informations provenant de l'hémicorps ou de l'espace controlatéral) :
    - Héminégligence motrice : sous-utilisation de l'hémicorps controlatéral,
    - Héminégligence visuelle de l'espace controlatéral (ne décrit que la partie droite d'une image, ne mange que la moitié droite de son assiette...),
    - Héminégligence somesthésique : pas d'intégration des informations sensitives de l'hémicorps controlatéral. On parle « d'extinction sensitive » si ce phénomène survient uniquement à la stimulation simultanée des deux hémicorps.
  - Hémiasomatognosie,
  - Anosognosie.
- Si atteinte de l'hémisphère majeur :
  - Aphasie,
  - Apraxies.

3. Lobe temporal

- Aphasie de Wernicke si atteinte de l'hémisphère majeur.
- Surdité corticale si atteinte bilatérale.
- Agnosie auditive.
- Quadranopsie supérieure controlatérale.

4. Lobe occipital

- Troubles visuels :
  - Hémianopsie latérale homonyme controlatérale,
  - Cécité corticale si atteinte bilatérale.

Électroencéphalogramme (EEG)

Servane Mouton, Julien Jung

DÉFINITION

= Résultat de l'enregistrement de l'activité électrique du cerveau.

- Reflet de l'activité plus ou moins synchronisée de plusieurs millions de neurones.

MÉTHODE

1. Mise en place des électrodes

Des électrodes sont placées sur le scalp, de façon standardisée et symétrique selon un système international standardisé dit « 10-20 ».

2. Acquisition du signal

- Enregistrement continu de la différence de potentiels électriques entre les électrodes placées sur le scalp.
- Enregistrement ECG concomitant.

NB : Le signal recueilli est fortement atténué par les structures traversées (parenchyme, boîte crânienne, peau) ; c'est pourquoi les régions profondes (telles que les régions temporales internes) sont mal explorées par cette technique.

3. Traitement du signal

- **Amplification** : les électrodes sont reliées à un **amplificateur différentiel** (un par couple d'électrode), qui amplifie la différence de potentiel entre 2 électrodes.
- **Filtrage** : pour éliminer le plus de « bruit » possible. La **bande passante** est l'intervalle des fréquences retenues, généralement entre 0.5 Hz et 70 Hz.

4. Affichage : sur un moniteur

CONDITIONS D'ENREGISTREMENT – PRINCIPAUX RÉSULTATS

Durée de l'enregistrement de routine : 30 minutes.

1. Enregistrement au repos, au calme

Au repos : on observe un **rythme de fond** alpha 8-12 Hz **prédominant dans les régions postérieures** (occipitales), **régulier**.

2. Enregistrement yeux ouverts ET yeux fermés

Intérêt : blocage transitoire physiologique du rythme alpha à l'ouverture des yeux (réaction d'arrêt). On dit qu'il est **réactif**.

3. Deux épreuves systématiques

- Hyperpnée :
  - Intérêt : faire apparaître des activités pathologiques : pointes, pointes-ondes,
  - En particulier : épilepsie absence de l'enfant avec bouffées de pointes ondes généralisées à 3 Hz pathognomoniques,
  - Physiologiquement : ralentissement global de l'activité cérébrale possible.
- Stimulation lumineuse intermittente (SLI)
  - Intérêt : comme l'hyperpnée,
  - Photosensibilité de certaines formes d'épilepsie, en particulier certaines (épilepsie généralisée idiopathique),
  - Physiologiquement : entraînement possible= fréquences des régions postérieures suivent celles de la SLI.

4. +/- EEG après privation de sommeil et EEG pendant la sieste

Indispensables en pédiatrie : situations favorisant la survenue de crises.

ANOMALIES À RECHERCHER ET À DÉCRIRE

1. Anomalies du rythme de fond

- Ralentissement delta (< 4 Hz) ou thêta (4 à 7 Hz) : troubles de vigilance, souffrance fonctionnelle focale.

2. Grapho-éléments paroxystiques

- Pointes, pointes-ondes : 20-70 ms, pointues : épilepsie.

Module 0

- Ondes di- et triphasiques : troubles métaboliques.

REMARQUES

- Attention aux artéfacts : musculaires, mouvements des yeux, succion chez l'enfant…
- Âge : la maturation cérébrale modifie l'activité électrique cérébrale, qui ne devient quasi identique à l'adulte qu'à partir de 12-14 ans.
- Pensez à regarder l'ECG : troubles du rythme, QT long,
- **L'interprétation d'un EEG n'a AUCUN INTÉRÊT en l'absence de renseignements cliniques +++.**

INDICATIONS

1. Épilepsie

- EEG simple :
  - Intérêt après une première crise essentiellement : peut apporter des éléments pour le diagnostic positif et étiologique,
  - Ex : bouffées de pointes-ondes généralisées à 3 Hz orientant vers une épilepsie absence ou pointes localisées orientant vers une épilepsie focale,
  - **Un EEG intercritique normal n'élimine pas le diagnostic !**
- Vidéo EEG :
  - En hospitalisation, enregistrement continu plusieurs jours,
  - Bilan préchirurgical d'épilepsie pharmaco-résistante ou diagnostic d'épilepsie lors de cas douteux.
- Vidéo-SEEG : stéréo-EEG :
  - Électrodes intracérébrales,
  - Bilan préchirurgical d'épilepsie pharmaco-résistante.

2. Syndrome confusionnel

- État de mal non convulsivant.
- Troubles métaboliques.

3. Troubles de la vigilance, coma

- Évaluation du stade.
- Orientation étiologique (métabolique, toxique, anoxique, traumatique…).
- Surveillance d'un traitement en réanimation.

4. Troubles des fonctions supérieures

- Maladie de Creutzfeldt-Jakob : ondes triphasiques périodiques.

5. Méningo-encéphalites

- Méningo-encéphalite herpétique : ondes triphasiques temporales et/ou frontales.

6. Mort cérébrale

- Diagnostic positif : 2 EEG plats sur 2 enregistrements d'au moins 30 minutes séparés d'au moins 4 heures.

7. Méthodes particulières pour les troubles du sommeil

- Holter EEG 24 heures : narcolepsie, insomnie, hypersomnie.
- Polysomnographie (Enregistrement EEG, oxymétrie, mouvements respiratoires) : apnées du sommeil.

Électromyogramme (EMG)

Servane Mouton, Philippe Petiot

DÉFINITION

= Étude des conductions nerveuses motrices et sensitives (exploration des grosses fibres, conduisant les sensibilités superficielle et profonde et non thermo-algique).

- Associé systématiquement à l'enregistrement de l'activité électrique musculaire.

NB : unité motrice (UM) = ensemble de fibres musculaires (FM) innervées par un même motoneurone.

CONDUCTIONS NERVEUSES MOTRICES (Cf. Fig. 1)

Exemple du nerf médian

1. Méthode

- Électrode de recueil sur l'éminence thénar (muscle court abducteur du pouce).
- Stimulation électrique (SE) supra maximale :
  - Proximale : face antérieure du poignet,
  - Distale : au pli du coude.
- Mesure de la distance entre les deux points de stimulations.

2. Résultats de la SE : le potentiel moteur (PM) ou onde M

- Origine : résulte de l'onde de dépolarisation vers le muscle (orthodromique).
- Mesure des :
  - **Amplitudes et durées** du PM. L'amplitude proximale du PM : reflète grossièrement le nombre de fibres nerveuses recrutées.
  - **Latences** : délai d'apparition du potentiel moteur après la stimulation.

    Latence distale : renseigne sur la conduction nerveuse distale, la transmission neuromusculaire et la conduction musculaire elle-même (on ne parle donc pas de vitesse de conduction nerveuse).
- Calcul des rapports :
  - Distance/(latence proximale-latence distale) = **la vitesse de conduction nerveuse** (VCN) motrice,
  - **Rapport amplitude distale/amplitude proximale** : évalue la possibilité d'un **bloc de conduction** si la réponse proximale est réduite de plus de 20 %.

3. Résultats de la SE : l'onde F

- Origine : résulte de l'onde de dépolarisation vers la corne antérieure de moelle épinière (antidromique), qui excite des motoneurones, dont la décharge se propage jusqu'à l'électrode de recueil.
- Reflet de la **conduction proximale** du nerf.

CONDUCTIONS NERVEUSES SENSITIVES

1. Méthode

- Plusieurs techniques possibles pour le nerf médian.
- Électrode de recueil : « bagues » sur l'index.
- Stimulation électrique continue.

2. Résultats de la SE

- Moyennage des réponses (amplitude TRÈS inférieure aux motrices) pour déterminer **amplitudes et vitesses de conduction.**

ANOMALIES DE LA CONDUCTION

1. Atteinte axonale = perte de fibres nerveuses

- Diminution de l'amplitude.
- Ex : neuropathie toxique alcoolique, médicamenteuse…

2. Atteinte démyélinisante

- Diminution des VCN.

- Allongement des latences distales (démyélinisation distale).
- Allongement des ondes F (démyélinisation proximale).
- En cas de démyélinisation segmentaire : diminution du rapport d'amplitude proximale/distale, qui traduit un bloc de conduction ou dispersion de la réponse motrice.
- Ex : polyradiculonévrite aiguë inflammatoire ou syndrome de Guillain-Barré.

3. Atteinte axono-myélinique : association des deux types d'anomalies.

EXPLORATION DE LA JONCTION NEURO-MUSCULAIRE

1. Stimulation répétitive à basse fréquence d'un nerf : 3 Hz, 5 à 10 stimulations avant et après effort de contraction musculaire volontaire +++.

- Myasthénie (bloc post-synaptique) :
  - **Décrément** = diminution de plus de 10 % de l'amplitude et/ou de la surface du PM entre la première et la cinquième réponse.
  - **Aspect de « cupule » myasthénique après un effort de contraction :** augmente la sensibilité
- Syndrome de Lambert-Eaton (bloc pré-synaptique) :
  - **Potentiation du PM** de 100 % lors des stimulations répétitives après effort (= multiplié par 2) +++.

2. Enregistrement en fibre unique parfois nécessaire pour le diagnostic de myasthénie (plus sensible et spécifique).

MYOGRAPHIE

1. Méthode

- Électrode-aiguille dans différents muscles afin d'enregistrer le signal.
- Signal visuel et sonore.

2. Résultats : activité de repos

- Normalement : rien = **silence électrique.**
- En cas de dénervation d'une FM par lésion du nerf ou par atteinte musculaire (nécrose d'une FM avec fragmentation → une partie de celle-ci n'est plus innervée) : **fibrillations** = activité spontanée de FM.

3. Résultats : tracé de contraction

- Tracé normal : **proportionnel** = enrichissement progressif du tracé lorsque la force développée augmente car :
  - Sommation spatiale : de plus en plus d'unité motrice activée,
  - Sommation temporelle : fréquence de décharge de plus en plus élevée.

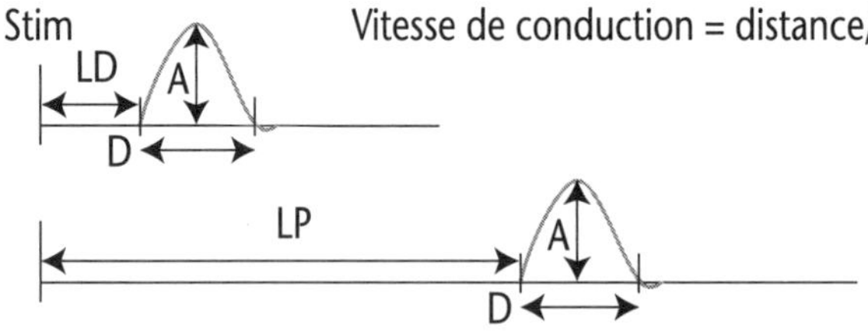

Vitesse de conduction = distance/LP-LD en m/sec

LD : latence distale
LP : latence proximale
A : amplitude
D : durée

Fig. 1 : étude des conductions motrices.

En cas de contraction maximale, le tracé normal est dit **interférentiel :** impossible de distinguer les Potentiels d'UM (PUM).

- Tracé neurogène : **pauvre, accéléré** par sommation temporelle.
- Tracé myogène : **riche** par sommation spatiale.

QUELQUES CONSEILS

1. Choix des nerfs et muscles explorés essentiels pour le diagnostic

- Neuropathie symétrique/asymétrique.
- Atteinte proximale/distale.
- Topographie radiculaire/tronculaire…

2. Quelques indications

- Suspicion de neuropathie périphérique.
- Suspicion de myopathie.
- Surveillance de certains traitements neurotoxiques….

3. Examen désagréable : toujours se demander ce qu'il apporte réellement

Ex : chez un patient diabétique connu, ou éthylique chronique, qui se plaint de paresthésies distales ???

4. À savoir

Certaines atteintes électives des petites fibres = sensibilité thermo-algique ne sont pas explorées par l'EMG. Un déficit électif clinique de cette voie peut donc s'accompagner d'un EMG normal. (On peut alors avoir recours aux potentiels évoqués laser.)

SYNTHÈSE

1. Neuropathie périphérique axonale

Conductions nerveuses

- Amplitude diminuée
- Latences distales, ondes F, VCN, rapport d'amplitudes normaux

Myographie

- Repos : fibrillations
- Contraction : tracé pauvre, accéléré (sommation temporelle)

2. Neuropathie périphérique myélinique

Conductions nerveuses

- Amplitude normale
- VCN ralenties, ondes F allongées, latences distales allongées
- Blocs de conduction ou dispersion des réponses

3. Atteinte myogène

Conductions nerveuses : normales

Myographie

- Repos : normal ou fibrillations
- Contraction : tracé riche (sommation spatiale), PUM polyphasiques, durée brève, faible amplitude

4. Blocs de la jonction neuromusculaire : lors de la stimulation répétitive après effort

- Myasthénie : décrément
- Lambert-Eaton : potentiation

Imagerie cérébrale

Laura Mechtouff-Cimarelli, Marc Hermier

SCANNER CÉRÉBRAL

1. Technique

- Source de rayons X tournant autour du patient.
- Détecteur de rayons X placé à l'opposé de la source.
- Détection des rayons X après absorption par les tissus. Le taux d'absorption des rayons X dépend de la nature des tissus traversés.
- Acquisition sans +/- avec injection de produit de contraste iodé.
- Fenêtres parenchymateuses ou osseuses.
- Angioscanner et scanner de perfusion.

2. Avantages

- Examen rapide.
- Examen accessible.
- Bonne visualisation du sang et de l'os.

3. Inconvénients

- Examen irradiant.
- Moins bonne sensibilité que l'IRM.
- Mauvaise visualisation de la fosse cérébrale postérieure (artéfacts).

4. Indications

- SANS injection
  - Saignement intracrânien : hémorragie méningée, saignement intracrânien post-traumatique,
  - Hydrocéphalie,
  - Pathologies osseuses : fractures, crâniosténose,
  - Contrôle post-opératoire,
  - Avant une ponction lombaire si signes de focalisation neurologique,
  - Accident vasculaire cérébral en 2e intention si IRM indisponible : éliminer une hémorragie intraparenchymateuse.
- AVEC injection
  - Abcès cérébral,
  - Tumeur intracrânienne (moins sensible que l'IRM),
  - Biopsie stéréotaxique d'une lésion cérébrale,
  - Malformation vasculaire, thrombophlébite cérébrale en 2e intention.

5. Contre-indications à l'injection

- Allergie au produit de contraste iodé.
- Insuffisance rénale.
- Insuffisance hépatique sévère.
- Femme enceinte à éviter.

6. Précautions à prendre

- Dosage de la créatininémie.
- Hydratation avant et après l'injection.
- Arrêt des traitements néphrotoxiques.
- Arrêt des biguanides.

7. Résultats

- Étude du parenchyme cérébral : recherche d'une lésion parenchymateuse et ses caractéristiques : densité sans et avec injection, siège, caractère expansif ou non.
- **Densité sans injection** (spontanée) **et avec injection** (prise de contraste) de produit de contraste iodé :
  - Au scanner, on parle de « densité » : isodensité, hypodensité (noir) ou hyperdensité (blanc),
  - La densité est fonction du tissu traversé,
  - Hyperdensité :
  - Sans injection de produit de contraste iodé : SANG ou calcifications,
  - Après injection de produit de contraste iodé : réhaussement si structure vasculaire ou rupture de la barrière hémato-encéphalique (tumeur, abcès…),
  - Hypodensité : œdème, infarctus après 6 heures.
- **Siège.**
- **Caractère expansif** si la lésion exerce un effet de masse sur les structures voisines :

asymétrie ou collapsus du système ventriculaire, déviation de la ligne médiane, engagement.

- Étude du système ventriculaire (taille et symétrie) :
  - Dilaté : hydrocéphalie,
  - Asymétrique, dévié : soumis à un effet de masse.
- Étude des sillons corticaux :
  - Effacés : sujet jeune ou œdème cérébral,
  - Élargis : atrophie corticale,
  - Comblés par une hyperdensité : hémorragie méningée.
- Étude de la convexité du cerveau :
  - Décollement hyperdense,
  - Lentille biconvexe : hématome extradural,
  - En croissant : hématome sous-dural aigu,
  - Décollement hypodense : hématome sous-dural chronique, empyème,
  - Décollement très hypodense : pneumencéphalie (= air).
- Étude des citernes de la base :
  - Effacées : œdème de la fosse cérébrale postérieure, engagement temporal.
- Étude de la place du bulbe dans le trou occipital :
  - Si présence des amygdales cérébelleuses dans le trou occipital : engagement amygdalien.
- Étude des structures vasculaires après injection : opacification des artères et des veines.
- Étude de l'os en fenêtres osseuses.

8. Complications liées au produit de contraste iodé

- Réaction allergique rare, réactions d'intolérance plus fréquentes (sensation de chaleur).
- Insuffisance rénale.

MOYEN MNÉMOTECHNIQUE

Signal de l'eau (LCR) en séquence T1 et T2 conventionnelles :

NOIR & BLANC

T1 T2

IRM CÉRÉBRALE

1. Principe

- Les tissus sont constitués d'eau dans des proportions variables.
- Le noyau de l'hydrogène (H) est constitué d'un proton. Ce proton possède un « spin » (mouvement de rotation autour de lui-même) associé à un moment magnétique (sorte de petit aimant).
- Alignement des moments magnétiques de tous les protons lorsqu'ils sont soumis au champ magnétique principal produit par l'aimant de l'appareil.
- Excitation des protons par une onde électromagnétique de radiofréquence.
- 2 paramètres choisis au départ :
  - TE : temps d'écho,
  - TR : temps de répétition.
- Relaxation : retour à la position de départ des moments magnétiques des protons avec restitution de l'énergie.
- Détection du signal par des antennes. Le signal est caractérisé par deux constantes : T1 et T2. Il dépend de la composition en eau des tissus.
- **Séquence T1** (cf. Fig. 1) : TE court, TR court :
  - Substance blanche : gris clair,
  - Substance grise : gris foncé,
  - LCR : noir.
- **Séquence T1 avec injection de gadolinium :** visualisation des structures vasculaires, recherche d'une rupture de la barrière hémato-encéphalique.
- **Séquence T2** (cf. Fig. 2) : TE long, TR long :
  - Substance blanche : gris foncé,
  - Substance grise : gris clair,
  - LCR : blanc.
- **Séquence FLAIR** (cf. Fig. 3) : Idem T2 mais suppression du signal du LCR qui apparaît noir.
- **Séquence diffusion** : permet le diagnostic précoce d'infarctus cérébral.
- **Séquence T2*** : permet de visualiser le sang.
- **ARM artérielle** sans ou avec injection de gadolinium : permet de visualiser les vaisseaux cervicaux et intracrâniens.

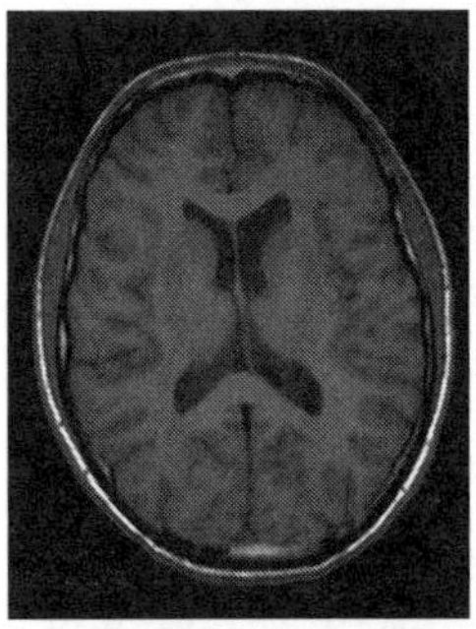

Fig. 1 : IRM cérébrale séquence T1.

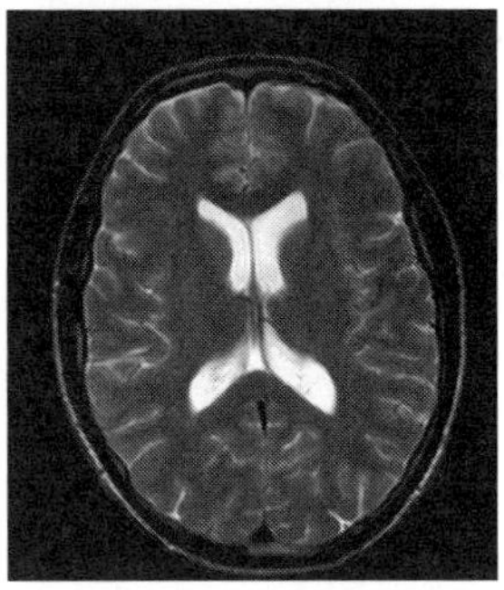

Fig. 2 : IRM cérébrale séquence T2.

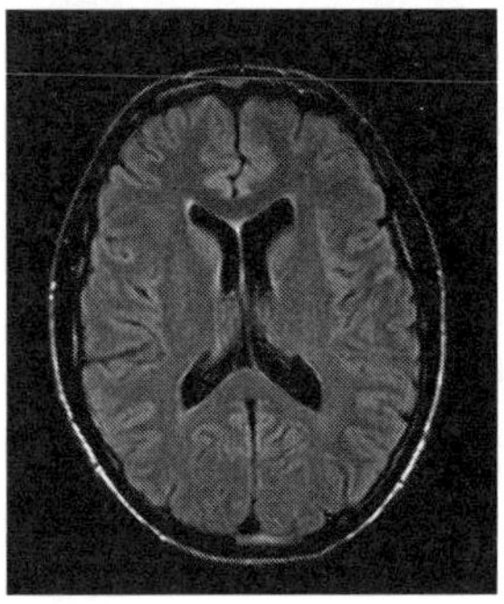

Fig. 3 : IRM cérébrale séquence FLAIR.

2. Avantages

- Non irradiant.
- Gadolinium mieux toléré que le produit de contraste iodé.
- Coupes fines dans les 3 plans.
- Excellent contraste tissulaire.
- Étude du parenchyme : détection précoce d'un infarctus cérébral, bonne visualisation de la fosse cérébrale postérieure car pas d'artéfacts liés à la densité osseuse.
- Étude des vaisseaux.
- Imagerie fonctionnelle d'activation corticale.
- Spectroscopie : caractérisation biochimique des tissus.

3. Inconvénients

- Pas toujours accessible ou disponible +++.
- Coût élevé.
- Pas performant pour étudier l'os compact.
- Examen long et bruyant dans un tube étroit (anxiogène).
- Immobilité du sujet indispensable pour la qualité des images.
- Contre-indications liées au fort champ magnétique et aux conditions d'examen.

4. Indications

- AVC en phase aiguë en 1re intention +++
  - Infarctus/sténose ou occlusion artérielle/ recherche d'une dissection artérielle,
  - Hématome/malformation vasculaire.
- Thrombophlébite cérébrale.
- Pathologie inflammatoire : SEP.
- Tumeurs cérébrales.
- Épilepsie partielle.
- Encéphalite (herpétique).
- Pathologie malformative.
- Pathologie hypophysaire.
- Bilan préchirurgical.

5. Contre-indications

- Stimulateur cardiaque implantable (pacemaker), défibrillateur cardiaque implantable.
- Neurostimulateur implantable.
- Prothèse ferro-magnétique (certains stents, clips et prothèses valvulaires mécaniques…).
- Corps étranger ferro-magnétique mobilisable (projectiles, corps étrangers intra-orbitaires).
- Claustrophobie ou agitation (à prémédiquer).
- Gadolinium contre-indiqué si insuffisance rénale : risque de fibrose systémique néphrogénique.

6. Précautions

- S'assurer de l'absence de contre-indication.
- Retrait des objets métalliques (soutien-gorge, bijoux…).
- Prémédication des sujets anxieux et des enfants.

7. Résultats

- Œdème : hyposignal T1, hypersignal T2 et FLAIR.
- Inflammation : hypersignal T2 et FLAIR.
- Infarctus récent : hypersignal en diffusion.
- Sang : hyposignal T2*.

8. Complications

- Très rares réactions allergiques avec le gadolinium.
- Risque de fibrose systémique néphrogénique après injection de gadolinium en cas d'insuffisance rénale.

DOPPLER DES TRONCS SUPRA-AORTIQUES

1. Principe

- Basé sur l'utilisation des ultrasons.
- Émission d'ultrasons par la sonde.
- Réflexion des ultrasons lors d'interfaces (tissus, hématies).
- Détection des ondes rétrodiffusées (= écho) par la sonde. Ce signal est fonction des interfaces rencontrées.
- Transformation du signal en une image.
- L'échographie : apporte des informations morphologiques.
- Le doppler : apporte des informations hémodynamiques.
- Exploration des vaisseaux cervicaux : carotides communes, carotides externes et internes, vertébrales.

2. Avantages

- Non invasif.
- Indolore.
- Accessible.

3. Inconvénients

- Résultats opérateur-dépendants.

4. Indications

- Bilan d'un infarctus cérébral ou d'un AIT.
- Souffle cervical.
- Bilan d'extension de la maladie athéromateuse.

5. Contre-indications

- Aucune

6. Précautions

- Aucune

7. Résultats

- Sténose artérielle :
  - Anomalie de la paroi artérielle (plaque d'athérome +++, hématome de paroi rarement visible),
  - Accélération du flux sanguin, turbulences.
- Occlusion artérielle : absence de flux en doppler.

8. Complications

- Aucune.

ARTÉRIOGRAPHIE CÉRÉBRALE

1. Technique (cf. fig. 4)

- Ponction artérielle fémorale.
- Montée d'un cathéter jusque dans les vaisseaux à destinée cérébrale.
- Injection intra-artérielle de produit de contraste iodé.
- Scopie.
- Visualisation de l'arbre artériel de façon dynamique.

2. Avantages

- Bonne résolution spatiale.
- Examen dynamique.
- Peut être suivie d'un geste thérapeutique endovasculaire.

3. Inconvénients

- Examen irradiant.
- Examen invasif.
- Utilisation de produit de contraste iodé.
- Pas de visualisation directe de la paroi artérielle.

4. Indications

- À but diagnostic
  - Recherche d'une malformation vasculaire,
  - Bilan préopératoire de tumeurs intracrâniennes,
  - Diagnostic d'état de mort cérébrale.
- À but thérapeutique
  - Embolisation d'une malformation vasculaire,
  - Embolisation d'une tumeur hypervasculaire en préopératoire.

5. Contre-indications

- Celles liées à l'injection de produit de contraste iodé.
- Insuffisance cardiaque gauche (surcharge).

6. Précautions à prendre

- Celles liées à l'injection de produit de contraste iodé.
- Celles liées à un geste invasif (hémostase).

7. Résultats

- Anomalie de calibre :
  - Augmenté : anévrisme,
  - Diminué : sténose, vasospasme.
- Anomalie de position :
  - Vaisseaux refoulés : soumis à un effet de masse.
- Lésion hypervasculaire
  - Tumeur hypervasculaire,
  - Malformation artério-veineuse,
- Anomalies hémodynamiques :
  - Accélération du flux : fistule artério-veineuse,
  - Ralentissement du flux : hypertension intracrânienne, mort cérébrale.

8. Complications

- Accident vasculaire par migration d'embole (cérébral ou périphérique).
- Hématome au point de ponction.
- Celles liées à l'injection d'iode.

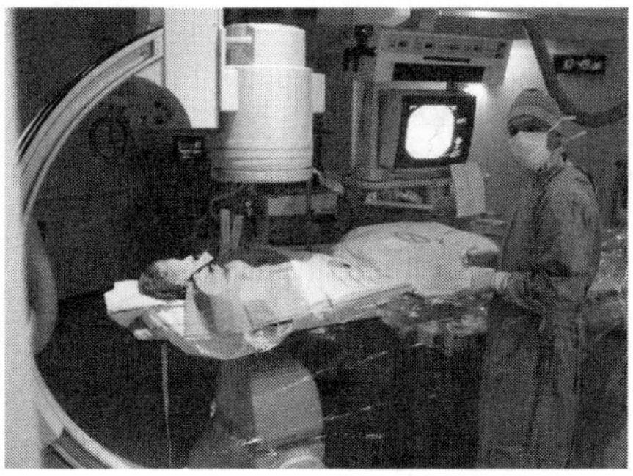

Fig. 4 : salle d'artériographie.

Module 0

Ponction lombaire

Florian Chenevier, Laura Mechtouff-Cimarelli, Christel Renoux

MATÉRIEL (cf. fig. 1)

- Plateau décontaminé et nettoyé.
- Matériel de rasage si nécessaire.
- Gants stériles, masque, champ stérile.
- Antiseptiques locaux.
- Matériel à anesthésie locale :
  - Pommade Emla® +++ à appliquer localement au moins 30 minutes avant la ponction ou,
  - Xylocaïne® + seringue + pompeuse + aiguille sous cutanée.
- Aiguille à ponction lombaire de 7-12 cm de long et de 0.9-1.5 mm de diamètre munie d'un mandrin stérile à usage unique.
- +/- tubulure de perfusion pour mesure de la pression.
- Tubes étiquetés.
- Container à aiguilles.
- Pansement.

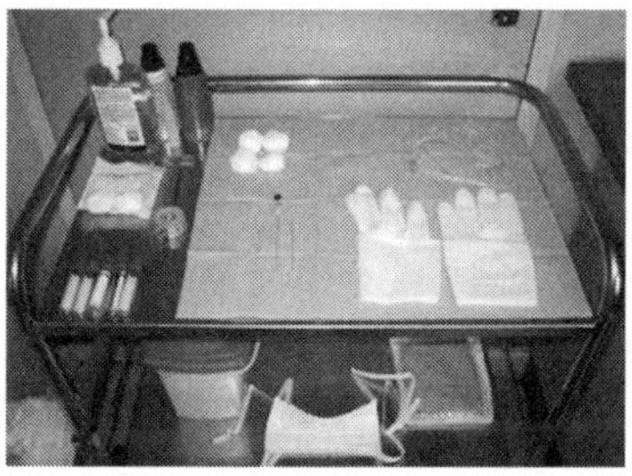

Fig. 1 : matériel nécessaire à la ponction lombaire.

PROCÉDURE (cf. fig. 2 et 3)

1. Mise en position du malade

- Malade assis : courbé en avant, dos rond, tête fléchie,
  ou
- Malade couché : en décubitus latéral, jambes pliées, genoux contre le thorax, bras enroulés autour des jambes, tête fléchie.

2. Repérage

- Espace L4-L5 : sur une ligne horizontale joignant les 2 crêtes iliaques.
- Espace L3-L4 : au-dessus de l'espace L4-L5.
- Espace L5-S1 : en dessous de l'espace L4-L5.

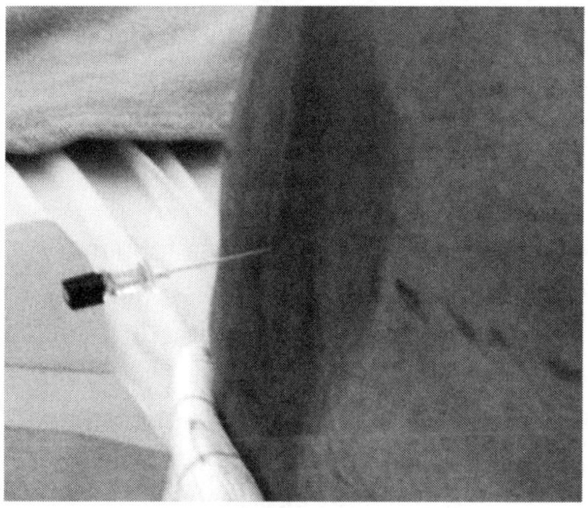

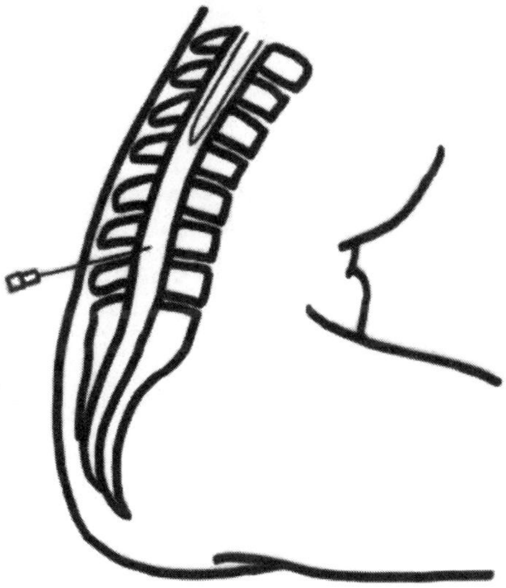

Fig. 2 et 3 : ponction au niveau de l'espace interépineux L4-L5, sur une ligne reliant les 2 crêtes iliaques.

3. Asepsie stricte

4. Ponction

- Réalisée au niveau du cul-de-sac dural (= prolongement du fourreau dural mais sans moelle) entre L3-L4, L4-L5 ou L5-S1.
- Ponction dans un plan sagittal et médian selon une direction légèrement ascendante entre les apophyses épineuses.
- Franchissement de la peau et des tissus sous-cutanés (1re résistance)
  puis
- Franchissement du ligament vertébral postérieur (2e résistance, ressaut)
  puis
- Pénétration dans le cul-de-sac dural.

5. +/- Prise de pression du LCR

- En décubitus, avant tout prélèvement de LCR.
- Branchement de la tubulure sur l'aiguille.
- Maintien à la verticale de la tubulure.
- Repérage du niveau liquidien (le nombre de cm = le nombre de cm H_2O de pression intracrânienne).

6. Recueil du liquide céphalo-rachidien

- Retrait du mandrin : écoulement goutte-à-goutte spontané du LCR.
- Prélèvement dans des tubes.

7. Retrait de l'aiguille

- D'un coup sec.

PRÉCAUTIONS À PRENDRE

1. Plaquettes, bilan de coagulation

2. Scanner cérébral

Avant la ponction lombaire si :

- Signes d'hypertension intracrânienne.
- Signes de focalisation.
- Troubles de la conscience.
- Convulsions.
- Œdème papillaire au fond d'œil.

RÉSULTATS (cf. tableau fig. 4)

- Pression du LCR (≤ 15 cm H_2O).
- Aspect du LCR.
- Cytologie.
- Biochimie :
  - Glycorachie (avec glycémie concomitante),
  - Chlorurorachie,
  - Protéinorachie,
  - Électrophorèse des protéines,
  - Isoélectrofocalisation.
- Bactériologie/virologie :
  - Examen direct, mise en culture,
  - +/- PCR bacille de Koch,
  - +/- PCR herpes simplex virus,
  - Sérologies intrathécales Lyme et syphilis en fonction du contexte.
- Autres : recherche de pigments sanguins, protéine 14.3.3, LDH, anticorps antitumoraux...

INDICATIONS

1. À titre diagnostic

- Examen du liquide céphalo-rachidien (LCR) devant la suspicion d'affections du système nerveux :
  - Méningite, méningo-encéphalite,
  - Hémorragie méningée avec scanner normal,
  - Pathologies inflammatoires : sclérose en plaques...
  - Neuropathies périphériques (bilan étiologique),
  - Démence (bilan étiologique),
  - Sclérose latérale amyotrophique (diagnostic différentiel).
- Mesure de la pression du LCR.

2. À titre thérapeutique

Ponction évacuatrice pour diminuer la pression intracrânienne lorsqu'il existe une HTIC sans lésion expansive au scanner : retrait d'environ 30 cc (ex : thrombophlébite cérébrale).

3. Autres : injection de substances

- Injection de produit de contraste ou d'isotopes en imagerie.
- Injection de traitements : anesthésiques. chimiothérapies, baclofène (Lioresal®) dans le traitement de la spasticité.

CONTRE-INDICATIONS

- Hypertension intracrânienne avec lésion expansive intracrânienne.
- Traitement anticoagulant (contre-indication relative aux anti-agrégants plaquettaires).
- Thrombopénie < 50 000/mm^3.
- Dermatose infectieuse au niveau du point de ponction.

INCIDENTS

- Impossibilité de réaliser la ponction (scoliose, agitation, calcification ligament inter-épineux).
- Piqûre d'une racine nerveuse (simple décharge électrique très brève sans conséquence).
- Malaise vagal.
- Liquide hémorragique si piqûre vasculaire.

COMPLICATIONS

- Syndrome post-ponction lombaire :
  - Physiopathologie : hypotension intracrânienne liée à une brèche durale.
  - Clinique : céphalées posturales, le plus souvent frontales ou occipitales maximales en position assise et debout, et disparaissant en position allongée.
  - Prévention : bonne hydratation après la ponction lombaire, pas d'intérêt prouvé à laisser le patient couché après la ponction.
  - Traitement : blood-patch (injection de sang du patient dans l'espace péridural).
- Hématome extradural.
- Engagement cérébral si lésion expansive intracrânienne.
- Méningite.

Fig. 4 : tableau récapitulant les principales donnée du LCR normal et pathologique.

	normale	Méningite purulente	Méningite lymphocytaire	Hémorragie méningée
Aspect	Clair (eau de roche)	Trouble, eau de riz	+/- clair	Rose/rouge dans les différents tubes incoagulable
Cellules (/mm^3)	≤ 3/mm^3	≥ 10 GB avec ≥ 50 % PNN	≥ 10 GB avec ≥ 50 % lymphocytes	Rapport GR/GB > à celui du sang
Protéinocrachie (g/L)	≤ 0,4-0,6	≥ 0,6	≥ 0,6	
Glycorachie/ glycémie concomitante	≥ 0,6	≤ 0,6	≥ 0,6	≥ 0,6
Examen direct/ culture +/- PCR	Stérile	Méningocoque, pneumocoque, listeria, bacilles gram négatif	Virus, BK, listeria, cryptococcose…	Stérile
Autres				Surnegeant xanthochromique après centrifugation avec pigments sanguins (apparaissant > 12 h)

MODULE 5

SOMMAIRE

Confusion, (dépression), démences chez le sujet âgé

(Diagnostiquer un syndrome confusionnel, un état dépressif, un syndrome démentiel, une maladie d'Alzheimer chez une personne âgée. Argumenter l'attitude thérapeutique et planifier le suivi du patient)

Maïté Formaglio, Pierre Krolak-Salmon

M5-63

GÉNÉRALITÉS

Ce chapitre regroupe :

- Les **syndromes confusionnels** (altération globale de l'activité psychique, aigu, le plus souvent transitoire et réversible).
- Les **syndromes démentiels** (état progressif de détérioration (Altération progressive et globale des fonctions cognitives).

L'ESSENTIEL

- Ne pas confondre syndrome confusionnel et démentiel,
- Il existe de multiples causes neurologiques ou extra-neurologiques au syndrome confusionnel du sujet âgé (penser aux médicaments, au fécalome, à l'hypoglycémie…),
- En dehors des rares cas de démences dites curables, les syndromes démentiels traduisent des pathologies cérébrales organiques souvent évolutives et irréversibles,
- La Maladie d'Alzheimer est la première cause de démence,
- Ne pas méconnaître la dépression du sujet âgé (traitement antidépresseur d'épreuve),
- Leur prise en charge doit être globale : médicamenteuse, psychologique et sociale.
- Référence : Recommandations HAS 2009.

Syndrome confusionnel

Maïté Formaglio, Pierre Krolak-Salmon

DÉFINITION

- Urgence diagnostique et thérapeutique.
- Altération globale de l'activité psychique.
- Aigue.
- Fluctuations de la vigilance.

PRÉSENTATION CLINIQUE

Début aigu sur quelques heures ou sub-aigu sur quelques jours :

- Fluctuation de la vigilance, de la concentration, de l'attention.
- Défaillance cognitive globale, par exemple : désorientation temporo-spatiale.
- Ralentissement idéatoire, langage incohérent et capacités de jugement perturbées.
- Troubles du comportement avec agitation psychomotrice fluctuante et perplexité anxieuse.
- Altération des perceptions sensorielles avec possibles illusions ou hallucinations visuelles ou auditives.
- Possibles signes végétatifs : hyperthermie, sueurs, tachycardie…

CLINIQUE ÉLARGIE

- **Interrogatoire** de l'entourage :
  - ATCD,
  - Mode de vie,
  - État antérieur,
  - Traitements antérieurs.
  - Modifications thérapeutiques récentes.
- Examen général :
  - Température,
  - TA,
  - Cardio-respiratoire,
  - Glycémie capillaire,
  - Signes de déshydratation, rétention urinaire, fécalome…
- **Examen neurologique :** recherche d'une raideur méningée, de signes de focalisation, mouvements anormaux…

PARACLINIQUE EN URGENCE

1. Systématique

- NFP, TP, TCA, protéine C réactive, ionogramme, glycémie, calcémie, urée, créatinine, bilan hépatique, ammoniémie.
- ECG.
- Radio pulmonaire.
- BU.

2. Selon le contexte

- Hémocultures, ECBU, ponction lombaire.
- Alcoolémie, recherche de toxiques, HbCO, dosages médicamenteux, enzymes cardiaques, D-Dimères, gaz du sang.
- Scanner cérébral et EEG.

DIAGNOSTIC DIFFÉRENTIEL

Ils peuvent mimer une confusion mais n'en ont pas toutes les caractéristiques et notamment pas les troubles de la vigilance et les signes végétatifs.

1. Aphasie de Wernicke

Trouble du langage avec fluence préservée, possible jargonophasie et troubles de la compréhension.

2. Ictus amnésique

Amnésie antérograde transitoire, désorientation, perplexité, répétition des mêmes questions, examen neurologique normal.

3. Syndrome de Korsakoff

Atteinte sélective de la mémoire antérograde et désorientation, autres stigmates neurologiques d'intoxication alcoolique.

4. État délirant

Délire systématisé alimenté par le contexte et troubles du comportement en rapport avec la thématique délirante.

5. Syndrome démentiel

Altération progressive des fonctions cognitives.

COMPLICATIONS – RISQUES ÉVOLUTIFS

1. À court terme

- Risques liés aux **troubles du comportement :** fugue, auto et hétéro-agressivité, traumatismes.
- À **l'atteinte végétative :** déshydratation, hyperthermie, troubles du rythme cardiaque, hypotension, chutes…
- À la **pathologie sous-jacente :** sepsis, IDM, troubles métaboliques, surdosage médicamenteux…

2. À long terme

- Troubles cognitifs séquellaires.
- Mode d'entrée dans un syndrome démentiel.

ÉVOLUTION

- Le plus souvent réversible avec le traitement de la cause sous-jacente.
- Récupération souvent lente chez le sujet âgé, possible amnésie lacunaire de l'épisode.

ÉTIOLOGIE

1. Toxiques +++

- Ivresse et sevrage alcoolique.
- Toxicomanie et sevrage de drogues.
- Médicaments confusogènes, surdosage, sevrage médicamenteux (benzodiazépines…).
- Intoxication au CO.

2. Métaboliques +++

- Troubles hydro-éléctrolytiques, de la régulation glycémique, hypoxie/hypercapnie.
- Encéphalopathie hépatique ou rénale.
- Endocrinopathies (dysthyroidies, hypercalcémies…).

3. Carentielles

- Encéphalopathie de Gayet-Wernicke.

4. Infectieuses

- Méningo-encéphalites (notamment herpétique).
- Infections extracérébrales.

5. Lésions cérébrales

- AVC, hématome extra ou sous-dural, hémorragie méningée, tumeur…

6. Comitialité (cf. encadré)

- Confusion post-critique, crises partielles complexes, état de mal non convulsivant.

PRISE EN CHARGE ET TRAITEMENT

1. Hospitalisation en urgence pour prise en charge diagnostique et thérapeutique.

2. Mise en condition du patient

- Rassurer le patient, l'installer dans une chambre calme sans contention si possible, éliminer les objets dangereux, fermer portes et fenêtres.
- **Arrêt ou diminution des traitements potentiellement confusogènes.**
- Pose d'une voie veineuse et rééquilibre hydroéléctrolytique.

3. Traitement symptomatique :

- Traitement sédatif si agitation, par voie orale si possible (benzodiazépines, neuroleptiques).
- Vitaminothérapie IV si alcoolisme ou dénutrition, hydratation.

4. Traitement étiologique.

5. Surveillance régulière neurologique et hémodynamique.

6. Suivi : consultation à distance pour juger de l'évolution.

ARGUMENTS POUR UNE COMITIALITÉ

Réaliser un EEG :

- ATCD épileptiques ou lésion épileptogène,
- Description de l'entourage,
- Stigmates de crise (morsure de langue, perte d'urine), machonnements, clonies,
- Confusion post-critique ou état de mal non-convulsivant (épisodes répétés stéréotypés, état confusionnel fluctuant).

CONFUSION D'ORIGINE ALCOOLIQUE

– Ivresse aiguë,
– Delirium tremens :
- 48-72 h après sevrage alcoolique chronique,
- État confuso-onirique avec agitation et hallucinations visuelles, signes neurologiques avec tremblements, dysarthrie et troubles de l'équilibre, signes généraux, possibles crises comitiales.

– Encéphalopathie de Gayet-Wernicke.
- Carence en vitamine B1,
- Syndrome confusionnel, troubles oculomoteurs, troubles de l'équilibre.

CONFUSION D'ORIGINE PSYCHIATRIQUE

Diagnostic d'élimination :

– Les états délirants, accès maniaque ou mélancolique peuvent parfois s'accompagner de troubles de l'attention, d'hallucinations ou de troubles psychomoteurs.
– Des événements socio-familiaux anxiogènes peuvent favoriser un syndrome confusionnel chez le sujet âgé. Il faut rechercher un syndrome dépressif sous-jacent.

CHEZ LE SUJET ÂGÉ, PENSER À

Fragilité du cerveau chez le sujet âgé → sensibilité accrue aux différentes perturbations :

- Traumatismes intra ou extracérébraux.
- Médicaments confusogènes, surdosage médicamenteux ou interactions.
- Déshydratation, hypoglycémie, diabète déséquilibré.
- Méningite, infection pulmonaire, urinaire.
- Décompensation cardiaque, IDM, embolie pulmonaire.
- Globe vésical, fécalome (TR systématique).
- Post-opératoire.

Syndrome démentiel

Maïté Formaglio, Pierre Krolak-Salmon

DÉFINITION

= Altération **progressive** et globale des fonctions cognitives (mémoire, attention, langage, gnosies, praxies, raisonnement, jugement…), de la personnalité et du comportement, ayant un retentissement sur la vie quotidienne.

ÉPIDÉMIOLOGIE

- Prévalence : 6,5 %. **Elle augmente avec l'âge** pour atteindre 13 à 20 % chez les plus de 85 ans.
- Incidence : 19,5 pour 1 000 personnes par année, **170 000 nouveaux cas par an en France**.
- Problème de santé publique qui va s'aggraver avec le vieillissement de la population.

DIAGNOSTIC DIFFÉRENTIEL

1. Syndrome confusionnel

Il est aigu et transitoire, mais peut révéler ou émailler l'évolution d'une démence.

2. Dépression du sujet âgé

- Fréquente, 3 % des plus de 65 ans.
- Le plus souvent atypique : le ralentissement est au premier plan, les symptômes dépressifs plus discrets.
- Elle peut également révéler une démence et nécessite un **traitement antidépresseur d'épreuve d'au moins** 3 mois ainsi qu'un suivi neurologique et psychiatrique.

ÉTIOLOGIE DES DÉMENCES

- La maladie d'Alzheimer et autres démences dégénératives.
- Les démences vasculaires.
- La maladie de Creutzfeldt-Jakob.
- Les démences dites curables.
- Autres causes de démences.

CLINIQUE

1. Interrogatoire

- Quelle est la plainte ? Sur quelle fonction cognitive porte-t-elle principalement ? Est-elle rapportée par le patient ou son entourage ? Des troubles du comportement ont-ils été observés ? Des épisodes confusionnels ? Autres plaintes neurologiques associées ?
- Début des troubles et mode évolutif, retentissement sur la vie quotidienne.
- ATCD personnels et familiaux neurologiques et psychiatriques.

2. Examen neurologique

Rechercher un syndrome pyramidal, parkinsonien, des signes de focalisation…

3. Bilan neuropsychologique

- Le **MMSE** (*Mini-Mental State Examination*) permet d'explorer rapidement l'orientation temporo-spatiale, la mémoire, l'attention, le langage, le calcul, les praxies, les gnosies.
- La BREF (Batterie rapide d'efficience frontale) étudie les fonctions exécutives.
- Le test des 5 mots évalue la mémoire épisodique verbale : l'encodage, le stockage et la récupération (efficacité de l'indiçage).
- Elles peuvent être complétées par une échelle de dépression, une échelle d'autonomie de vie et une évaluation des troubles du comportement.
- Ces tests faits en consultation pourront être complétés par un bilan complet fait par un neuropsychologue en cas de doute diagnostique ou de présentation clinique atypique.

PARACLINIQUE

Ils ont deux buts

- Éliminer une cause curable de démence.
- Donner des arguments pour un type particulier de démence.

1. **Biologie sanguine**

- Hémogramme, ionogramme sanguin, glycémie, urée, créatinine, calcémie, TSH, albuminémie.
- Sérologie syphilis.
- Selon contexte, bilan hépatique, vitamine B12, folates, sérologie VIH, syphilis, lyme.

2. **EEG :** si suspicion de Creutzfeldt-Jakob, encéphalopathie métabolique, encéphalite, crise comitiale.

3. **Ponction lombaire :** analyse standard du LCR si présentation atypique ou rapidement évolutive (maladie inflammatoire, infectieuse, paranéoplasique), protéine 14-3-3 si suspicion de Creutzfeldt-Jakob, protéines tau et amyloïde si suspicion de maladie d'Alzheimer avec présentation atypique, sujet jeune, doute diagnostique.

4. **Imagerie cérébrale**

- IRM cérébrale en l'absence de contre-indication (séquences axiales T1, T2, T2*, FLAIR +/– DIFFUSION + coupes coronales hippocampiques). À défaut d'IRM, scanner cérébral non injecté.
- Éliminer hématome sous-dural, tumeur cérébrale, hydrocéphalie chronique.
- Rechercher une atrophie associée ou non à des lésions vasculaires.

ÉVOLUTION

- Hormis le cas particulier des démences dites curables, les démences dégénératives et vasculaires sont incurables à l'heure actuelle. L'évolution se fait en général vers la perte d'autonomie, l'aggravation des troubles du comportement puis la grabatisation.
- Elles sont associées à un risque accru de décès par rapport à la population générale du fait des complications.
- Les traitements symptomatiques peuvent ralentir leur évolution et retardent l'institutionnalisation.

COMPLICATIONS

- Dénutrition.
- Troubles hydro-éléctrolytiques.
- Complications de décubitus : escarres, thrombo-embolie…

LA MALADIE D'ALZHEIMER (MA)

1. **Épidémiologie**

- C'est la cause la plus fréquente de démence après 65 ans, elle représente 60 à 70 % de toutes les démences.
- Sa prévalence augmente avec l'âge.
- Elle est le plus souvent sporadique.

2. **Facteurs de risque**

- **Âge élevé** : l'incidence de la maladie double par tranche d'âge de 5 ans après 65 ans.
- **Facteurs génétiques** : allèle epsilon4 de l'apoliporotéine E, moins de 5 % de cas familiaux liés à des mutations génétiques.
- **Deux ATCD familiaux de démence au 1er degré**.
- **Les facteurs de risque vasculaires** : ils favoriseraient les lésions vasculaires et la révélation de la maladie.
- **Un haut niveau d'éducation, des activités de loisir et un réseau social développé** peuvent rendre difficile le diagnostic en début de la maladie (réserve cognitive).

3. **Physiopathologie**

- Des protéines anormales se déposent progressivement dans le cerveau sous forme de **dégénérescences neurofibrillaires et de plaques séniles** accompagnant le dysfonctionnement cérébral et la **perte neuronale avec atrophie cérébrale** responsable notamment d'un déficit en acétylcholine dans le cortex.

4. **Présentation clinique**

- La maladie débute dans sa forme classique par des troubles de mémoire épisodique puis des fonctions exécutives qui s'associent ensuite à des troubles du langage et des troubles praxiques et évolue vers le syndrome aphaso-apraxo-agnosique.
- L'examen neurologique somatique est normal en début de maladie.

5. **Paraclinique**

- Imagerie : atrophie hippocampique, temporale interne puis diffuse (cf. fig. 1).
- Biomarqueurs du LCR (protéines tau totale, phospho-tau et $Aß_{42}$) si clinique atypique.

6. **Diagnostic positif**

Établi sur un ensemble de critères cliniques.

Module 5

7. Évolution

Altération cognitive globale, troubles du comportement, perte d'autonomie puis grabatisation, durée d'évolution de 5 à 7 ans.

LA DÉMENCE À CORPS DE LEWY DIFFUS

- 2e cause de démence dégénérative.
- Les critères cliniques sont :
  - Une altération cognitive,
  - Des fluctuations de la vigilance,
  - Des hallucinations visuelles récidivantes,
  - Un syndrome parkinsonien,
  - Des chutes répétées,
  - Une sensibilité aux neuroleptiques (contre-indication formelle).
- Histologie : Corps de Lewy dans le cortex et le tronc cérébral.

LES DÉGÉNÉRESCENCES LOBAIRES FRONTO-TEMPORALES (DLFT)

- Moins fréquente que la maladie d'Alzheimer, elle survient chez un sujet plus jeune. Fréquents ATCD familiaux.
- 3 variants cliniques principaux :
  - DFT comportementale ++ : troubles du comportement et de l'humeur et atteinte des fonctions exécutives,
  - Aphasie primaire progressive non fluente et maladie sémantique : troubles langagiers au 1er plan,
  - Du point de vue histologique, l'atrophie prédomine en frontal et en temporal. Il y a perte neuronale, gliose astrocytaire et parfois des inclusions cytoplasmiques dont le contenu varie avec le sous-type de DLFT.

AUTRES DÉMENCES DÉGÉNÉRATIVES

1. Dégénérescence cortico-basale

Rare démence dégénérative, syndrome frontal, apraxie asymétrique +/- syndrome parkinsonien, mouvements anormaux et troubles de la sensibilité.

2. Atrophies corticales focales

Atteinte cognitive initialement limitée en rapport avec une atrophie focale en début de maladie secondairement plus diffuse.

3. Paralysie supra-nucléaire progressive

Troubles cognitifs frontaux et syndrome parkinsonien, rigidité axiale et paralysie oculomotrice.

4. Maladie de Parkinson (Cf. MGS-261)

Elle peut-être associée à une démence à un stade avancé.

5. Chorée de Huntington (Cf. ODD-322)

Elle associe des mouvements anormaux choréiques à un syndrome démentiel et à des troubles psychiatriques.

LES DÉMENCES VASCULAIRES

1. Épidémiologie

- Elles représentent jusqu'à 20 % des démences.
- C'est la 2e cause de démence chez les sujets âgés.
- Elles surviennent chez des patients porteurs d'une maladie cérébro-vasculaire et sont liées aux facteurs de risque cardiovasculaires.

2. Clinique

Le début est volontiers brutal et l'aggravation par à-coups. L'atteinte cognitive est le plus souvent un ralentissement idéatoire et une atteinte des fonctions exécutives. Il peut s'y associer des déficits focaux.

3. Imagerie

Elle met en évidence des infarctus multiples, des infarctus dans des territoires stratégiques pour la cognition ou une leucoaraïose.

LA MALADIE DE CREUTZFELDT-JAKOB ET AUTRES MALADIES DUES AU PRION

1. Physiopathologie

- Pathologie rare liée à l'expansion d'une isoforme anormale de la protéine prion.
- À l'anatomopathologie, dégénérescence spongiforme, gliose astrocytaire, atrophie cérébrale et perte neuronale.

2. Épidémiologie

- Plusieurs formes : sporadique, génétique, iatrogène (après greffe de cornée,

greffe durale, neurochirurgie avec matériel infecté, hormones de croissance contaminées) et nouveau variant (liée à l'encéphalopathie spongiforme bovine).
- Maladie transmissible à **déclaration obligatoire.**

3. Clinique

- Syndrome démentiel de début sub-aigu.
- Peuvent s'y associer un syndrome cérébelleux, des troubles psychiatriques, des troubles du sommeil, des douleurs et plaintes sensitives subjectives, un syndrome pyramidal et parkinsonien, des myoclonies.

4. Examens complémentaires

- LCR : augmentation de la protéine 14-3-3, marqueur de lyse neuronale.
- IRM cérébrale en séquences FLAIR et en DIFFUSION : hypersignaux des noyaux gris centraux et du cortex.
- EEG : ondes ou pointes-ondes lentes bi ou tri-phasiques périodiques.

Leur normalité n'élimine pas le diagnostic.

5. Évolution

Toujours fatale en quelques mois.

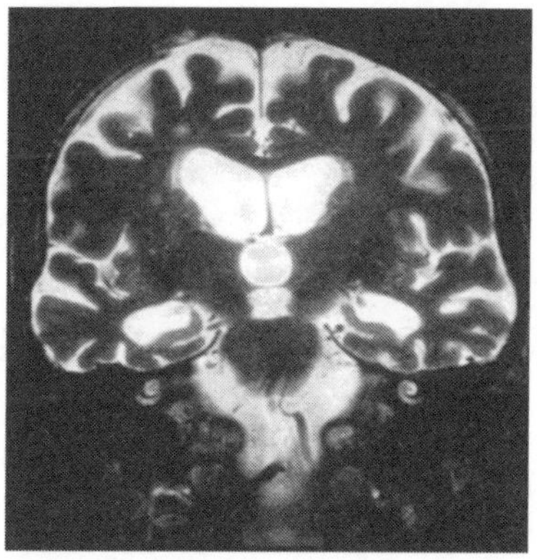

Fig. 1 : IRM cérébrale, séquence pondérée en T2, coupe coronale : maladie d'Alzheimer évoluée (atrophie cortico-sous-corticale prédominant au niveau des deux hippocampes).

2. Toxiques

Alcool, médicaments confusogènes.

3. Infectieuses

- Syphilis.
- Leuco-encéphalopathie multifocale progressive liée au virus JC chez les immunodéprimés.
- Encéphalite au VIH.

4. Hydrocéphalie à pression normale

- Triade clinique :
  - Trouble de la marche et de l'équilibre,
  - Troubles sphinctériens
  - Puis syndrome démentiel.
- Physiopathologie : trouble de la résorption du LCR idiopathique ou secondaire (ATCD de méningite, hémorragie méningée…).
- Scanner cérébral : dilatation tétraventriculaire et hypodensités péri ventriculaires (Cf. Fig. 2).
- Test thérapeutique : ponction lombaire évacuatrice, sa négativité n'élimine pas le diagnostic.
- Traitement chirurgical : dérivation du LCR.

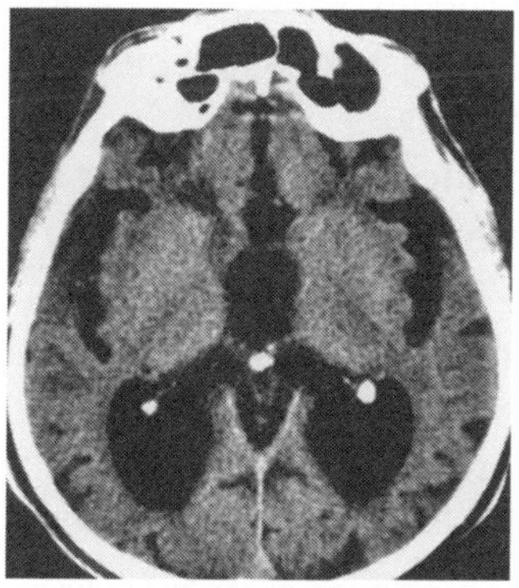

Fig. 2 : Scanner cérébral sans injection, coupe axiale et du IIIe ventricule : hydrocéphalie à pression normale (dilatation des ventricules latéraux).

LES CAUSES « CURABLES » DES SYNDROMES DÉMENTIELS

1. Causes carentielles, métaboliques et endocriniennes

- Troubles hydro-éléctrolytiques chroniques.
- Carences vitaminiques (folates, vitamine B12).
- Hypothyroïdie.
- Encéphalopathie hépatique chronique.
- Insuffisance rénale terminale.

AUTRES CAUSES DES SYNDROMES DÉMENTIELS

1. Tumorales

- Tumeurs frontales, temporales droites, encéphalites.
- Paranéoplasiques.
- Post-radiothérapie.

2. Traumatiques

- Séquelles de traumatismes crâniens.
- Hématome sous-dural chronique.

3. Systémiques

Sarcoïdose, lupus...

4. Thrombose veineuse cérébrale

TRAITEMENT ET PRISE EN CHARGE DES DÉMENCES

Actuellement, il n'y a pas de traitement curatif des démences. Les traitements sont symptomatiques et ralentissent l'évolution de la maladie et le recours à l'institutionnalisation.

1. Les traitements médicamenteux = traitements symptomatiques

- Des **troubles du comportement :**

  Réserver les traitements psychotropes aux états d'agitation patente, utiliser la posologie minimale et éviter les associations. Privilégier les benzodiazépines à demi-vie courte et les neuroleptiques. Minimiser la durée du traitement. Éviter les anticholinergiques.

  Intérêt des antidépresseurs sérotoninergiques sur les troubles de l'humeur.
- Des **troubles cognitifs :**
  - Inhibiteurs de l'acétylcholinestérase,
  - Antagoniste des récepteurs NMDA du glutamate.
- Des **pathologies associées :**
  - Prévention des facteurs de risque cardiovasculaires,
  - Corriger les déficits sensoriels associés,
  - Traiter les pathologies chroniques susceptibles d'aggraver la démence.

2. Prise en charge non-médicamenteuse

- Aménager le domicile, prévention des chutes.
- Stimulation cognitive.
- Action de l'entourage et soutien des aidants.
- Soutien psychologique.
- Aides sociales, hôpital de jour.
- Prise en charge à 100 %.
- Prolonger autant que possible le maintien à domicile, favoriser l'institutionnalisation lorsque la dépendance devient trop importante pour l'entourage.

3. Protection des patients

- Interdire la conduite automobile.
- Discuter mesures de protection (sauvegarde de justice, curatelle ou tutelle).

TRAITEMENT SYMPTOMATIQUE DES TROUBLES COGNITIFS

- Inhibiteurs de l'acétylcholinestérase :
  - Donepezil ARICEPT®,
  - Rivastigmine EXELON®,
  - Galantamine REMINYL®,
  - AMM pour formes légères à modérées de la MA (MMS entre 26 et 10),
  - Peuvent aggraver les troubles du comportement dans la DFT, efficacité des antidépresseurs sérotoninergiques,
  - Rivastigmine EXELON® dans les démences parkinsoniennes.
- Antagoniste des récepteurs NMDA du glutamate :
  - Mémantine EBIXA® en monothérapie (pas de bénéfice significatif en bithérapie avec les IAch),
  - AMM dans les formes modérément sévères à sévères (MMS inférieur à 10).

MODULE 7

SOMMAIRE

Méningites infectieuses et méningo-encéphalites chez l'adulte

(Diagnostic, situations d'urgence et prise en charge, attitude thérapeutique et suivi du patient.)

Laura Mechtouff-Cimarelli, Thomas Baudry, Thomas Perpoint ✗ ✗ ✗ ✗ ✗

DIAGNOSTIC CLINIQUE

Installation rapide de :

1. Syndrome infectieux (fièvre, frissons)

2. Syndrome méningé

- Signes fonctionnels :
  - **Céphalées** intenses, diffuses, violentes avec photo-phonophobie,
  - **Nausées et vomissements** en jet,
  - Constipation.
- Signes physiques :
  - **Raideur méningée** (enraidissement douloureux paravertébral) :
    - attitude spontanée en chien de fusil,
    - raideur de nuque,
    - signe de Kernig : résistance douloureuse à l'extension de la jambe lorsque la cuisse est fléchie,
    - signe de Brudzinski : flexion involontaire des membres inférieurs à la flexion de la nuque sur un patient allongé.
- Signes neurologiques d'accompagnement sans valeur localisatrice : signes pyramidaux (Babinski bilatéral, ROT vifs).

3. Syndrome encéphalitique

Isolé (encéphalite) ou associé au syndrome méningé (méningo-encéphalite).

- Troubles de la conscience.
- Crises convulsives.
- Signes neurologiques de focalisation.
- Troubles du comportement.
- Troubles neurovégétatifs.

NB : Une méningite bactérienne peut s'accompagner de troubles neurologiques focaux et d'un coma par HTIC, ischémie, abcès, empyème ou thrombophlébite suppurée.

4. Signes de gravité : à rechercher

- Neurologiques :
  - Signes d'encéphalite,
  - Troubles de la vigilance, coma,
  - Signes neurologiques de focalisation,
  - Convulsions,
  - Troubles neurovégétatifs,
  - Signes d'HTIC.
- Infectieux :
  - Sepsis sévère, choc septique,
  - Purpura extensif : lésion purpurique > 3 mm nécrotique ou extensive,
  - *Purpura fulminans* : sepsis sévère ou choc septique + purpura extensif.

DIAGNOSTIC PARACLINIQUE

1. Biologie

- NFP, CRP, procalcitonine.
- Hémocultures.

2. PONCTION LOMBAIRE +++ (résultats à exiger en urgence)

- **Après** le scanner cérébral si :
  - Signes de focalisation,
  - Troubles de la conscience (GCS ≤ 11),
  - Convulsions.
- Analyse :
  - Pression d'ouverture élevée,
  - **Macroscopique**,
  - **Biochimique** :
    - glycorachie (avec GLYCÉMIE concomitante : hypoglycorachie si glycorachie/glycémie < 0,5),
    - protéinorachie, lactates, chlororachie.
  - **Cytologique**,
  - **Bactériologique** : examen direct et mise en culture sur milieux standards et mycobactéries +/- PCR +/- recherche d'antigènes solubles,
  - +/- virologique (PCR, entérovirus, Herpes simplex virus),
  - +/- Encre de chine (cryptocoques) et analyses mycologiques.

3. Scanner cérébral sans et avec injection de PDC
avant la PL si conditions citées

4. Autres : en fonction de l'étiologie

- Recherche d'une cause d'immunodépression (sérologie VIH).
- Recherche de la porte d'entrée (examen ORL).
- Recherche d'autres localisations infectieuses.

DIAGNOSTIC DIFFÉRENTIEL

1. Méningite aiguë

- Hémorragie méningée :
  - début brutal,
  - absence de fièvre au début.

2. Méningo-encéphalite aiguë

- Neuropaludisme.
- Encéphalopathie métabolique, toxique, vasculaire.

ORIENTATION ÉTIOLOGIQUE EN FONCTION DES DONNÉES BIOLOGIQUES (Cf. Fig. 1)

1. LCR normal

- Méningisme (réaction méningée sans méningite [infection ORL...]).
- Méningite bactérienne à la phase initiale.

2. Prédominance de polynucléaires

> 10 éléments/mm^3 avec > 50 % de PNN, et aspect trouble :

- Méningite bactérienne.
- Méningite puriforme à culture négative.

3. Prédominance de lymphocytes

> 10 éléments/mm^3 avec > 50 % de lymphocytes :

- Glycorachie normale : méningite virale.
- Hypoglycorachie : méningite bactérienne (à listeria, tuberculose) ou cryptococcose.

4. PL avec LCR hémorragique

- PL traumatique : éclaircissement progressif du LCR dans les tubes, sang coagulable.
- Hémorragie méningée :
  - Liquide uniformément rouge, incoagulable, dans les différents tubes,
  - Surnageant xanthochromique après centrifugation avec pigments sanguins (apparaissant > 12 h),
  - Rapport érythrocytes/leucocytes > à celui du sang, sidérophages, hématies crénelées.
- Rq :
  - PCT plasmatique et AL du LCR normaux rendent très improbable le diagnostic de méningite bactérienne,
  - Les scores clinico-biologiques sont une aide au diagnostic différentiel entre méningite virale ou bactérienne.

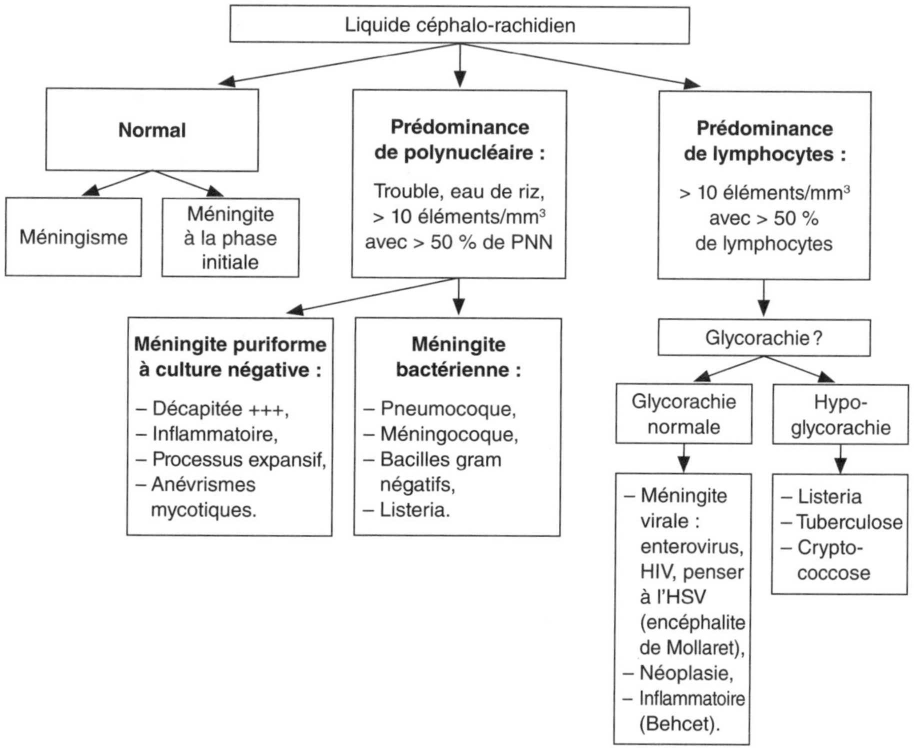

Fig. 1 : Orientation étiologique en fonction du LCR.

Module 7

ÉTIOLOGIE

1. Méningite lymphocytaire

- **Méningite lymphocytaire aiguë virale bénigne :**
  - Agents : entérovirus (echovirus, coxsackie), oreillons, primo-infection à VIH, Mollaret (méningite récurrente à HSV-2).
  - Terrain : enfant, adulte jeune, notion de contage, d'épidémie ou d'absence de vaccination.
  - Clinique :
    - syndrome méningé intense aigu fébrile sans signe de gravité,
    - signes extraneurologiques :
      - rhino-pharyngite,
      - diarrhée,
      - éruption cutanée,
      - conjonctivite.
  - Biologie :
    - leuconeutropénie, cytolyse hépatique, hyperamylasémie si oreillons,
    - sérologie VIH.
  - PL :
    - méningite lymphocytaire
    - normoglycorachique (parfois hypoglycorachique si oreillons),
    - hyperprotéinorachie (souvent < 1 g/L).
  - Évolution favorable en quelques jours.
  - Traitement symptomatique (et traitement antirétroviral si VIH).
  - S'assurer de la négativité des cultures bactériennes.
- **Méningo-encéphalite herpétique :**

À TOUJOURS ÉVOQUER car il existe un traitement curatif.

  - Agent : HSV-1 surtout
  - Clinique :
    - Atteinte fronto-temporale.
    - Syndrome encéphalitique fébrile +++ avec :
      - troubles de la conscience fluctuants,
      - crises convulsives partielles (temporales : hallucinations olfactives, auditives, gustatives) ou généralisées,
      - troubles du comportement, troubles de la mémoire et aphasie.
    - Syndrome méningé inconstant.
  - LCR :
    - méningite lymphocytaire,
    - normoglycorachique,
    - parfois hémorragique,
    - hyperprotéinorachie,
    - PCR HSV positive.
  - IRM : hypersignal T2 et prise de contraste des lobes fronto-temporaux.
  - TDM : anomalies plus tardives.
  - EEG : anomalies temporales ou frontales (complexes pseudopériodiques : ondes lentes stéréotypées séparées par des intervalles réguliers).
  - Mortalité spontanée élevée (70 %). Séquelles mnésiques, phasiques, psychiques et épileptiques possibles.
  - Traitement antiviral par Aciclovir (Zovirax®) à forte posologie (10 à 15 mg/kg/8 H) pendant 15 à 21 jours **à débuter en URGENCE devant toute suspicion clinique sans attendre les résultats de la PL avec surveillance de la fonction rénale**.

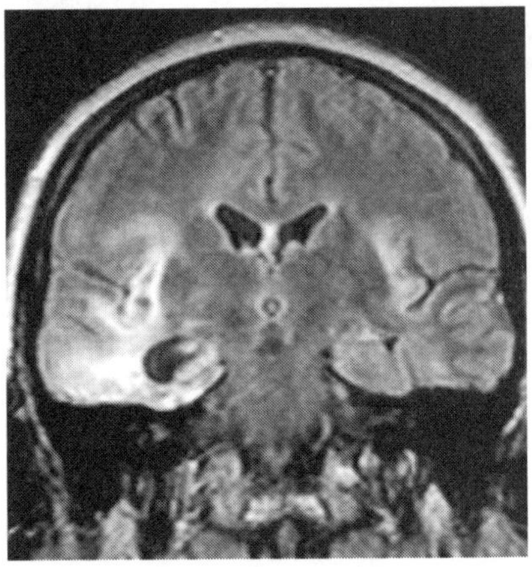

Fig. 2 : IRM cérébrale, séquence pondérée en FLAIR, coupe coronale : méningo-encéphalite herpétique (hypersignal temporo-insulaire bilatéral prédominant à droite).

- **Méningite à Listeria :**
  - Germe : *Listeria monocytogenes*, bacille gram positif présent dans l'environnement, colonisation du tube digestif en cas d'ingestion d'aliments fortement contaminés (produits laitiers).
  - Terrain : enfant, sujet âgé, femme enceinte, éthylique, immunodéprimé.
  - Clinique : = Tableau de rhombencéphalite fébrile subaiguë (rhombencéphale = bulbe + protubérance + cervelet) :

- Atteinte d'une ou plusieurs paires crâniennes (paralysie oculomotrice, paralysie faciale, troubles de la déglutition),
- Atteinte des voies longues qui passent dans le tronc cérébral.

– Biologie : syndrome inflammatoire, hyponatrémie, hémocultures positives.
– PL :
  - méningite lymphocytaire ou formule panachée,
  - hypoglycorachie,
  - hyperprotéinorachie.
– Traitement par amoxicilline pendant 21 jours (cotrimoxazole si allergie) + gentamicine (7 jours).
– Prévention : mesure hygiéno-diététiques.

- **Méningite tuberculeuse** :
  – Germe : *mycobacterium tuberculosis*.
  – Terrain : immunodéprimés (dont VIH), migrants, notion de contage.
  – Clinique : début progressif, insidieux :
    - Syndrome infectieux et méningé moins marqué,
    - Altération de l'état général,
    - Signes psychiatriques,
    - Signes neurologiques de localisation préférentiellement basilaire : troubles de la vigilance, paralysie des nerfs crâniens, troubles végétatifs.

Les signes de localisation sont dus à une arachnoïdite, un tuberculome, une épidurite, une ischémie localisée ou une hydrocéphalie.

– Biologie : hyponatrémie par SIADH.
– IDR Quantiféron : valeur limitée.
– PL (à répéter 3 fois en 48 h pour augmenter la sensibilité) :
  - méningite lymphocytaire,
  - hypoglycorachique,
  - hypochlorurorachie,
  - hyperprotéinorachie, souvent supérieure à 1 g/l,
  - examen direct à la recherche de BAAR, très rarement positif,
  - culture sur milieu spécifique.
– Recherche :
  - D'autres localisations infectieuses (FO, RP),
  - D'une immunosuppression sous-jacente,
  - Des cas contacts.
– Pronostic réservé, retard diagnostique fréquent.
– Traitement antituberculeux pendant 12 mois (quadrithérapie pendant 2 mois puis bithérapie pendant 10 mois), corticothérapie.
– Maladie à déclaration obligatoire.

- **Autres méningites bactériennes** : Lyme, syphilis, brucellose, leptospirose.
- **Méningites parasitaires** : neuropaludisme, toxoplasmose.
- **Méningite fongique** : cryptococcose.

2. Méningite purulente

– Syndrome méningé franc aigu,
– Fréquence du sepsis sévère.

LCR NORMAL

- Clair, eau de roche,
- GB < $10/mm^3$,
- GR < $10/mm^3$,
- Glycorachie ≥ 0,5 × glycémie (2.8-3.6),
- Protéinorachie : 0,2-0,4 g/l,
- Acide lactique ≤ 1,2 mmol/l.

- **Méningite à pneumocoque +++ :**
  – Germe : *Streptococcus pneumoniae*, cocci gram positif. Contamination de proximité. Problème des souches intermédiaires ou résistantes à la pénicilline.
  Facteurs de risque de pneumocoque résistant à la pénicilline :
    - Traitement par bêta-lactamines dans les mois précédents,
    - Immunodépression (VIH),
    - Jeune âge/collectivité,
    - Infections récurrentes des voies aériennes.
  – Terrain : immunodépression (dont sujet âgé, éthylisme, splénectomie), brèche ostéo-méningée (post-traumatique ou post-chirurgicale), infection ORL.
  – Clinique : purpura associé possible.
  – PL :
    - Méningite purulente,
    - Hypoglycorachie,
    - Hyperprotéinorachie élevée,
    - Examen direct et mise en culture,
    - Étude obligatoire de la sensibilité aux bêta-lactamines par mesure des concentrations minimales inhibitrices (CMI).

- Examen ORL à la recherche d'un foyer infectieux primaire + TDM osseux à la recherche d'une brèche.
- Traitement (cf. encadré).

- **Méningite à méningocoque** +++ :
  - Germe : *Neisseria meningitidis*, diplocoque gram négatif. Diffusion hématogène à partir d'un portage rhino-pharyngé.
  - Sérotypes B (60 %), C (30 %, en hausse), W 135 (5 %, en hausse).
  - Terrain : adulte jeune, sporadique ou épidémique.
  - Clinique : signes associés : purpura pétéchial (grave si extensif).
  - PL :
    - Méningite purulente,
    - Hypoglycorachie,
    - Hyperprotéinorachie élevée,
    - Examen direct et mise en culture,
    - PCR spécifique.
  - Forme clinique : *purpura fulminans* (méningococcémie avec choc septique et CIVD).
  - Traitement (cf. encadré).
  - Maladie à déclaration obligatoire (ARS).
  - Prévention des cas secondaires : antibioprophylaxie +/- vaccination des sujets contacts.
  - Éradication du portage rhino-pharyngé du patient (cf. encadré).
- **Méningite à listeria.**
- **Méningite à *Haemophilus influenzae*** (enfant non vacciné).
- **Méningite nosocomiale** (post-chirurgicale).
- **Méningite puriforme à culture négative** (indication d'un scanner ou d'une IRM cérébrale) :
  - Méningite bactérienne décapitée,
  - Méningite à germe atypique,
  - Processus expansif intracrânien infectieux (abcès, empyème sous-dural) ou non infectieux (hématome, tumeur),
  - Maladie inflammatoire,
  - Méningite médicamenteuse (AINS).

COMPLICATIONS

1. Précoces

- Encéphalite.
- Abcès cérébral.
- Hydrocéphalie aiguë par ventriculite.
- Thrombophlébite cérébrale.
- Artérite cérébrale responsable d'infarctus cérébral.
- *Purpura fulminans* (méningocoque ≥ pneumocoque).
- Syndrome de sécrétion inappropriée d'ADH.
- Choc septique, bactériémie, autres localisations infectieuses (arthrite septique, endocardite).

2. Secondaires

- Méningite traînante par traitement inadapté ou persistance de la porte d'entrée.
- Méningite récidivante par persistance de la porte d'entrée (pneumocoque).
- Foyer paraméningé.

3. Tardives

- Hydrocéphalie par cloisonnement (tuberculose).
- Encéphalopathie post-méningitique chez l'enfant.
- Épilepsie, troubles cognitifs.

TRAITEMENT DES MÉNINGITES ET MÉNINGO-ENCÉPHALITES : URGENCE (cf. conférence de consensus : prise en charge des méningites bactériennes aiguës communautaires, 2008)

1. Antibiothérapie

- Doit être instaurée au plus tard dans les trois heures, idéalement dans l'heure qui suit l'arrivée à l'hôpital.
- Est d'abord empirique, liée à la présentation et au terrain, selon des recommandations nationales précises, puis adaptée au direct, à la culture et aux CMI (cf. encadré).
- Précédée d'une corticothérapie par dexaméthasone en cas de méningite bactérienne aiguë ou secondairement en cas de tuberculose.

2. Traitement antiviral

- Évoquer la possibilité d'une méningo-encéphalite à HSV si liquide clair et/ou signes neurologiques focaux. Débuter Aciclovir (Zovirax®) au moindre doute quitte à l'arrêter secondairement.

3. Traitement de la porte d'entrée

Otite, sinusite…

4. Déclaration obligatoire

- Immédiate si méningocoque.
- Tuberculose, listériose.

5. Traitement préventif

6. Surveillance

- Clinique : régression de la fièvre et des signes neurologiques, état cutané.
- Paraclinique : pas de PL de contrôle habituellement, sauf si :
  - Évolution défavorable,
  - Pneumocoque de sensibilité diminuée aux céphalosporines,
  - Bactérie atypique dans ce contexte.

PRINCIPES DE L'ANTIBIOTHÉRAPIE

1. Examen direct négatif

- Absence d'arguments pour une listériose : C3G
- Présence d'arguments pour listériose : Amoxicilline + C3G + gentamycine

NB : C3G inefficace sur listeria !

2. Examen direct positif

- Bacille gram positif : Amoxicilline + gentamycine
- Cocci gram négatif : C3G
- Cocci gram positif : C3G

POSOLOGIE

À adapter à l'identification et aux CMI.

- Amoxicilline : 200 mg/kg/j en 4 à 6 perfusions
- C3G : forte posologie si ED négatif ou CMI non encore connue :
  - Ceftriaxone :
    75 mg/kg/j si CG – en 2 perfusions
    100 mg/kg/j si CG +
  - Céfotaxime :
    200 mg/kg/j si CG – en 4 perfusions
    300 mg/kg/j si CG +
- Gentamicine : 3 mg/kg/j.

PRÉVENTION

1. Méningite à méningocoque (circulaire DGS 2011)

- Dépistage des sujets contacts (contact direct dans les 10 jours précédents).
- Antibioprophylaxie en urgence :
  - Rifampicine 600 mg × 2/j pendant 48 h (y compris chez la femme enceinte) ou
  - Ceftriaxone ou ciprofloxacine si contre-indication à la rifampicine.
- Vaccination des sujets contacts si sérotype A, C, Y, W135. Pas de vaccins pour le sérotype B.

2. Méningite à pneumocoque

- Vaccination recommandée si sujet à risque (Immunodéprimé…).
- Antibioprophylaxie chez le splénectomisé.

3. Méningite à listeria

Éviction des aliments à risque d'être contaminés par le germe : fromages à pâte molle, à base de lait cru.

DURÉE DU TRAITEMENT

- *N. meningitidis* : 4 à 7 jours selon l'évolution à J2
- *S. pneumoniae* : 10 à 14 jours selon l'évolution à J2 et si sensibilité diminuée à la pénicilline
- *Listeria monocytogenes* : 21 jours (dont 7 jours de Gentamycine)
- *M. Tuberculosis* : 12 mois minimum
- Bacille gram négatif d'origine nosocomiale : 21 jours.

CAT DEVANT UN PURPURA EXTENSIF

Antibiothérapie en urgence AVANT la PL et AVANT tout transport :

- Ceftriaxone ou céfotaxime 1 g
  ou
- Amoxicilline 1 g

Transfert en extrême urgence à l'hôpital le plus proche, prévenu.

L'ESSENTIEL

- Tableau clinique associant un syndrome infectieux, méningé +/- encéphalitique.
- Le terrain et les signes associés dépendent de l'étiologie de la méningite.
- Les signes de gravité sont à rechercher.
- La PL est l'examen clé à réaliser sans attendre.
- Le traitement sera débuté en urgence après la PL (sauf si *purpura fulminans*) en fonction des données du LCR, des éléments d'orientation et de la présence ou non de signes de gravité.
- Penser à rechercher une porte d'entrée dans les méningites bactériennes.
- Penser à la déclaration obligatoire à l'ARS et à la prévention dans les méningites à méningocoques et tuberculeuses.

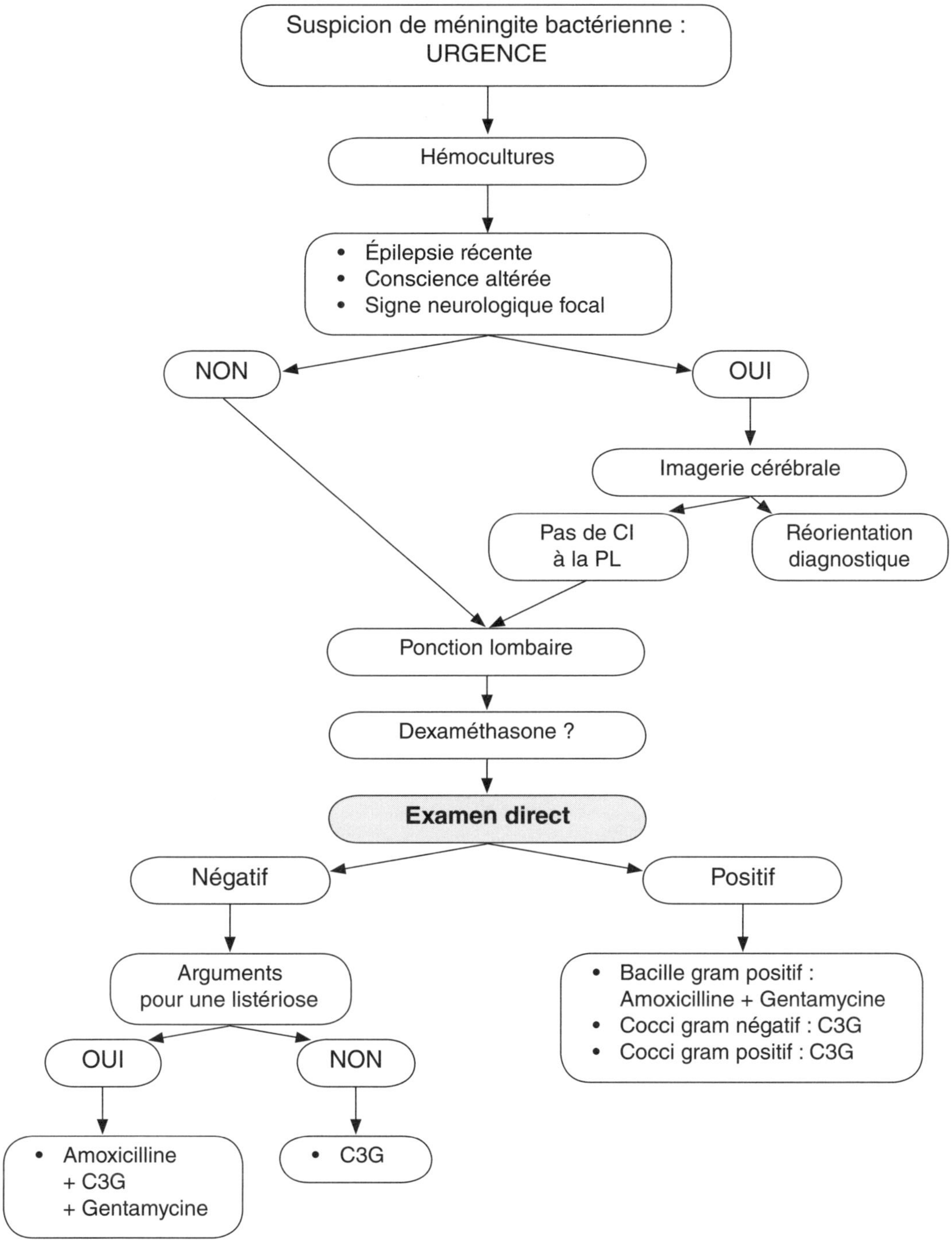

Fig. 3 : Algorithme de prise en charge des méningites bactériennes de l'adulte.

MODULE 8

SOMMAIRE

Polyradiculonévrite aiguë inflammatoire
Syndrome de Guillain-Barré

(Diagnostic, situations d'urgences et prise en charge)

Antoine Challan-Belval, Laura Mechtouff-Cimarelli, Philippe Petiot M8-122

ÉPIDÉMIOLOGIE

- Incidence : 1/100 000.
- À tout âge.
- Sex ratio = 1.

PHYSIOPATHOLOGIE

1. **Affection inflammatoire d'évolution aiguë** (participation de l'immunité cellulaire et humorale).
2. **Responsable de**
- Lésions démyélinisantes segmentaires et disséminées du système nerveux périphérique.
- Atteinte axonale secondaire associée fréquente mais d'importance variable.
3. **Facteurs déclenchants** fréquents 2-3 semaines auparavant :
- Infection respiratoire ou digestive (campylobacter jejuni, VIH, Cytomégalovirus, Epstein Barr virus…).
- Vaccination.

Une immunisation croisée est évoquée (épitope commun entre l'agent infectieux et le nerf périphérique).

CLINIQUE

1. **Phase d'extension** (≤ 1 mois)
- Atteinte sensitive : paresthésies distales débutant aux membres inférieurs, d'évolution ascendante.
- Atteinte motrice : parésie débutant aux membres inférieurs, bilatérale, +/- symétrique, prédominant en proximal.

  Évolution ascendante rapidement progressive : membres inférieurs → membres supérieurs → muscles respiratoires → nerfs crâniens.

  Le degré de l'extension est imprévisible !!!
- Douleur : myalgies, radiculalgies.
- Aréflexie ostéo-tendineuse dans la zone déficitaire.
- Durée ≤ 4 semaines

2. **Phase de plateau**
- Atteinte motrice d'intensité variable :
  - Muscles des membres,
  - Muscles respiratoires,
  - Atteinte des paires crâniennes : diplégie faciale, troubles de la déglutition, atteinte des muscles oculomoteurs plus rare.

Tous les intermédiaires sont possibles entre l'atteinte motrice limitée aux membres inférieurs et la tétraplégie avec atteinte des muscles respiratoires et troubles de la déglutition.
- Aréflexie ostéo-tendineuse dans la zone déficitaire.
- Atteinte sensitive d'intensité variable prédominant sur la sensibilité profonde. (parfois forme sensitive pure).
- Troubles végétatifs : tachycardie, bradycardie, HTA, sueurs, constipation…
- Durée de quelques semaines à quelques mois.

3. **Phase de récupération**
- Récupération dans l'ordre inverse de l'ordre d'apparition.
- Complète ou partielle laissant place à des séquelles.
- Durée variable : longue en général.

FORME CLINIQUE

= syndrome de **Miller-Fischer**
- Ophtalmoplégie,
- Ataxie,
- Aréfléxie.

PARACLINIQUE

1. PL

- **Dissociation Albumino-Cytologique**
  = Hyperprotéinorachie (Protéinorachie > 0,6 g/l) sans augmentation significative du nombre de cellules (< 10/mL).
  Retardée (jusqu'à 10 jours !) par rapport aux premiers symptômes.

2. EMG

- Neuropathie **démyélinisante** :
  - Blocs de conduction,
  - Diminution des vitesses de conduction motrices,
  - Augmentation des latences distales motrices,
  - Allongement ou abolition des ondes F (signe une atteinte proximale).
- +/- neuropathie axonale **:**
  - Fibrillation et potentiel de dénervation au repos,
  - Sommation temporelle à l'effort.

3. Biologie

- NFP, VS, CRP
- Sérologies **:** Lyme, HIV, campylobacter jejuni...

ÉVOLUTION

1. Pronostic vital en phase aigu du fait des complications, surtout thrombo-emboliques.

2. Pronostic fonctionnel

- 5 % de séquelles très sévères (quadriplégie, ventilation assistée).
- 15 % de séquelles légères (déficit distal).

DIAGNOSTIC DIFFÉRENTIEL

1. Syndrome de la queue de cheval

- Évocateur au stade initial devant un déficit limité aux membres inférieurs.
- Mais présence de troubles sphinctériens et d'une anesthésie en selle.

2. Compression médullaire

- Un syndrome pyramidal sous-jacent à la compression est habituellement présent.
- Les troubles sphinctériens peuvent être tardifs. Imagerie médullaire au moindre doute.

3. Méningoradiculite (Lyme, CMV...)

La PL retrouve une hyperprotéinorachie ET une pléiocytose (≥ 50/mm^3).

3. Porphyrie aiguë

- Les accès ont un caractère récurrent et familial.
- Il existe des signes associés : douleurs abdominales, signes psychiatriques, émission d'urines rouge « porto ».

COMPLICATIONS

1. Troubles de la déglutition avec risque de pneumopathie d'inhalation.

2. Insuffisance respiratoire restrictive.

3. Troubles dysautonomiques.

4. Complications du décubitus : thrombo-embolie, infections.

TRAITEMENT

1. Hospitalisation en URGENCE à proximité d'un service de RÉANIMATION

Transfert en réanimation si complication.

2. Mise en condition du patient

- Pose d'une voie veineuse périphérique.
- À jeun et mise en place d'une sonde naso-gastrique si troubles de la déglutition.

3. Traitement symptomatique +++

- Maintien des fonctions vitales :
  - Ventilatoires : Liberté des voies aériennes supérieures +/- oxygénothérapie +/- intubation/ventilation assistée,
  - Circulatoires : hydratation +/- soluté de remplissage +/- amines vasopressives.
- Traitement antalgique.
- Kinésithérapie respiratoire et motrice +++

4. Traitement spécifique

- Échanges plasmatiques (= plasmaphérèse)
  ou
- Immunoglobulines IV (0,4 g/kg/j pendant 5 j).
- Pas de corticothérapie.

5. Prévention des complications liées au décubitus et à l'hospitalisation +++

- Thrombo-emboliques : bas de contention, héparine de bas poids moléculaire à dose isocoagulante.
- Escarres : nursing.
- Ulcère de stress : protecteur gastrique.

6. Mesures associées :

- Soutien psychologique.
- Information du patient sur sa maladie et son évolution.

7. SURVEILLANCE +++

- Examens neurologiques rapprochés +++.
- Dépistage :
  - Des troubles de déglutition avant chaque repas,
  - De troubles respiratoires : fréquence respiratoire, efficacité de la toux, peak-flow,
  - De troubles végétatifs : fréquence cardiaque, TA.

L'ESSENTIEL

- **Neuropathie sensitivo-motrice aiguë inflammatoire.**
- **Démyélinisation du système nerveux périphérique.**
- **Clinique en 3 phases avec déficit d'évolution ascendante +/- sévère.**
- **GRAVITÉ : troubles de la déglutition, atteinte respiratoire et dysautonomie.**
- **PL : dissociation albumino-cytologique.**
- **EMG +++**
- **Hospitalisation en URGENCE à proximité d'une RÉANIMATION.**
- **Traitement spécifique ET symptomatique (prévention des complications thrombo-emboliques).**
- **SURVEILLANCE +++**

Sclérose en plaques

(Diagnostiquer une sclérose en plaque. Argumenter l'attitude thérapeutique et planifier le suivi du patient. Décrire les principes de la prise en charge au long cours d'un malade présentant un déficit moteur progressif)

Laura Mechtouff-Cimarelli, Christel Renoux, Florian Chenevier

M8-125

ÉPIDÉMIOLOGIE

- Prévalence en France : 25 à 60/100 000 habitants.
- Affection neurologique déficitaire chronique la plus fréquente de l'adulte jeune.
- Début en moyenne à 30 ans.
- Prépondérance féminine (2/3), dont l'incidence augmente.
- La population caucasienne est la plus touchée.
- Distribution géographique selon un gradient nord/sud (prévalence plus élevée dans les régions de latitude élevée).
- Existence de foyers de forte prévalence.
- Formes familiales : 15 %.

PHYSIOPATHOLOGIE

- **Maladie inflammatoire démyélinisante chronique du SNC.**
- La cible du processus inflammatoire est la gaine de myéline.
- Foyers ou « plaques » de démyélinisation :
  - **Disséminés dans l'espace :** dans la substance blanche du SNC,
  - **Disséminés dans le temps.**
- Évolution indépendante de chaque foyer, par poussée ou progressive : inflammation, démyélinisation +/- atteinte axonale puis sclérose ou remyélinisation.
- Signes cliniques de la poussée en rapport avec le bloc de conduction lié à la destruction myélinique.
- Évolution : récupération clinique (si remyélinisation) ou séquelles (si atteinte axonale ou sclérose).
- Notion plus récente de dégénérescence axonale précoce et diffuse ; et également de la substance grise du SNC.

CLINIQUE

Polymorphe car les lésions sont multifocales.

La clinique est fonction de la localisation de la plaque.

Les symptômes sont soit isolés soit associés.

1. Névrite optique rétrobulbaire (NORB) ++

- Très fréquente.
- C'est l'atteinte du nerf optique en arrière du globe oculaire.
- Clinique :
  - Baisse rapide et unilatérale de l'acuité visuelle,
  - Accompagnée de douleurs périorbitaires augmentées à la mobilisation du globe oculaire,
  - Dyschromatopsie rouge/vert.
- Champ visuel : scotome central ou paracentral.
- Fond d'œil : en général normal au début « le patient et l'ophtalmologiste ne voient rien » ou parfois un œdème papillaire.
- Évolution clinique le plus souvent favorable.
- La baisse d'acuité visuelle peut réapparaitre à l'occasion d'une augmentation de la température corporelle (effort physique, bain chaud, fièvre) = signe d'uhthoff (car la chaleur aggrave le bloc de conduction).

2. Atteinte pyramidale

- Déficit moteur d'intensité variable **:** de la fatigabilité à l'effort jusqu'à la plégie.
- Localisation variable : monoparésie paraparésie, tétraparésie, rarement hémiparésie.
- Peut être responsable de troubles de la marche, de la simple réduction du périmètre de marche jusqu'à l'état grabataire.

- Hypertonie spastique.
- ROT vifs.
- Signe de Babinski.
- Trépidation épileptoïde des pieds.

3. Troubles sensitifs

- Riche sémiologie subjective **:**
  - Paresthésies (picotements, fourmillements, striction, ruissellement), dysesthésies.
  - **Signe de Lhermitte :** = impression de décharge électrique déclenchée par l'antéflexion de la tête et descendant le long de la colonne vertébrale et des membres. Évocateur mais non pathognomonique. Correspond à une lésion de la moelle cervicale.
- Déficit objectif de la sensibilité prédominant sur la voie lemniscale **:** diminution de la pallesthésie surtout, plus rarement sensibilité tactile et positionnelle. Atteinte spino-thalamique (thermo-algique) plus rare.

4. Atteinte du tronc cérébral/nerfs crâniens

- **Troubles oculomoteurs** (diplopie) par :
  - Atteinte isolée d'un nerf oculomoteur,
  - **Ophtalmoplégie internucléaire** (OIN) +++ : diplopie horizontale dans le regard latéral par atteinte de la bandelette longitudinale postérieure (relie le noyau du VI au noyau du III controlatéral) : Paralysie de l'adduction et nystagmus horizontal de l'œil abducteur dans le regard latéral. La convergence est respectée.
- Névralgie du trijumeau.
- Paralysie faciale de type périphérique ou central.
- Vertiges de type périphérique ou central.
- Dysarthrie, troubles de la déglutition.

5. Syndrome cérébelleux

- Statique et cinétique.
- Avec dysarthrie cérébelleuse, ataxie, hypotonie et troubles de l'exécution du mouvement (tremblement intentionnel, hypermétrie, adiadococinésie).

6. Troubles génito-sphinctériens

- Fréquents et précoces.
- Pollakiurie, impériosités mictionnelles, incontinence urinaire.
- Dysurie avec résidu.
- Les 2 types de troubles sont souvent associés.
- Constipation très fréquente.
- Baisse de la libido, impuissance.

7. Troubles psychiques et cognitifs

- Troubles thymiques : euphorie paradoxale dans un contexte de handicap sévère (dysphoria sclerotica), syndrome dépressif.
- Troubles cognitifs : fréquents, dominés par les troubles de l'attention et de la mémoire.
- Détérioration cognitive plus ou moins sévère pouvant conduire à une démence.

8. Autres

- Asthénie : parfois intense, sans corrélation systématique avec le handicap ou l'état thymique.
- Manifestations paroxystiques (crises toniques des membres, signe de Lhermitte, névralgie, dysarthrie-ataxie paroxystique).
- **Phénomène d'Uhthoff :** aggravation clinique ou nouveaux symptômes sous l'effet de la chaleur (fièvre, effort physique).

9. Signes négatifs

- **Pas d'atteinte du SNP.**
- Classiquement, pas d'atteinte clinique corticale : rareté de l'épilepsie ou de l'aphasie.
- Pas de syndrome extrapyramidal.

FORMES CLINIQUES (cf. fig. 1)

1. Forme rémittente +++ (= succession de poussées et de rémissions)

La poussée est définie par l'apparition de symptômes neurologiques durant plus de 24 h avec régression totale ou partielle.

2. Forme secondairement progressive

Fait suite à la forme rémittente avec aggravation neurologique progressive. Une fois, la progression amorcée elle se poursuit.

3. Forme progressive d'emblée

Aggravation progressive des symptômes sans rémission dès le début de la maladie, avec ou sans poussées surajoutées.

PARACLINIQUE

1. Ponction lombaire

Elle reflète l'inflammation du SNC :

- **Hyperprotéinorachie** modérée (≤ 1 g/L).

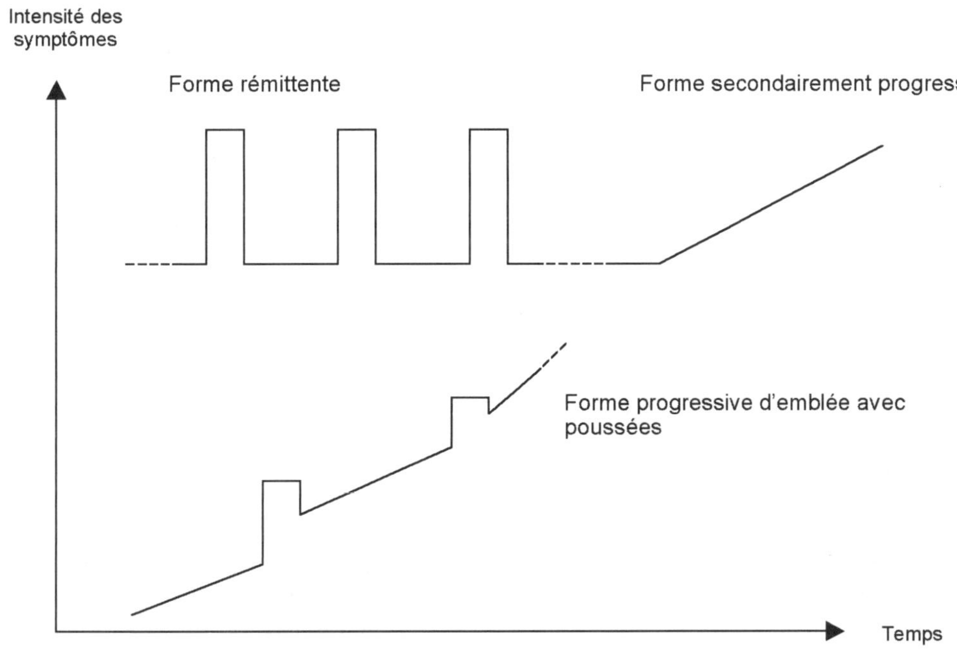

Fig. 1 : schéma des formes cliniques de SEP.

- **Pleiocytose modérée** (< 50/mm^3) composée de lymphocytes et de plasmocytes).
- **Hypergammaglobulinorachie** avec **augmentation de l'index d'IgG** (> 0,70) à l'électrophorèse des protéines et présence de bandes **oligoclonales** à l'isoélectrofocalisation des protéines, non retrouvées dans le sang, témoignant de la synthèse intrathécale d'IgG.
- La PL peut être normale.

2. IRM cérébrale et médullaire
(cf. fig. 2 et 3)

- Recommandée pour le diagnostic positif et différentiel.
- Examen très sensible mais NON spécifique.
- T2 et FLAIR : Hypersignaux de la substance blanche surtout périventriculaire, de grand axe perpendiculaire aux ventricules.
- T1 : Iso ou hyposignal = « trou noir ».
- T1 avec injection de gadolinium : prise de gadolinium en cas de plaque jeune, active (rupture de la barrière hémato encéphalique).
- Atrophie cérébrale et médullaire dans les formes évoluées.
- Il y a 10 fois plus de poussées radiologiques que cliniques.
- Critères de Barkhof utiles pour le diagnostic de dissémination spatiale (nombre, siège et prise de contraste des lésions).

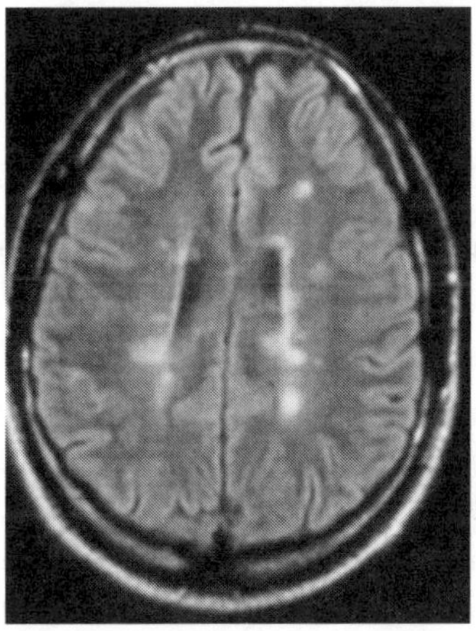

Fig. 2

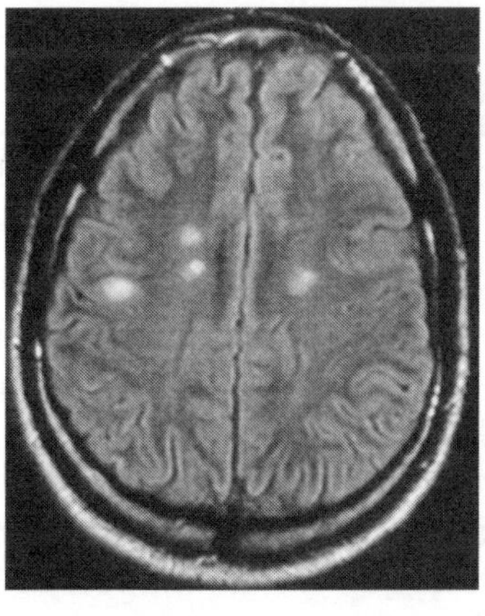

Fig. 2 : IRM cérébrale, séquence FLAIR, coupes axiales : SEP (Hypersignaux multiples de la substance blanche périventriculaire et des centres semi-ovales).

3. **Potentiels évoqués** (visuels, auditifs, somesthésiques, moteurs) :

- Ils peuvent révéler des lésions infracliniques des voies correspondantes (ralentissement de la conduction nerveuse liée à la démyélinisation).
- Ils ne sont pas systématiques **:** pas d'intérêt diagnostique si la dissémination spatiale des lésions est démontrée cliniquement ou à l'IRM.

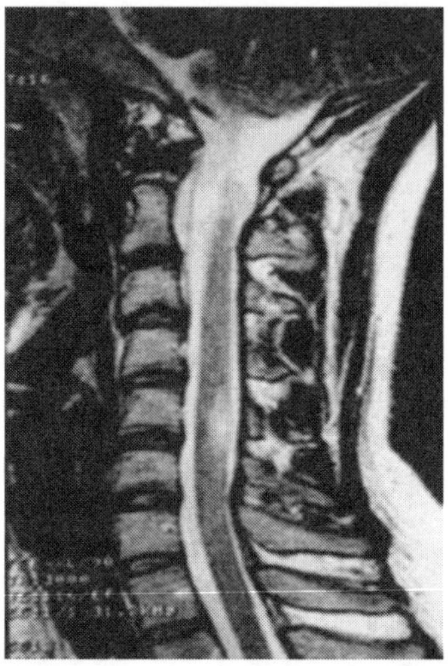

Fig. 3 : IRM médullaire cervicale, séquence T2, coupe sagittale : SEP (hypersignal de la moelle cervicale en regard de C5 qui est discrètement élargie).

4. Autres

- Bilan sanguin standard **:** normal, en particulier absence de syndrome inflammatoire systémique.
- Examen ophtalmologique, BU +/- ECBU, bilan urodynamique selon symptômes présents.
- Dans le cadre du diagnostic différentiel.

DIAGNOSTIC POSITIF

Il n'y a pas de test diagnostique spécifique !

Faisceau d'arguments cliniques, paracliniques et évolutifs pour démontrer :

- **La dissémination dans le temps : Au moins 2 poussées séparées de > 30 j.**
- **La dissémination dans l'espace : au moins 2 lésions distinctes.**
- **L'absence de syndrome inflammatoire systémique** (inflammation limitée au SNC).
- **L'absence d'autre affection permettant d'expliquer les signes observés.**

ÉTIOLOGIE

- Inconnue.
- Origine multifactorielle probable **:**
  - Facteurs environnementaux **:** rôle de certains virus ?
  - Facteurs génétiques,
  - Facteurs dysimmunitaires.

DIAGNOSTIC DIFFÉRENTIEL

1. Atteinte monofocale

- NORB :
  - Compression du nerf optique (méningiome, anévrisme, adénome hypophysaire),
  - Causes toxiques (éthylo-tabagisme), médicamenteuses (chloroquine, éthambutol), génétiques (maladie de Leber) responsables d'une NORB bilatérale.
- Atteinte de la fosse cérébrale postérieure : tumeur, malformation de la charnière, cavernome, méningite tuberculeuse.
- Atteinte médullaire : compression médullaire, angiome médullaire, syringomyélie, sclérose latérale amyotrophique (SLA), sclérose combinée de la moelle.

2. Atteinte multifocale du SNC

- Affections inflammatoires chroniques non infectieuses :
  - Vascularites (lupus érythémateux aigu disséminé, panartérite noueuse),
  - Syndrome de Gougerot-Sjögren, Sarcoïdose, Maladie de Behcet...
- Infections neurotropes chroniques : HIV, Lyme, syphilis, HTLV-1.
- Autres maladies inflammatoires démyélinisantes du SNC : panencéphalite sclérosante subaiguë (rougeole), leuco-encéphalite multifocale progressive (papovavirus).
- Affections non inflammatoires : éthylisme chronique, avitaminoses.
- Maladie génétique : mitochondriopathie, hérédo-dégénerescence spino-cérébelleuse, leucodystrophies.
- Maladies frontières : neuropticomyélite de Devic, encéphalomyélite aiguë disséminée.

ÉVOLUTION

- Pronostic imprévisible au début.
- Handicap fonctionnel +/- sévère. Perte de la marche en moyenne 30 ans après le début

de la maladie mais tous les intermédiaires existent avec des formes rapidement invalidantes et des formes bénignes.

- Espérance de vie peu réduite.
- Facteurs de mauvais pronostic :
  - Sexe masculin,
  - Début tardif,
  - Début par une atteinte sensitivo-motrice des membres,
  - Forme progressive d'emblée.
- Mesure du handicap avec l'échelle EDSS *(Expanded Disability Status Scale).*

TRAITEMENT

1. De la poussée

Il repose sur la corticothérapie :

- Hospitalisation en service spécialisé.
- Méthylprednisolone (Solumédrol®) par voie intraveineuse (1 g/j pendant 3 j).
- En l'absence de contre-indication (notamment une infection non contrôlée).
- Après bilan pré corticothérapie, et en association aux mesures adjuvantes à la corticothérapie.
- Surveillance TA, dextro, Kaliémie.
- Permet de réduire la durée de la poussée mais ne prévient pas la survenue de poussées ultérieures et ne modifie pas l'évolution de la maladie.
- Abstention possible si poussée paucisymptomatique ou rapidement régressive.

2. De fond

Immunomodulateurs globaux : Interférons β (Avonex®, Betaferon®, Extavia®, Rebif®)

- Indications :
  - Forme rémittente : chez le patient ambulatoire ayant présenté au moins 2 poussées dans les deux dernières années. Diminue la fréquence des poussées d'environ 30 %,
  - Forme secondairement progressive avec poussées (Betaferon®, Extavia®, Rebif®).
- Formes injectables (1 à 3 fois/semaine).
- Coût élevé.
- Effets secondaires : syndrome pseudo-grippal après l'injection, lymphopénie, cytolyse hépatique, syndrome dépressif.

Immunomodulateurs spécifiques : Acétate de glatiramer (Copaxone®)

- Effets secondaires : tolérance cutanée +++, pas d'effets généraux.
- Les immunomodulateurs sont désormais proposés comme traitement précoce après un Syndrome Cliniquement Isolé (SCI) de nature démyélinisante, chez des patients considérés à haut risque de développer une sclérose en plaques cliniquement définie (imagerie évocatrice).

Immunosuppresseurs

- Tysabri® (natalizumab, anticorps monoclonal) :
  - Indiqué dans un contexte de SEP rémittente dont la réponse à l'immunomodulation est insuffisante (persistance de poussées) ou ceux qui présentent une SEP rémittente sévère (poussée invalidante),
  - Diminue la fréquence des poussées de 60 à 70 %,
  - Risques : réactions d'hypersensibilité, leuco-encéphalopathie multifocale progressive (LEMP) (infection cérébrale par le virus JC) +++.
- Mitoxantrone (Novantrone®) dans les formes sévères. Toxicité cardiaque (cardiomyopathie dilatée) et hématologique (leucémie).
- Autres traitements utilisés hors AMM : azathioprine (Imurel®), Cyclophosphamide (Endoxan®), Mycophénolate mofétil (Cellcept®).

Aucun traitement n'a fait la preuve de son efficacité dans les SEP d'emblée progressive.

3. Symptomatique

- Rééducation : kinésithérapie, ergothérapie.
- Traitement de la spasticité :
  - Baclofène (Liorésal®) per os ou intrathécal,
  - Dantrolène (Dantrium®).
- Asthénie : Amantadine (Mantadix®) : hors AMM.
- Douleurs paroxystiques : anti-épileptiques type carbamazépine (Tégretol®).
- Troubles sphinctériens :
  - Si hyperactivité vésicale avec impériosités mictionnelles : anticholinergiques oxybutinine (Ditropan®),
  - Si dysurie liée à une dyssynergie vésico-sphinctérienne : α-bloquants Alfusozine (Xatral®). Si persistance d'un résidu post-mictionnel : auto sondages intermittents.

4. Mesures associées

- Information du patient sur sa maladie et soutien psychologique.
- Prise en charge 100 % ALD.
- Adaptation du poste de travail, reclassement professionnel, dossier Commission départementale pour l'autonomie des personnes handicapées (remplace la COTOREP).
- Prestations sociales **:** en nature (aides ménagères, auxiliaire de vie…) et en espèce (Allocation adulte handicapé).
- Mesures hygiéno-diététiques **:** éviter le surmenage, éviter la chaleur, prévention des infections, pas de contre-indications à la grossesse ou aux vaccinations.

L'ESSENTIEL

- **Pathologie inflammatoire chronique démyélinisante du SNC.**
- **Adulte jeune (femme ≥ homme).**
- **Dissémination temporelle et spatiale des lésions.**
- **Le diagnostic repose sur un faisceau d'arguments cliniques et paracliniques.**
- **Clinique : polymorphe (NORB et OIN évocateurs).**
- **PL : inflammatoire (augmentation de l'index IgG, bandes oligoclonales).**
- **IRM : hypersignaux T2/FLAIR de la substance blanche à prédominance périventriculaire. La prise de gadolinium signe le caractère récent de la lésion.**
- **Mise en jeu du pronostic fonctionnel.**
- **Traitement des poussées : corticoïdes.**
- **Traitement de fond : immunomodulateurs ou immunosuppresseurs.**
- **Importance du traitement symptomatique +++.**

MODULE 9

SOMMAIRE

Accidents vasculaires cérébraux (AVC)

(Diagnostiquer un accident vasculaire cérébral, identifier les situations d'urgence et planifier leur prise en charge, argumenter l'attitude thérapeutique et planifier le suivi du patient, décrire les principes de la prise en charge au long cours)

Laura Mechtouff-Cimarelli, Serkan Cakmak

M9-133

LES DIFFÉRENTS TYPES D'AVC

- Le terme AVC regroupe les entités suivantes :
  - Accident ischémique transitoire (AIT),
  - Infarctus cérébral (IC) (80 %),
  - Hémorragie cérébrale (HC) (20 %),
  - Hémorragies méningées ou sous-arachnoïdiennes (cf. MGS-244),
  - Thrombose veineuse cérébrale ou thrombophlébite cérébrale.

ÉPIDÉMIOLOGIE DES AVC EN FRANCE

- Incidence : environ 130 000 nouveaux cas/an.
- Touche surtout les sujets âgés ≥ 65 ans.
- 3e cause de mortalité.
- 2e cause de démence.
- 1re cause de handicap acquis.
- C'est un problème de santé publique majeur.

CARACTÉRISTIQUES CLINIQUES COMMUNES DES AVC

- Déficit neurologique focal.
- Début brutal ou rapidement progressif.
- Maximal au début puis amélioration progressive ou stabilisation.

Infarctus cérébral

Laura Mechtouff-Cimarelli, Serkan Cakmak

PHYSIOPATHOLOGIE

1. **Réduction du débit sanguin cérébral** en dessous d'une valeur critique selon 2 mécanismes possibles

- **Thrombo-emboliques +++ :** occlusion partielle ou totale d'une artère cérébrale
- **Hémodynamiques :** diminution de la perfusion (étiologie carotidienne : sténose serrée de la carotide ou étiologie cardiaque : bas débit, arrêt cardiaque).

2. **Mise en jeu initial de mécanismes de protection cérébrale :** vasculaire et métabolique
3. **Ischémie** du territoire parenchymateux correspondant à l'artère touchée
4. **Notion de pénombre ischémique**

- Zone centrale hypoperfusée en hypersignal diffusion qui évolue vers l'infarctus.
- Zone périphérique hypoperfusée sans anomalie en diffusion qui peut être sauvée en cas de revascularisation rapide = zone de pénombre ischémique (approximation). Cette dernière zone constitue la cible thérapeutique.

CLINIQUE

- Déficit neurologique focal.
- Correspondant à un territoire artériel.
- Début brutal puis amélioration progressive ou stabilisation de l'état clinique.

Les parties ci-après détaillent les formes cliniques en fonction de la localisation du trouble.

INFARCTUS SYLVIEN SUPERFICIEL

1. **Hémiplégie de l'hémicorps controlatéral à prédominance brachio faciale**
2. **Troubles sensitifs de l'hémicorps controlatéral**
3. **Hémianopsie latérale homonyme controlatérale**
4. **Signes en fonction de l'hémisphère**

- Si hémisphère majeur : (gauche chez le droitier) :
  - **Aphasie de Broca** si infarctus antérieur (atteinte de la zone de Broca : pied de la 3e circonvolution frontale), correspond à une aphasie motrice et non fluente,
  - **Aphasie de Wernicke** si infarctus postérieur (atteinte de la zone de Wernicke : région temporale postérieure), correspond à une aphasie de compréhension, fluente,
  - **Apraxie idéomotrice et idéatoire,**
  - **Syndrome de Gerstmann :** agraphie, acalculie, agnosie des doigts et indistinction gauche/droite (atteinte pariétale).
- Si hémisphère mineur : (droit chez le droitier) = **syndrome d'Anton-Babinski** :
  - **Anosognosie :** le patient n'est pas conscient de son déficit,
  - **Hémiasomatognosie :** le patient ne reconnaît pas comme étant le sien son hémicorps déficitaire,
  - **Négligence spatiale unilatérale :** motrice (le patient néglige, sous-utilise l'hémicorps déficitaire) et sensorielle (le patient n'explore pas la partie controlatérale de l'espace).

INFARCTUS SYLVIEN PROFOND (cf. fig. 1)

Hémiplégie massive proportionnelle par atteinte de la capsule interne (où passe le faisceau pyramidal).

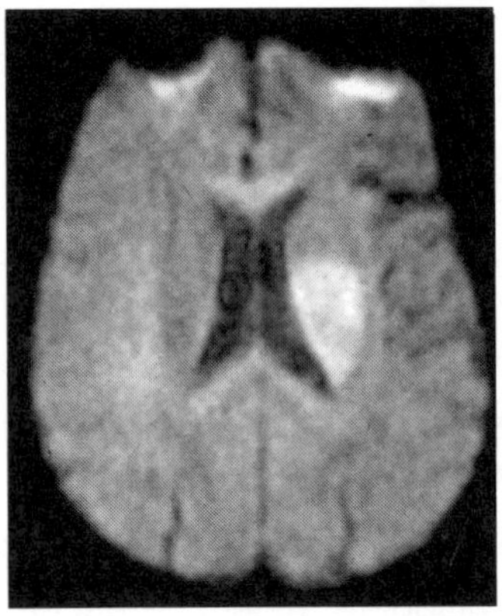

Fig. 1 : IRM séquence de diffusion : infarctus sylvien profond gauche.

INFARCTUS SYLVIEN TOTAL (cf. fig. 2 et 3)

1. **Hémiplégie massive controlatérale**
2. **Hémianesthésie massive controlatérale**
3. **Hémianopsie latérale homonyme controlatérale**
4. **Aphasie globale** si hémisphère majeur
5. **Déviation conjuguée de la tête et des yeux** vers la lésion par atteinte de l'aire oculocéphalogyre frontale
6. **Troubles de vigilance initiaux** fréquents

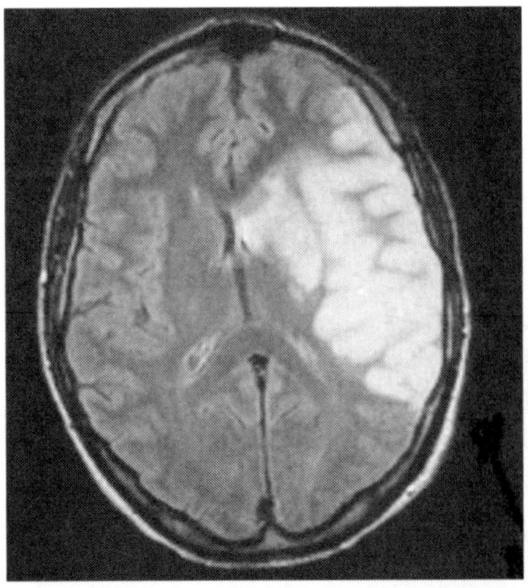

Fig. 2 : IRM séquence FLAIR : infarctus sylvien total (superficiel + profond) gauche.

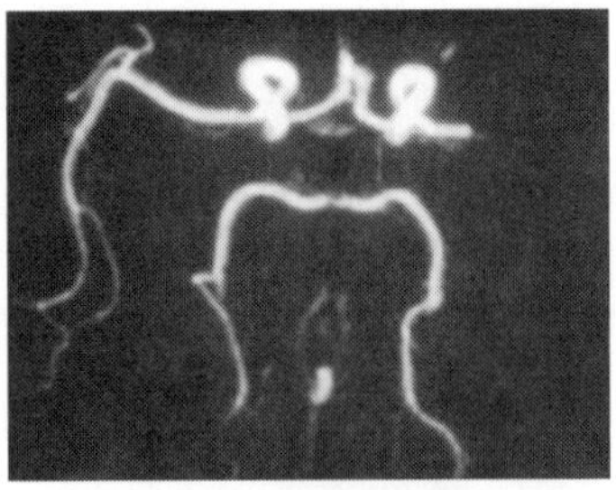

Fig. 3 : ARM temps de vol du polygone de Willis : occlusion de l'artère sylvienne gauche.

INFARCTUS CÉRÉBRAL ANTÉRIEUR (cf. fig. 4)

- **Hémiplégie controlatérale à prédominance crurale** (= prédominant au membre inférieur).
- **Hémianesthésie controlatérale** à prédominante crurale.
- **Apraxie idéomotrice de la main**.
- **Syndrome frontal** (adynamie).
- Si bilatéral : mutisme akinétique, paraplégie.

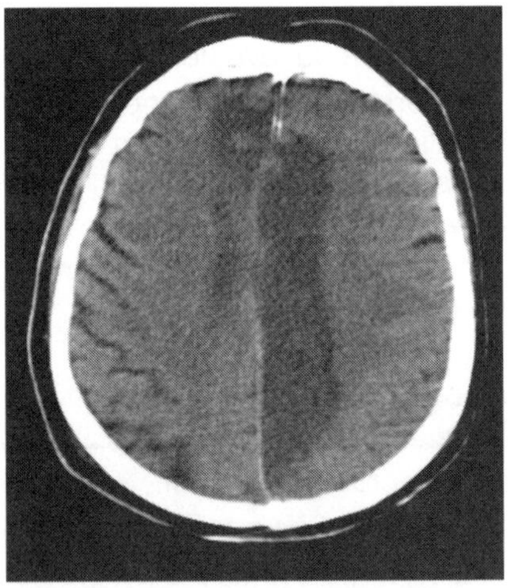

Fig. 4 : Scanner cérébral : infarctus cérébral antérieur bilatéral.

INFARCTUS CHOROÏDIEN ANTÉRIEUR

1. **Hémiplégie controlatérale massive et proportionnelle** par atteinte de la capsule interne
2. **Hémianesthésie controlatérale**
3. **Hémianopsie latérale homonyme controlatérale**

INFARCTUS CÉRÉBRAL POSTÉRIEUR

1. Superficiel : (cf. fig. 5)

- **Hémianopsie latérale homonyme controlatérale.**
- Si hémisphère dominant :
  - Alexie,
  - Agnosie visuelle.
- Si hémisphère mineur :
  - Prosopagnosie : perte de reconnaissance des visages,
  - Troubles de la reconnaissance spatiale.
- Si bilatéral : cécité corticale, troubles mnésiques (syndrome de Korsakoff).

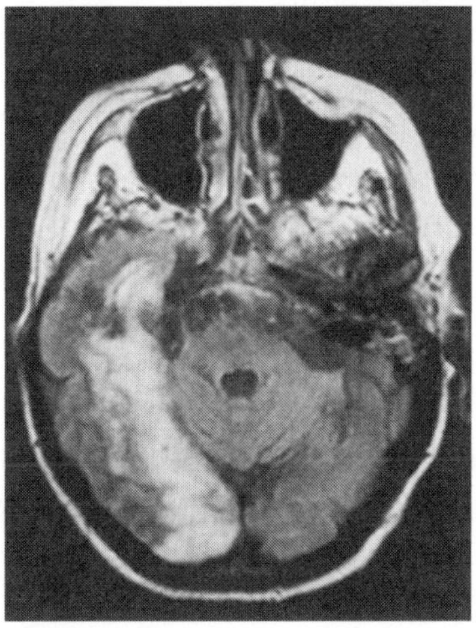

Fig. 5 : IRM séquence FLAIR : infarctus superficiel.

2. Profond : syndrome **thalamique**

- Hémianesthésie controlatérale à tous les modes. Douleurs différées parfois.
- Troubles neuropsychologiques.
- Paralysie oculomotrice.

INFARCTUS CÉRÉBELLEUX

1. Hémisyndrome cérébelleux homolatéral à la lésion

2. Attention car l'œdème peut être responsable

- D'une compression du tronc cérébral avec un risque d'ischémie.
- D'une compression du 4e ventricule avec un risque d'hydrocéphalie aiguë.
- D'un engagement de l'amygdale cérébelleuse.

INFARCTUS DU TRONC CÉRÉBRAL

1. Syndrome alterne (atteinte d'une paire crânienne du côté de la lésion et d'une voie longue sensitive ou motrice controlatérale).

Syndrome de Wallenberg +++

= infarctus de la partie latérale du bulbe (rétro-olivaire), vascularisée par des branches de l'artère cérébelleuse postéro-inferieure et/ou de la vertébrale.

- Début par un grand vertige brutal avec troubles de l'équilibre et céphalées postérieures.
- Du côté de la lésion :
  - Atteinte du **V** : anesthésie thermo-algique de l'hémiface,
  - Atteinte du noyau du **VIII** : syndrome vestibulaire d'allure périphérique,
  - Atteinte des nerfs **IX** et **X** responsable de :
    - Troubles de la phonation et de la déglutition,
    - D'un signe du rideau (paralysie de l'hémivoile et de l'hémipharynx).
  - **Hémisyndrome cérébelleux,**
  - **Syndrome de Claude Bernard Horner** par atteinte de la voie sympathique.
- Du côté opposé à la lésion :
  - **Anesthésie thermo algique** de l'hémicorps avec respect de la face par atteinte du faisceau spino-thalamique.

2. Formes graves par occlusion du tronc basilaire

Locked-in syndrome par lésion protubérantielle bilatérale :

- Tétraplégie avec diplégie faciale, paralysie labio-glosso-pharyngée, paralysie de la latéralité du regard.
- Seuls les mouvements de verticalité du regard et d'ouverture des yeux sont encore possibles.
- Conscience normale.

PETITS INFARCTUS PROFONDS

Ou « lacunes »

Souvent dus à une lipohyalinose des artérioles perforantes

1. 4 tableaux « monolacunaires » :

- hémiplégie motrice pure controlatérale par atteinte de la capsule interne
- hémianesthésie pure controlatérale par atteinte du thalamus
- dysarthrie+ main malhabile par atteinte de la protubérance
- hémiparésie ataxique par atteinte de la protubérance ou de la couronne rayonnante

2. Syndrome pseudo-bulbaire si lacunes multiples : troubles de la phonation et de la déglutition, rires et pleurs spasmodiques, marche à petits pas, troubles sphinctériens et troubles cognitifs.

PARACLINIQUE

1. Imagerie cérébrale en urgence pour confirmer l'origine ischémique

- **IRM +++ : Séquences de diffusion/perfusion, FLAIR, T2*, angiographie par résonance magnétique (ARM) des vaisseaux intracrâniens.**
  - C'est l'examen de référence le plus sensible et le plus spécifique.
  - Il permet le diagnostic positif précoce d'infarctus cérébral et un diagnostic topographique précis grâce à la séquence de diffusion : hypersignal en diffusion très précoce de la zone ischémique.
  - La séquence de perfusion permet d'évaluer les anomalies de perfusion cérébrale locale. Cette zone dépasse souvent les anomalies visibles en diffusion. La différence perfusion/diffusion représente la zone de pénombre ischémique.
  - L'IRM permet d'éliminer un saignement grâce à la séquence pondérée en T2* : absence d'hyposignal en T2*.
  - L'ARM permet d'évaluer la perméabilité des vaisseaux intracrâniens.
- **TDM cérébral sans injection de produit de contraste +/- angioscanner et scanner de perfusion** (si IRM non disponible).
  - Permet d'éliminer en urgence une hémorragie (hyperdensité),
  - Dans les 6 premières heures : scanner normal ou signes précoces discrets :
    - (effacement des sillons corticaux, atténuation du noyau lenticulaire ou du noyau caudé, atténuation du manteau cortical avec moins bonne différenciation substance blanche/substance grise).
    - ou hyperdensité spontanée d'un vaisseau (artère cérébrale moyenne) traduisant la présence d'un thrombus.
  - Après 6 heures : apparition d'une hypodensité dans le territoire infarci.

2. Bilan étiologique

- Bilan biologique : NFP, bilan de coagulation, ionogramme sanguin, protéine C réactive, glycémie à jeun et hémoglobine glyquée, bilan lipidique.
- ECG.
- Échographie cardiaque trans-thoracique +/- trans-œsophagienne.
- Échodoppler ou ARM ou angioscanner des troncs supra-aortiques.
- +/- en fonction du contexte :
  - Holter ECG,
  - Bilan de thrombophilie (protéine S et C, antithrombine III, résistance à la protéine C activée, recherche de la mutation Facteur V Leiden et de la mutation G20210A du gène de la prothrombine),
  - Bilan auto-immun (anticorps antinucléaires, anticoagulants circulants, anticorps antiphospholipides), homocystéinémie,
  - Bilan infectieux : sérologies HIV, hépatites B et C, Lyme, syphilis…
  - Ponction lombaire, artériographie cérébrale…

DIAGNOSTIC POSITIF

1. **Terrain :** âge, facteurs de risque cardio-vasculaires, cardiopathie sous-jacente
2. **Clinique :** déficit brutal d'emblée maximal correspondant à un territoire artériel. Amélioration progressive ou stabilisation
3. **Imagerie**

- IRM : diagnostic positif à partir des séquences de diffusion.
- Scanner :
  - Diagnostic d'élimination devant l'absence de saignement si imagerie précoce,
  - Diagnostic positif devant l'hypodensité si imagerie de plus de 6 heures.

ÉTIOLOGIE

1. Athérosclérose (30 %)

- Facteurs de risque cardio-vasculaires : HTA, diabète, tabagisme, hypercholestérolémie, obésité.
- Localisations préférentielles : bulbe et siphon carotidiens, premier segment sylvien, ostium des vertébrales et tronc basilaire.
- 2 mécanismes possibles :
  - Thrombo-embolique : des fragments de plaque embolisent et occluent une artère d'aval plus petite,
  - Hémodynamique.

2. Cardiopathies emboligènes (20 %)

Recherche de palpitations, de douleurs thoraciques, d'antécédents cardiaques ou d'épisodes thrombo-emboliques antérieurs.

- **Fibrillation auriculaire +++** à risque embolique plus important si : sujet âgé, HTA, diabète, insuffisance cardiaque, antécédent d'accident ischémique, dilatation de l'oreillette gauche, contraste spontané intra-auriculaire.

  Indication de traitement anticoagulant.
- Prothèse valvulaire mécanique.
- Rétrécissement mitral avec fibrillation auriculaire.
- Maladie de l'oreillette.
- Infarctus du myocarde récent.
- Endocardite infectieuse.
- Cardiomyopathies dilatées.
- Myxome de l'oreillette.
- Thrombus intra auriculaire ou intra ventriculaire ; akinésie segmentaire étendue du ventricule gauche...
- Foramen ovale perméable avec anévrisme du septum interauriculaire.

3. Maladie des petits artères liées à l'HTA et/ou au diabète (20 %)

- Infarctus lacunaires souvent liés à une atteinte des artérioles profondes de type lipohyalinose.
- Favorisée par l'HTA et le diabète.

4. Dissection des artères cervico-encéphaliques (20 % des infarctus cérébraux du sujet jeune) (cf. fig. 6)

= clivage de la paroi artérielle par un hématome.

- Touche le sujet jeune.
- Notion de traumatisme cervical fréquent, même mineur (manipulation cervicale), ou d'infection précessive.
- Parfois anomalie artérielle sous-jacente (dysplasie fibro-musculaire, pathologie du tissu conjonctif...).
- 2 types de signe :
  - Signes locaux : douleur (cervicalgies, céphalées), acouphènes pulsatiles par accélération du flux, compression des structures voisines (syndrome de Claude-Bernard Horner, paralysie des dernières paires crâniennes) par dilatation anévrismale de l'artère,
  - Signes d'aval : ischémiques par sténose ou occlusion de la lumière avec embolie distale.
- IRM : hématome de la paroi artérielle, rétrécissement ou occlusion de la lumière artérielle.
- Échodoppler des vaisseaux du cou : parfois limité.

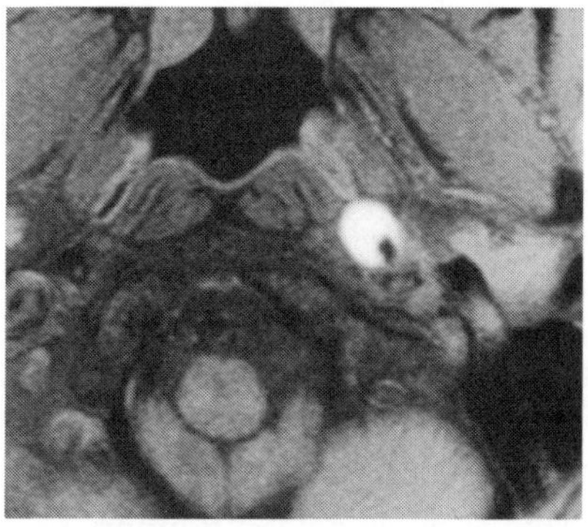

Fig. 6 : IRM séquence T1 avec saturation du signal de la graisse : dissection carotidienne gauche (hématome de paroi).

5. Autres

- Angéites inflammatoires : maladie de horton, lupus, maladie de Behcet...
- Angéites infectieuses : syphilis, HIV...
- Thrombophlébite cérébrale.
- Causes hématologiques : polyglobulie, drépanocytose, coagulopathie congénitales ou acquises telles que le syndrome des anticorps antiphospholipides...
- Iatrogène : contraception œstro-progestative (surtout association avec le tabac), vasoconstricteurs...
- Toxique : cocaïne, cannabis.
- Métabolique : homocystinurie, maladie de Fabry...

6. Infarctus cryptogénique

COMPLICATIONS

1. Transformation hémorragique de la zone infarcie

2. Réaction œdémateuse et effet de masse sur les structures voisines avec risque d'hydrocéphalie aiguë et risque d'engagement cérébral surtout avec :

- Infarctus cérébelleux +++
- Infarctus malins = infarctus hémisphériques massifs avec réaction œdémateuse importante.

3. Pneumopathie de déglutition

4. Complications du décubitus : complications thrombo-emboliques, escarres

5. Complications liées au terrain : autres pathologies cardiovasculaires (IDM) sur les terrains athéromateux

ÉVOLUTION

1. Pronostic vital

- En phase aiguë : 20 % de décès à 1 mois.
- À distance : 40 % de décès à 1 an.

2. Pronostic fonctionnel

Récupération partielle ou complète en 6 mois :

- 1/3 : récupération totale,
- 1/3 : séquelles sans dépendance,
- 1/3 : séquelles avec dépendance.

PRISE EN CHARGE D'UN INFARCTUS CÉRÉBRAL

= URGENCE DIAGNOSTIQUE ET THÉRAPEUTIQUE, pronostic vital et fonctionnel dépendant de la rapidité de prise en charge (thrombolyse).

1. Hospitalisation en URGENCE dans un service spécialisé de type unité de soins intensifs neuro-vasculaire (« *stroke units* ») en passant par le SAMU.

2. Mise en condition du patient

- Pose d'une voie veineuse périphérique.
- À jeun à la phase aiguë.
- Liberté des voies aériennes supérieures +/- oxygénothérapie +/- intubation et ventilation assistée en milieu de réanimation. La lutte contre l'hypoxie et l'hypercapnie est importante.
- Maintien d'un bon équilibre hydro-électrolytique et glycémique : sérum physiologique, insulinothérapie.
- Respect de l'élévation tensionnelle, réactionnelle à l'hypoperfusion d'un territoire cérébral :
  - En l'absence de traitement fibrinolytique : ne traiter que si TAs > 220 mm Hg ou si complication menaçante de l'HTA,
  - Si traitement fibrinolytique : traiter si TA > 185/110 mm Hg.
  - Nicardipine (Loxen®) par voie intraveineuse au pousse-seringue électrique.

3. Traitement symptomatique

- Antalgiques
- Kinésithérapie précoce motrice et respiratoire.

4. Traitement spécifique

- Thrombolyse par l'altéplase ou rt-PA (ACTILYSE®) par voie intraveineuse (cf. encadré).
- Traitement antithrombotique pour éviter une récidive précoce :
  - Anti-agrégants plaquettaires : aspirine en l'absence de contre-indication et après imagerie cérébrale (100 à 300 mg/j) ou
  - Héparine seule à dose hypocoagulante si :
    - Infarctus secondaire à une cardiopathie emboligène (hors endocardite et myxome),

- Dissection carotidienne ou vertébrale extracrânienne,
- AIT à répétitions ou infarctus constitué en évolution.

Début habituellement différé de quelques jours à quelques semaines sauf si risque hémorragique faible (AIT ou infarctus mineur).

Pour les deux derniers items, l'indication d'héparinothérapie est habituellement posée mais ne repose sur aucune preuve et sera discutée au cas par cas.

5. Traitement étiologique

- Fonction de l'étiologie.
- Permet une prévention secondaire.

THROMBOLYSE PAR VOIE INTRAVEINEUSE

1. Indications :

- Infarctus de moins de 4 heures 30. Le début doit être recherché précisément. Si le déficit est présent au réveil, on considère comme heure de début le dernier moment où le patient était asymptomatique. Exemple : le coucher ou l'heure d'un lever nocturne.
- Déficit neurologique significatif, (évalué par un score de gravité type NIHSS).

2. Contre-indications : tout évènement lié à un risque hémorragique élevé :

- Infarctus cérébral de moins de 3 mois, antécédent d'hémorragie intracrânienne,
- Diathèse hémorragique connue,
- HTA sévère non contrôlée,
- Rétinopathie hémorragique,
- Péricardite et dissection aortique,
- Ulcère gastro-duodénal de moins de 3 mois,
- Anomalie de l'hémostase constitutionnelle ou acquise (anticoagulation),
- Chirurgie ou traumatisme de moins de 3 mois.

3. Modalités d'administration

- Uniquement en unité neurovasculaire spécialisée.
- Dispense d'aspirine et d'héparine pendant les 24 premières heures.
- Après information du patient sur les bénéfices et les risques de ce traitement.

4. Bénéfices attendus : diminution du handicap et de la mortalité.

5. Risque : hémorragique.

6. Traitement des complications

- Œdème cérébral :
  - Molécules hyperosmolaires : Mannitol®,
  - Lutte contre l'hypercapnie,
  - Équilibre hydroélectrolytique,
  - Traitement chirurgical parfois avec possibilité de volet décompressif en cas d'infarctus hémisphérique malin ou d'infarctus du cervelet.
- Crise comitiale.

7. Prévention des complications de décubitus et liées à l'hospitalisation

- Complications thrombo-emboliques : bas de contention, héparine de bas poids moléculaire à dose préventive sauf si traitement anticoagulant curatif.
- Ulcère de stress : protection gastrique.
- Escarres : nursing.

8. Rééducation +++

Dans un centre spécialisé ou en ambulatoire :

- Kinésithérapie,
- Ergothérapie,
- Orthophonie.

9. Mesures associées

- Information du patient et de sa famille.
- Soutien psychologique.
- Prise en charge à 100 % par la Sécurité sociale.
- Dossier pour la Commission des droits et de l'autonomie des personnes handicapées (ex-COTOREP).
- Demande Allocations Adulte Handicapé (AAH) et +/- complément AAH.
- Aides à domicile (auxiliaires de vie, repas, hospitalisation…).

10. Surveillance +++

- Constantes : monitorage tensionnel, température, glycémie capillaire.
- Neurologique : conscience, déficit neurologique, pupilles.

PRÉVENTION

Cf. Recommandations de la HAS 2008 : prévention vasculaire après un infarctus cérébral ou un accident ischémique transitoire.

1. Secondaire

- Prise en charge des facteurs de risque cardio-vasculaires : mesures hygiéno-diététiques, traitement médicamenteux,
- Traitement antithrombotique :
  - Anticoagulants : si cardiopathie emboligène,
  - Anti-agrégants plaquettaires : dans les autres cas :
    - Aspirine : 100 à 325 mg/j,
    - Clopidogrel (Plavix®) :1 cp/j.
    - Aspirine + dipyridamole (Asasantine®) : 2 gél./j,
  - Cas particulier de la dissection artérielle cervicale : traitement antithrombotique (les données de la littérature sont insuffisantes pour définir un choix entre anti-agrégant plaquettaire et anticoagulant) pendant 3 mois puis +/- relais par anti-agrégant plaquettaire.
- Endartériectomie carotidienne (ou angioplastie carotidienne dans des cas particuliers) si sténose serrée de la carotide (à partir de 50 %, net bénéfice à partir de 70 % de sténose).

2. Primaire

- Athérosclérose :
  - Prise en charge des facteurs de risque cardio-vasculaires,
  - Endartériectomie carotidienne à discuter si sténose carotidienne serrée (≥ 60 %).
- Cardiopathie emboligène :
  - Anticoagulants pour les cardiopathies emboligènes à risque élevé.

L'ESSENTIEL

- **Problème de santé publique.**
- **Clinique : déficit fonction du territoire artériel touché, début brutal, d'emblée maximal.**
- **Paraclinique : IRM si disponible (scanner sinon) en URGENCE puis bilan étiologique.**
- **Étiologie : athérosclérose, cardiopathies emboligènes (FA), maladie des petites artères (lacunes) et dissection artérielle (sujet jeune).**
- **Pronostic vital et fonctionnel mis en jeu.**
- **Complications : effet de masse des infarctus cérébelleux et des infarctus malins, attention à l'occlusion basilaire responsable d'infarctus graves du tronc cérébral.**
- **Traitement : URGENCE**
  - **Thrombolyse si infarctus de moins de 4 heures 30 en l'absence de contre-indications,**
  - **Traitement antithrombotique :**
    - **Anticoagulants dans des indications limitées,**
    - **Anti-agrégants plaquettaires et HBPM à dose iso-coagulante dans les autres cas.**
  - **Traitement symptomatique +++.**
- **Rééducation.**

Accident ischémique transitoire (AIT)

Laura Mechtouff-Cimarelli, Serkan Cakmak

DÉFINITION

- Déficit neurologique focal ou rétinien de survenue brutale, d'origine ischémique régressant en moins de 24 heures (le plus souvent en moins d'1 heure).
- ET absence de preuve pour un infarctus aigu, (idéalement absence d'anomalies en diffusion à l'IRM).

CLINIQUE

1. Symptômes évocateurs d'un AIT carotidien

- Cécité monoculaire transitoire.
- Déficit moteur ou sensitif d'un hémicorps ou d'un membre à prédominance distale.
- Aphasie.
- Syndrome optico-pyramidal avec cécité et déficit moteur controlatéral.

2. Symptômes évocateurs d'un AIT vertébro-basilaire

- Déficits moteurs ou sensitifs bilatéraux ou unilatéraux à bascule d'un épisode à l'autre.
- Troubles visuels bilatéraux : hémianopsie latérale homonyme, flou visuel des deux yeux ou cécité corticale.
- Ataxie.
- Symptômes compatibles si associés à d'autres symptômes : dysarthrie, diplopie, vertiges, drop-attacks.

3. Symptômes non évocateurs

Perte de connaissance, confusion, amnésie aiguë, faiblesse généralisée transitoire, scotome scintillant, acouphènes, troubles sphinctériens.

PARACLINIQUE

Idem Infarctus cérébral.

DIAGNOSTIC POSITIF

- Terrain.
- Interrogatoire +++.
- **Examen neurologique normal.**
- **Imagerie cérébrale (IRM si possible, sinon scanner) normale.**

DIAGNOSTIC DIFFÉRENTIEL

1. Causes neurologiques

- Crise d'épilepsie partielle.
- Migraine avec aura.
- Manifestation paroxystique d'une tumeur cérébrale, hémorragie cérébrale, malformation vasculaire…

2. Causes non neurologiques

- Hypoglycémie.
- Vertige de cause périphérique.
- Lipothymie.
- Glaucome.
- Hystérie, simulation.

ÉVOLUTION : lien AIT/infarctus cérébral

L'AIT représente un **syndrome de menace cérébral** : il peut annoncer un infarctus cérébral.
30 % des infarctus cérébraux sont précédés d'un AIT.
Le risque d'infarctus cérébral après un AIT est de :

- 2 à 5 % à 48 heures.
- 5 à 10 % à 1 mois.
- 10 à 20 % à 1 an.

ÉTIOLOGIE

Idem infarctus cérébral.

PRISE EN CHARGE

URGENCE diagnostique et thérapeutique.

- Confirmation du diagnostic.
- Bilan étiologique rapide.
- Traitement spécifique pour prévenir la survenue d'un infarctus cérébral : idem prévention secondaire de l'infarctus cérébral.

L'ESSENTIEL

- **Menace d'infarctus cérébral.**
- **Prise en charge en URGENCE : IRM (si possible, sinon scanner), bilan étiologique et traitement préventif pour éviter un infarctus cérébral.**

Hémorragie cérébrale

Laura Mechtouff-Cimarelli, Serkan Cakmak

CLINIQUE

Installation brutale.

1. Déficit neurologique

Dépend de la localisation de l'hématome :

- Sus tentoriel profond touchant les noyaux gris centraux.
- Sus tentoriel lobaire : frontal, pariétal (cf. fig. 7 et 8), temporal, occipital.
- Sous tentoriel : cervelet, protubérance.

2. Autres signes : céphalées, vomissements, troubles de la conscience, crise comitiale retrouvé plus fréquemment que dans les infarctus cérébraux.

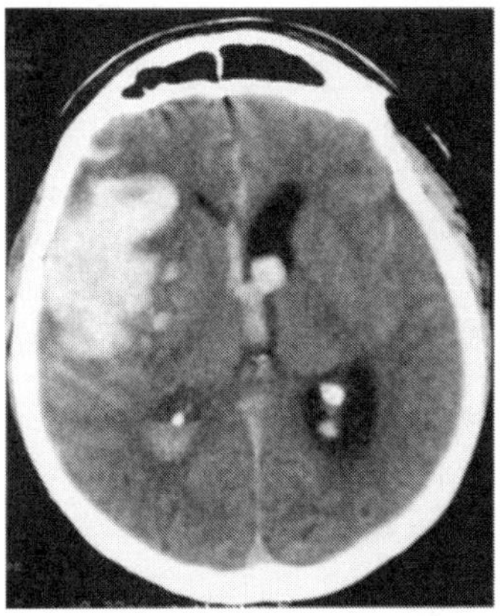

Fig. 7 : Scanner : hématome fronto-temporal droit associé à une hémorragie intraventriculaire.

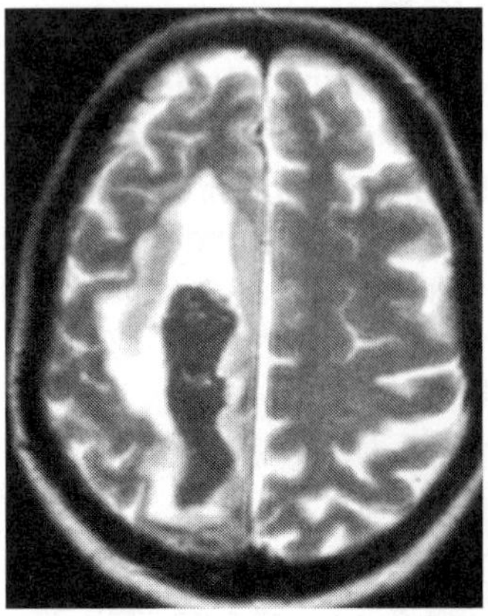

Fig. 8 : IRM séquence T2* : hématome fronto-pariétal droit (hyposignal).

PARACLINIQUE

1. Imagerie cérébrale en urgence

Idem que pour les infarctus cérébraux puisqu'avant l'imagerie il est impossible de distinguer avec certitude une hémorragie cérébrale d'un infarctus cérébral.

- **IRM :** hyposignal sur les séquences en T2*, effet de masse sur les structures adjacentes.
- **Scanner cérébral** si IRM indisponible : hyperdensité spontanée, effet de masse sur les structures adjacentes.

2. Bilan étiologique

Pas nécessaire si hématome sus-tentoriel profond chez un sujet âgé hypertendu car probablement lié à l'HTA. On recherchera par contre un retentissement viscéral de l'HTA (cardiaque, rénal, rétinien).

- IRM cérébrale avec séquences T1 sans et avec injection de gadolinium, T2, T2*, FLAIR, diffusion/perfusion et ARM à la recherche d'une étiologie (vasculaire, tumorale).
- Artériographie cérébrale à but diagnostique, à la recherche d'une malformation vasculaire.

ÉTIOLOGIES

1. HTA chronique +++ (50 %)

- Première cause d'hémorragie intracrânienne chez le sujet âgé.
- En rapport avec la rupture de petites artères profondes (les artères perforantes) liées à la présence de microanévrismes et d'une lipohyalinose.
- Hématomes plutôt profonds (mais parfois lobaires) pontiques ou cérébelleux.

2. Malformations vasculaires (5 à 10 %)

- Première cause chez le sujet jeune.
- Hématomes de localisation plutôt lobaires.
- Différents types de malformations vasculaires.
  - Anévrisme artériel,
  - Malformations artérioveineuses,

– Fistule durale,
– Cavernome (non visible à l'artériographie).

3. Traitement antithrombotique (10 %) : anticoagulants, anti-agrégants plaquettaires

4. Tumeur cérébrale (10 %)

5. Autres

- Angiopathie amyloïde : sujet âgé, dépôt de substance amyloïde dans la paroi artérielle, hématomes lobaires récidivants et déficit cognitif.
- Trouble de la coagulation.
- Thrombophlébite cérébrale.
- Angéite cérébrale inflammatoire ou infectieuse (rupture d'anévrisme mycotique dans le cadre d'une endocardite infectieuse).
- Syndrome de vasoconstriction cérébrale réversible (cf. M11-188).
- Anomalies de l'hémostase.
- Toxiques : alcoolisme, cocaïne.
- Transformation hémorragique d'un infarctus cérébral.
- Traumatisme.

COMPLICATIONS

1. **Récidive ou extension de l'hémorragie**
2. **Engagement cérébral**
3. **Inondation ventriculaire** (responsable d'une hémorragie méningée)
4. **Hydrocéphalie aiguë**
5. **Pneumopathie de déglutition**
6. **Complications de décubitus**

ÉVOLUTION

1. **Pronostic vital** souvent moins bon que pour les infarctus cérébraux en phase aiguë du fait de l'effet de masse.
2. **Pronostic fonctionnel** souvent meilleur que pour les infarctus cérébraux.

PRISE EN CHARGE

1. Hospitalisation en service spécialisé

2. Mise en condition du patient

Idem infarctus cérébral sauf :

- Respect de l'élévation de la tension artérielle jusqu'à 185/110 mm Hg habituellement.
- Mise en route de l'héparine de bas poids moléculaire à partir de 24-48 heures seulement.

3. Traitement symptomatique : idem infarctus cérébral

4. Pas de traitement spécifique

5. Traitement étiologique :

Dépend de la cause :

- Prise en charge de l'HTA : régime pauvre en sel, traitement antihypertenseur.
- Traitement d'une malformation vasculaire par voie endovasculaire ou chirurgicale.
- Correction des troubles de l'hémostase…

6. Traitement des complications : plus fréquentes

- Œdème : idem infarctus cérébral.
- Hématome lobaire volumineux avec début d'engagement cérébral ou hématome cérébelleux comprimant le tronc cérébral ou le 4e ventricule avec hydrocéphalie ou début d'engagement des amygdales cérébelleuses : évacuation chirurgicale de l'hématome ou craniectomie décompressive à discuter.
- Hydrocéphalie aiguë : dérivation ventriculaire externe.

7. Prévention des complications de décubitus et liées à l'hospitalisation : idem infarctus cérébral

8. Rééducation : idem infarctus cérébral

9. Mesures associées : idem infarctus cérébral

10. Surveillance : idem infarctus cérébral

L'ESSENTIEL

- **Clinique : début brutal, déficit fonction de la localisation de l'hématome (profond ou lobaire), céphalées, troubles de la conscience et crise d'épilepsie plus fréquentes que pour les AIC.**
- **Paraclinique : IRM si disponible (scanner sinon) devant la suspicion d'AVC puis bilan étiologique.**
- **Étiologie : HTA +++ (profond).**
- **Complications : effet de masse et engagement cérébral +++.**
- **Traitement : symptomatique et étiologique.**

Thromboses veineuses cérébrales ou thrombophlébites cérébrales

Laura Mechtouff-Cimarelli, Laurent Derex

PHYSIOPATHOLOGIE

- Thrombose d'un sinus veineux cérébral ou plus rarement d'une veine corticale.
- Peut se compliquer d'un infarctus cérébral veineux avec fréquente composante hémorragique :
  - Pas de systématisation artérielle de l'infarctus,
  - La composante hémorragique ne contre-indique pas le traitement anticoagulant puisque la cause est la thrombose.

CLINIQUE

Y penser devant toute céphalée inhabituelle quel que soit l'âge !

Début aigu ou rapidement progressif.

Principaux signes :

1. **Hypertension intracrânienne**
   - Céphalées +++.
   - Nausées, vomissements.
   - Œdème papillaire au fond d'œil.

   Parfois troubles de la conscience.
2. **Crise comitiale** partielle +/- secondairement généralisée parfois à bascule dans les thromboses du sinus longitudinal supérieur.
3. **Déficit neurologique focal** inconstant (déficit moteur à bascule dans les thrombophlébites du sinus longitudinal supérieur).
4. Plus rarement troubles psychiques, syndrome confusionnel et coma.

PARACLINIQUE

1. **IRM cérébrale** sans et avec injection de gadolinium, ARM veineuse en première intention si disponible (cf. fig. 9)
   - Thrombus veineux : anomalie de signal en T1-T2 variable en fonction de l'âge du thrombus.
   - Interruption du flux veineux sur les séquences d'ARM veineuse.
   - Recherche d'infarctus cérébral associé (pas de systématisation artérielle) +/- d'une composante hémorragique.
2. **Scanner cérébral** sans et avec injection si IRM non disponible
   - Sans injection : thrombus parfois en hyperdensité spontanée, infarctus veineux hémorragique.
   - Avec injection : prise de contraste de la paroi du sinus contrastant avec l'absence de prise de contraste de la lumière du sinus liée à la présence du thrombus = signe du « delta ».
3. **Artériographie cérébrale** avec temps veineux si persistance d'un doute diagnostique. Indications rares
4. **Ponction lombaire :** pléiocytose variable avec présence d'hématies, hyperprotéinorachie, augmentation de la pression d'ouverture

   La ponction lombaire évacuatrice a un but thérapeutique : elle permet de diminuer la pression intracrânienne.
5. **Examen ophtalmologique :** FO, acuité visuelle, champ visuel

   Pour évaluer le retentissement visuel.
6. **Bilan étiologique**
   - NFP, VS, CRP.
   - Bilan d'hémostase.
   - Bilan de thrombose indispensable

   +/- autres examens sur signes d'appel : examen ORL…

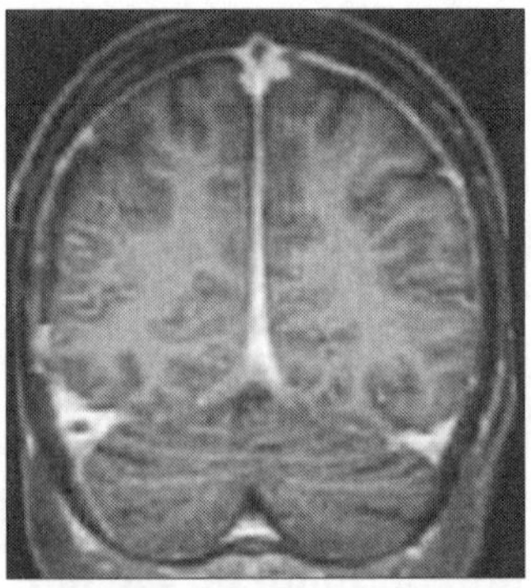

Fig. 9 : IRM séquence T1 avec injection de gadolinium en coupe coronale : thrombophlébite du sinus longitudinal supérieur et du sinus transverse droit.

ÉTIOLOGIES/FACTEURS DE RISQUE

1. Causes loco-régionales

- Infection de voisinage extracrânienne (otite, sinusite, mastoidite, foyer infectieux bucco-dentaire, infection de la face...) ou intracrânienne (empyème sous-dural, méningite, abcès cérébral...) responsable d'une thrombophlébite septique.
- Compression locale (tumeur).
- Traumatisme crânien, chirurgie locale.
- Malformation vasculaire : fistule durale.
- Cathétérisme jugulaire.

2. Causes générales

- Grossesse, post-partum, prise d'œstro-progestatifs.
- Chirurgie.
- Troubles de l'hémostase : congénitaux (déficit en protéine S et C, déficit en antithrombine III, résistance à la protéine C activée, mutation du gène du facteur V (facteur de Leiden), mutation G20210A du gène de la prothrombine) ou acquis (CIVD, syndrome des anticorps antiphospholipides...).
- Maladie hématologique : hémopathie maligne, polyglobulie.
- Cancer.
- État septique.
- Maladie inflammatoire (Behcet...).
- Autres : syndrome néphrotique, déshydratation, cirrhose hépatique.

COMPLICATIONS

- Engagement cérébral en cas d'infarctus veineux « malin » avec mise en jeu du pronostic vital.
- Œdème papillaire lié à l'hypertension intracrânienne avec mise en jeu du pronostic visuel +++.

ÉVOLUTION

Pronostic généralement favorable après mise en route du traitement anticoagulant.

TRAITEMENT

1. **Hospitalisation** en milieu spécialisé.
2. **Mise en condition du patient.**
3. **Traitement symptomatique**
   - Antalgiques, anti-émétiques.
   - Anti-épileptiques si crise comitiale.
   - Traitement de l'œdème cérébral : molécules hyperosmolaires (Mannitol®) ou ponction lombaire évacuatrice si œdème papillaire.
   - Craniectomie décompressive en cas d'infarctus veineux malin avec engagement cérébral.
4. **Traitement spécifique = traitement ANTICOAGULANT**
   - Héparinothérapie à dose hypocoagulante, avec mesures associées (hémogramme, surveillance TCA) puis relais AVK précoce.
   - Poursuite des AVK au moins 6 mois.
   - L'infarctus hémorragique n'est pas une contre-indication au traitement anticoagulant.
5. **Traitement étiologique :** suppression des facteurs de risque, antibiothérapie.
6. **Prévention des complications de décubitus et liées à l'hospitalisation :** bas de contention.
7. **Mesures associées**
   - Information du patient.
   - Soutien psychologique.
8. **Surveillance :** neurologique et ophtalmologique.

L'ESSENTIEL

- **Clinique : signes d'hypertension intracrânienne (céphalées +++), crise d'épilepsie, déficit neurologique focal.**
- **Paraclinique : IRM +++.**
- **Étiologies : locales (infectieuses +++) et générales (femme enceinte et post-partum +++).**
- **Pronostic visuel et vital en jeu. Évolution favorable sous anticoagulants.**
- **Traitement : anticoagulant et étiologique.**

MODULE 10

SOMMAIRE

Tumeurs intracrâniennes

(Diagnostic, identification et prise en charge des situations d'urgence)

Laura Mechtouff-Cimarelli, Jérôme Honnorat

M10-146

ÉPIDÉMIOLOGIE CHEZ L'ADULTE

1. Tumeurs primitives

- Incidence : 10/100 000 habitants/an.
- Tumeurs bénignes +++.
- Tumeurs cérébrales malignes : 1 à 2 % des cancers.
- Les plus fréquentes sont : méningiome, gliome, et adénome hypophysaire +++.

2. Tumeurs secondaires ou métastases

- Compliquent 20 % des cancers solides.

ÉPIDÉMIOLOGIE CHEZ L'ENFANT

- Tumeurs primitives +++.
- 1re cause de cancer solide de l'enfant.
- 20 % des cancers de l'enfant.
- Sus-tentorielles : gliome et crâniopharyngiome +++.
- Sous-tentorielle : astrocytome pilocytique et médulloblastome du cervelet.

CARACTÈRES GÉNÉRAUX DES TUMEURS INTRACRÂNIENNES

(cf. classification de Kleihues, 2000)

1. Primitive/secondaire

2. Intra-axiale (ou intra-parenchymateuse)/extra-axiale

3. Bénigne/maligne

PHYSIOPATHOLOGIE

Le développement d'une tumeur intracrânienne est responsable de :

1. Augmentation du contenu intracrânien dans la boîte crânienne inextensible secondaire à :

- La tumeur,
- L'œdème péritumoral par rupture de la barrière hémato-encéphalique,
- +/- hydrocéphalie par obstruction (si obstacle à la circulation du LCR) ou par trouble de la résorption (méningite tumorale).

Cette augmentation du contenu est responsable des signes d'**hypertension intracrânienne**. Peut évoluer vers l'engagement cérébral si les capacités d'adaptation sont dépassées.

2. Irritation du cortex cérébral.
Responsable de l'épilepsie.

3. Refoulement, infiltration ou destruction du parenchyme cérébral par la tumeur mais également par l'œdème péritumoral. Responsables des signes neurologiques déficitaires.

CLINIQUE

1. Signes d'hypertension intracrânienne

- **Céphalées +++**
  - Inhabituelles,
  - Localisées ou diffuses,
  - D'abord intermittentes en 2e partie de nuit ou au réveil puis permanentes,
  - Augmentées par la toux, les efforts et les changements de position,
  - Calmées par les vomissements.
- **Nausées/vomissements.**
- **Troubles visuels**
  - Œdème papillaire au fond d'œil,
    - Dans les formes sévères : flou visuel ou éclipses visuelles,
    - Évolution vers la cécité par atrophie optique,
  - Diplopie par paralysie du VI (sans valeur localisatrice : « VI = cendrillon des paires crâniennes »).
- **Troubles de la vigilance :** jusqu'au coma.
- **Troubles psychiques.**

2. Déficit neurologique

- Dépend du siège et de la nature de la tumeur.

- Installation progressive « en tâche d'huile » mais évolution :
  - Parfois brutale en cas d'hémorragie intratumorale,
  - Parfois fluctuante pour la partie des symptômes liée à l'œdème péritumoral (amélioration après traitement anti-œdémateux).
- Tumeur frontale :
  - Antérieure : syndrome frontal (cf. M0) (apragmatisme, dépression ou levée des inhibitions, jovialité, troubles de l'attention, grasping),
  - Postérieure : hémiparésie controlatérale.
- Tumeur pariétale :
  - Hémihypoesthésie controlatérale (notamment astéréognosie),
  - Quadranopsie inférieure controlatérale,
  - Si hémisphère dominant : troubles phasiques et apraxie.
- Tumeur temporale :
  - Si hémisphère dominant : aphasie,
  - Quadranopsie supérieure controlatérale,
  - Troubles mnésiques.
- Tumeur occipitale :
  - Hémianopsie latérale homonyme controlatérale.
- Tumeur de la fosse cérébrale postérieure :
  - Syndrome cérébelleux :
    - Statique si atteinte du vermis,
    - Cinétique si atteinte des hémisphères cérébelleux.
  - Atteinte des paires crâniennes : paralysie faciale, troubles de la déglutition ou de la phonation...
  - Atteinte des voies longues motrices et sensitives : hémi- ou tétra-parésie ou hypoesthésie.
- Tumeurs de la région sellaire :
  - Hémianopsie bitemporale par compression du chiasma optique,
  - Déficit hormonal par envahissement hypothalamo-hypophysaire.

3. Épilepsie

- Surtout dans les tumeurs supra-tentorielles d'évolution lente.
- Épilepsie partielle (valeur localisatrice) ou généralisée.
- Explique l'intérêt d'une imagerie cérébrale devant une 1re crise d'épilepsie.

PARACLINIQUE

1. Imagerie cérébrale +++

- **IRM cérébrale sans et avec injection de gadolinium +++** dans les 3 plans.
- Scanner cérébral sans et avec injection de produit de contraste iodé.
- Permettent de caractériser :
  - La tumeur :
    - Localisation : unique ou multiple, intra ou extra-axiale, sus ou sous-tentorielle, rapports anatomiques,
    - Caractéristiques : homogène ou hétérogène, prise de contraste ou non, calcifications ou non, nécrose centrotumorale ou non.
  - L'œdème périlésionnel,
  - Les complications : effet de masse et engagement, hémorragie, hydrocéphalie,
  - Diagnostic différentiel.

2. Examen anatomo-pathologique sur la biopsie ou sur la pièce opératoire = diagnostic de certitude +++.

DIAGNOSTIC DIFFÉRENTIEL

1. Abcès cérébral

- Contexte infectieux à rechercher.
- Prise de contraste annulaire.
- Lésions volontiers multiples.
- Aspect différent de celui des tumeurs en IRM de diffusion.

2. Pathologie inflammatoire de forme pseudo-tumorale (SEP, sarcoidose, Behcet...)

- Notion de poussées antérieures avec régression spontanée +/- complète,
- Signes systémiques dans la sarcoidose et la maladie de Behcet.

3. Accident ischémique constitué

- Début brutal qui peut se confondre avec le début brutal d'une hémorragie intratumorale.
- Systématisation artérielle de la lésion.

4. Malformation artérioveineuse, cavernome

ÉTIOLOGIE

1. Tumeurs cérébrales primitives

- **Intra-axiales** ou parenchymateuses
  - **Gliomes +++,**
  - Lymphomes cérébraux primitifs,
  - Autres : tumeurs épendymaires (fosse cérébrale postérieure chez l'enfant), tumeurs embryonnaires, médulloblastome, hémangioblastome.
- **Extra-axiales :**
  - **Méningiomes +++**,
  - Tumeurs de la région sellaire :
    - Adénome hypophysaire +++ : (cf. endocrinologie),
    - Craniopharyngiome : Surtout chez l'enfant. Tumeur développée aux dépens d'un reliquat de la poche de Rathke. Tumeur charnue, kystique et calcifiée.
  - Neurinome de l'acoustique.

2. Tumeurs cérébrales secondaires = Métastases +++

LYMPHOMES CÉRÉBRAUX PRIMITIFS

- Terrain : immunodéprimé (VIH...) mais aussi immunocompétent.
- Histologie : lymphome B à grandes cellules.
- Clinique : souvent associé à une uvéite.
- Paraclinique :
  - Imagerie : Lésion unique ou multiple, habituellement périventriculaire, prise de contraste homogène, aspect « cotonneux ».
  - Examen ophtalmo.
- Évolution : rechutes très fréquentes.
- Traitement : chimiothérapie (methotrexate) + radiothérapie. Pas de corticoïdes avant la biopsie car peut faire disparaître temporairement la lésion et donc empêcher le diagnostic histologique.

GLIOMES

1. Histologie

Tumeur gliale = développée aux dépens des cellules souches de la glie : astrocytes, oligodendrocytes ou les deux.

2. Classification des gliomes

- Astrocytome : développé aux dépens des astrocytes :
  - Astrocytome de grade I ou astrocytome pilocytique,
  - Astrocytome de grade II ou diffus,
  - Astrocytome de grade III ou astrocytome anaplasique,
  - Astrocytome de grade IV ou glioblastome.
- Oligodendrogliome : développé aux dépens des oligodendrocytes :
  - Oligodendrogliome,
  - Oligodendrogliome anaplasique.
- Tumeur mixte ou oligoastrocytome : développé aux dépens des astrocytes et des oligodendrocytes :
  - Oligoastrocytome,
  - Oligoastrocytome anaplasique.

3. Évolutivité des gliomes

- Gliomes de bas grade :
  - Astrocytomes de grade I et II,
  - Oligodendrogliome,
  - Oligoastrocytome.
- Gliomes de haut grade :
  - Astrocytomes de grade III et IV,
  - Oligodendrogliome anaplasique,
  - Oligoastrocytome anaplasique.

4. Génétique

- Le développement d'un gliome résulte de l'accumulation d'anomalies génétiques :
  - Inactivation de gènes suppresseurs de tumeur,
  - Surexpression de protooncogènes.
- Instabilité génétique conduisant avec le temps à la transformation d'un gliome de bas grade en gliome de haut grade.
- Intérêt pronostic de certaines délétions chromosomiques tumorales (ex : meilleur pronostic des délétions des chromosomes 1 p et 19 q).

5. Gliomes de bas grade (cf. fig. 1)

- Âge moyen de découverte : 35-45 ans.
- Clinique : comitialité +++.
- Paraclinique :
  - Lésion touchant le cortex et la substance blanche, ne prenant pas ou peu le contraste, peu d'œdème périphérique,

calcifications périphériques gyriformes dans l'oligodendrogliome,
  - IRM : lésion en hyposignal T1, hypersignal T2,
  - Scanner : lésion hypodense, calcifications mieux visibles.
- Évolution :
  - Progression lente. Évolution vers un gliome anaplasique ou vers une gliomatose cérébrale (infiltration tumorale diffuse du parenchyme cérébral),
  - Survie moyenne :
    - Astrocytome : 5 à 7 ans,
    - Oligodendrogliome : 12 à 16 ans.
- Traitement : chirurgie (limitée par l'atteinte tumorale de parenchyme important sur le plan fonctionnel) +/- radiothérapie.
- Surveillance.

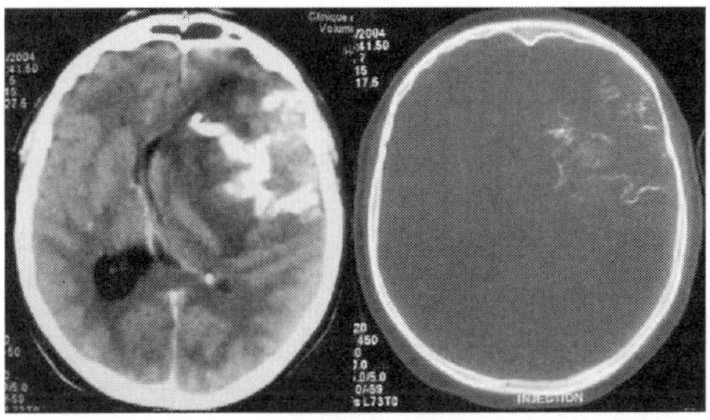

Fig. 1 : Scanner en fenêtre parenchymateuse et osseuse : gliome de bas grade de type oligodendrogliome (calcifications gyriformes).

6. Gliomes de haut grade (cf. fig. 2)

Apparition de novo ou évolution d'un gliome de bas grade :

- **Astrocytome anaplasique et glioblastome +++ :**
  - Âge moyen de survenue :
    - 40 ans pour l'astrocytome anaplasique,
    - 50 ans pour le glioblastome.
  - Imagerie : lésion volumineuse hétérogène, aux contours irréguliers, nécrotique +/- hémorragique, prise de contraste irrégulière annulaire, œdème péritumoral.
  - Évolution : défavorable : Progression rapide uniquement locale, sans dissémination hématogène.
  - Survie moyenne :
  - Astrocytome anaplasique : 3 ans,
  - Glioblastome : 1 an.
  - Traitement : Chirurgie + radiothérapie + chimiothérapie.
- **Oligodendrogliome anaplasique :**
  - Imagerie : idem que pour l'oligodendrogliome mais avec prise de contraste,
  - Évolution : elle dépend des mutations en cause,
  - Survie moyenne : 20 à 45 % à 5 ans,
  - Traitement : chirurgie + radiothérapie + chimiothérapie.

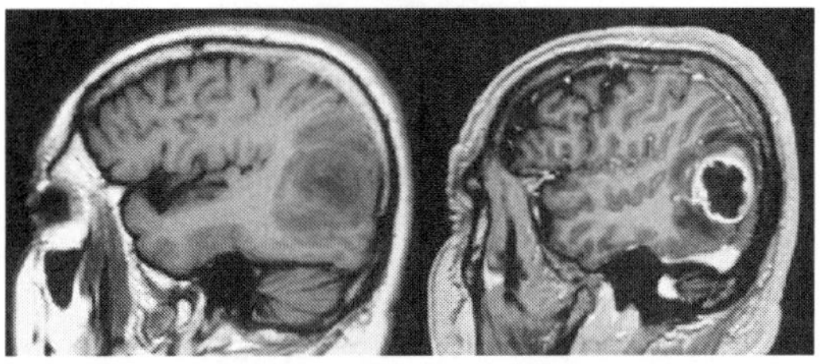

Fig. 2 : IRM séquences T1 sans et avec injection de fadolinium en coupes sagittales : gliome de haut grade.

MÉNINGIOME (cf. fig. 3)

1. Histologie

- Tumeur bénigne extra-axiale.
- Développée aux dépens des cellules arachnoïdiennes.
- Localisation au niveau de la voûte, de la base ou de la faux du cerveau.
- Localisations multiples possibles.

2. Épidémiologie

- Prédominance féminine.
- L'incidence augmente avec l'âge.

3. Clinique : dépend de la localisation tumorale

- Asymptomatique +++.
- Épilepsie ou déficit neurologique progressif.

4. Paraclinique

- Imagerie : lésion arrondie bien délimitée raccordée aux méninges, prise de contraste intense et homogène +++. Épaississement fréquent de l'os en regard. Parfois calcifiée.
- Scanner : lésion isodense. Meilleure visibilité des calcifications et de l'épaississement osseux.
- IRM : lésion en iso ou hyposignal T1, en isosignal T2.

5. Évolution : lente avec refoulement du parenchyme cérébral. Pronostic favorable

6. Traitement : chirurgical

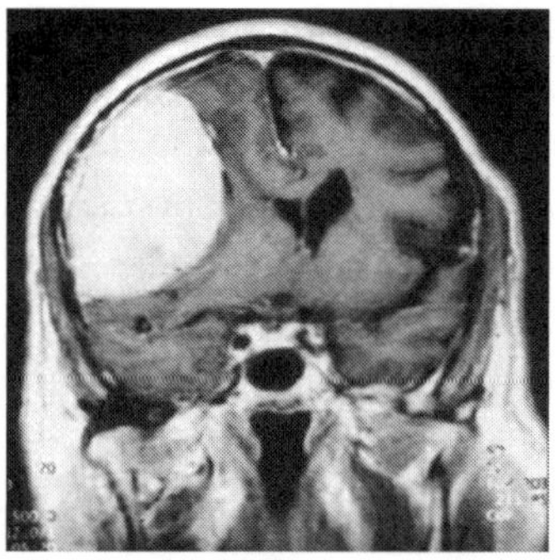

Fig. 3 : IRM séquence T1 avec injection de gadolinium, en coupe coronale : méningiome de la convexité.

ADÉNOME HYPOPHYSAIRE

Tumeur sécrétante (prolactine, GH, ACTH, LH, FSH ou TSH) ou non sécrétante.

1. Clinique

- **Signes endocriniens** en rapport avec l'hypersécrétion tumorale ou l'insuffisance hypophysaire.
- **Signes neurologiques :** céphalées, hémianopsie bitemporale, au maximum cécité par atrophie optique, atteinte des nerfs crâniens III, IV, V, VI en cas d'extension vers le sinus caverneux, hypertension intracrânienne.

2. Paraclinique

- **Dosages hormonaux.**
- **IRM de la selle turcique** en coupes sagittales et coronales, millimétriques, séquences T1, T2, sans et avec injection de gadolinium : lésion en isosignal T1, hypersignal T2, réhaussée après injection de gadolinium, taille de la lésion, rapports anatomiques avec les structures de voisinage (chiasma optique, sinus caverneux et carotide interne).
- Scanner cérébral si IRM non disponible.
- Radio du crâne : désuet.
- **Examen ophtalmologique :** fond d'œil, acuité visuelle, champ visuel.

3. Traitement

- Chirurgical +++.
- Médical (bromocriptine Parlodel®) en 1re intention dans les adénomes à prolactine.
- Hormonothérapie substitutive si insuffisance hypophysaire.

MÉTASTASE CÉRÉBRALE

1. Histologie

- Cancer primitif :
  - Poumon +++,
  - Sein,
  - Autres : digestif, rein, mélanome.

Cancer primitif connu antérieurement ou métastase révélatrice de la maladie (rechercher le primitif).

2. Clinique : asymptomatique parfois

3. Paraclinique

- Imagerie : Lésion unique ou le plus souvent multiple, prise de contraste fréquente en cocarde, œdème périlésionnel.
  - IRM : lésion en hyposignal T1, hypersignal T2, plus sensible que le scanner,
  - Scanner : lésion hypo, iso, ou hyperdense.
- Scanner thoraco-abdomino-pelvien, mammographie, examen cutané, marqueurs tumoraux à la recherche du primitif si inconnu.
- Examen anatomopathologique sur biopsie si le primitif reste inconnu. Permet d'orienter la recherche du primitif.

4. Évolution : plutôt défavorable car traduit une dissémination hématogène du primitif

5. Traitement

- Chirurgie : si métastase unique ou ≤ 3
- Radiothérapie :
  - Chez les patients avec ≤ 3 lésions, en association à la chirurgie,
  - Chez les patients avec ≥ 3 lésions.
- Chimiothérapie : si cancer primitif sensible à la chimiothérapie (cancer bronchopulmonaire à petites cellules, cancer du sein, choriocarcinome).

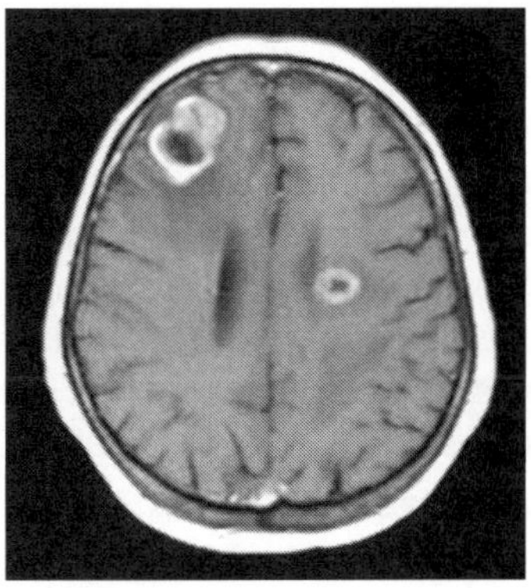

Fig. 4 : IRM séquence T1 avec injection de gadolinium en coupe axiale : métastases cérébrales.

ÉVOLUTION

1. Engagement : URGENCE (cf. Fig. 5)

= hernie du parenchyme cérébral à travers différents orifices intracrâniens sous l'effet de la pression.

Responsable d'une compression de structures nerveuses ou vasculaires.

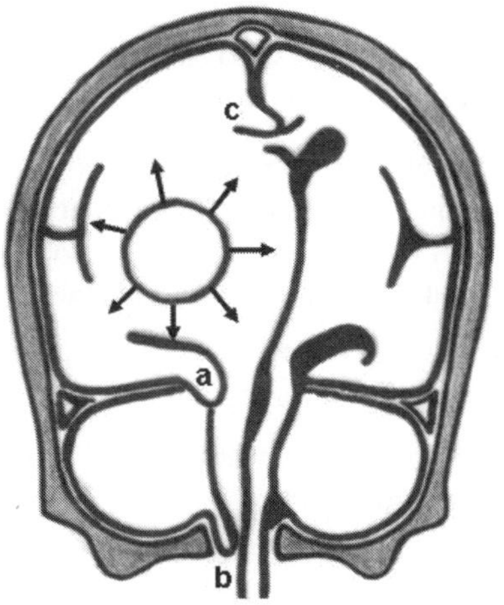

Fig. 5 : Schéma représentant les différents engagements :

a : engagement temporal,

b : engagement des amygdales cérébelleuses dans le trou occipital,

c : engagement cingulaire sous la faux.

- **Engagement temporal :**

= passage de l'uncus de l'hippocampe à travers la fente de Bichat (espace situé entre le tronc cérébral et la tente du cervelet).
  - Compression du nerf crânien III, du mésencéphale et de l'artère cérébrale postérieure plus tardivement.
  - Clinique :
    - Paralysie du III homolatéral : mydriase, ptosis,
    - Hémiplégie controlatérale,
    - Troubles de la conscience,
    - Hémianopsie latérale homonyme controlatérale.
  - Évolution rapide vers le coma et le décès.
  - Urgence diagnostique et thérapeutique +++.
- **Engagement des amygdales cérébelleuses** dans le trou occipital :
  - Dans les tumeurs de la fosse postérieure,
  - Compression du bulbe,
  - Clinique : torticolis et attitude guindée au début, crises motrices postérieures avec attitude en opisthotonos, troubles respiratoires majeurs, mort subite par arrêt cardio-respiratoire,
  - Urgence diagnostique et thérapeutique +++.
- **Engagement cingulaire sous la faux :**
  - Dans les tumeurs frontales,
  - Compression de l'hémisphère controlatéral et parfois des artères cérébrales antérieures,
  - Clinique : aggravation du tableau confusionnel.

2. Hydrocéphalie

Aggrave l'hypertension intracrânienne :

- Par obstacle à l'écoulement du LCR.
- Par trouble de résorption du LCR dans les méningites carcinomateuses.

3. Hémorragie

- Aggravation brutale de l'état neurologique.

4. Méningite tumorale

- Envahissement méningé par les cellules tumorales liées à une extension locale d'une tumeur cérébrale ou à une dissémination hématogène sans tumeur cérébrale associée.
- Clinique : douleurs rachidiennes, paralysie de nerfs crâniens, aréflexie, céphalées.
- Paraclinique :
  - PL : en l'absence d'hypertension intracrânienne car risque d'engagement !
    - LCR : hyperprotéinorachie, hypoglycorachie, présence de cellules

tumorales inconstante (la PL est à répéter en cas de négativité)
  - IRM : prise de contraste méningée, nodules tumoraux méningés.

5. Complications du décubitus

- Complications thrombo-emboliques, escarres.

6. Complications infectieuses

- Pneumopathie d'inhalation secondaire à des troubles de la déglutition, neutropénie iatrogène...

TRAITEMENT

1. Hospitalisation rapide en milieu spécialisé

2. Mise en condition du patient

3. Traitement symptomatique +++

- Anti-œdémateux +++ :
  - **Corticothérapie :**
    - Administration par voie orale ou parentérale,
    - À éviter avant la biopsie,
    - En l'absence de contre-indication (notamment une infection non contrôlée),
    - Bilan pré corticothérapie : examen clinique complet à la recherche de signes infectieux, NFP, VS, CRP, Iono, urée, créatininémie, BU - ECBU, radiographie de thorax,
    - Mesures adjuvantes : régime pauvre en sel et en sucres rapides, protecteur gastrique +/- supplémentation en potassium,
    - Surveillance TA, dextro, K+
  - **Molécules hyperosmolaires Mannitol®** par voie intraveineuse avec surveillance de la TA et du ionogramme sanguin.
- Anti-épileptiques si comitialité.
- Kinésithérapie.

4. Traitement étiologique

Association fréquente de plusieurs des traitements suivants :

- **Chirurgie :**

Permet un examen anatomopathologique et donc un diagnostic de certitude.

  - Biopsie stéréotaxique,
  - Exérèse tumorale complète ou incomplète : indiquée dans la plupart des tumeurs sauf le lymphome. Le caractère complet ou non dépend de la localisation de la tumeur (atteinte de zone fonctionnelle ou non). L'amélioration des symptômes est fréquente. L'amélioration du pronostic est fonction du caractère complet ou non de la résection et du type histologique de la tumeur. Risques opératoires : morbidité ≤ 10 % et mortalité ≤ 5 %.

- **Radiothérapie :**

L'indication est fonction du type histologique de la tumeur.

  - Irradiation encéphalique totale ou focale,
  - Complications : aggravation transitoire de l'hypertension intracrânienne, radionécrose, neuropathie des nerfs crâniens, lésions cutanées, alopécies.

- **Chimiothérapie :**

L'indication et la chimiothérapie utilisée sont fonctions du type histologique de la tumeur.

5. Traitement des complications

- Engagement : traitement chirurgical en URGENCE +++.
- Hydrocéphalie : dérivation ventriculaire externe.

6. Prévention des complications

- Complications thrombo-emboliques : bas de contention, héparine de bas poids moléculaire à dose isocoagulante.
- Escarres : nursing.

7. Mesures associées

- Information du patient sur sa maladie et soutien psychologique.
- Associations de malades.
- Prise en charge 100 %.
- Adaptation du poste de travail, reclassement professionnel, prise en charge par la commission des droits et de l'autonomie des personnes handicapées (remplace la COTOREP).
- Prestations sociales : en nature (aides ménagères, auxiliaire de vie...) et en espèce (Allocation adulte handicapé).

8. Soins palliatifs

- Accompagnement du patient en fin de vie.
- Soins de confort.
- Dans une structure hospitalière ou à domicile.

9. Surveillance

L'ESSENTIEL

- Clinique :
  - Hypertension intracrânienne,
  - Déficit neurologique focal progressif,
  - Comitialité.
- Paraclinique :
  - Imagerie cérébrale : IRM +++ ou scanner avec injection de produit de contraste,
  - Examen anatomopathologique de la biopsie ou de la pièce opératoire : seul diagnostic de certitude.
- Étiologies :
  - Tumeurs primitives :
    - Intra-axiale : gliome +++,
    - Extra-axial : méningiome et adénome hypophysaire +++,
  - Tumeurs secondaires ou métastases +++.
- Évolution :
  - Croissance de la tumeur +/- hémorragie +/- hydrocéphalie avec risque d'engagement cérébral,
  - Possibilité d'extension aux méninges : méningite tumorale,
  - Complications générales de décubitus.
- Traitement :
  - Étiologique : chirurgie/radiothérapie/chimiothérapie,
  - Symptomatique de l'HTIC +++.

Tumeur	Aspect macroscopique
Lymphome cérébral primitif	Lésion unique ou multiple, habituellement périventriculaire, prise de contraste homogène, aspect « cotonneux »
Gliomes de bas grade	Lésion touchant le cortex et la substance blanche, ne prenant pas ou peu le contraste, peu d'œdème périphérique, calcifications périphériques gyriformes dans l'oligodendrogliome
Gliomes de haut grade : Astrocytome anaplasique et glioblastome	Idem que pour l'oligodendrogliome mais avec prise de contraste.
Méningiomes	Lésion arrondie bien délimitée raccordée aux méninges, prise de contraste intense et homogène +++. Épaississement fréquent de l'os en regard. Parfois calcifiée.
Métastases	Lésion unique ou le plus souvent multiple, prise de contraste fréquente, œdème périlésionnel

Fig. 6 : Comportement des tumeurs en imagerie.

MODULE 11

SOMMAIRE

Céphalées aiguës et chroniques

(Diagnostic, situations d'urgence et prise en charge, attitude thérapeutique et suivi du patient)

Antoine Challan-Belval, Laura Mechtouff-Cimarelli, Geneviève Demarquay **M11-188**

ÉPIDÉMIOLOGIE

- Symptôme très fréquent.
- Une des premières causes de consultation en neurologie.

CLINIQUE

1. Interrogatoire

- Terrain : âge, antécédents personnels (traumatisme crânien, cervical, notion de PL récente) et familiaux (migraine), prise médicamenteuse, contexte psychologique.
- Caractéristiques de la douleur :
  - Ancienneté +++
  - Caractère habituel ou non,
  - Mode d'installation : brutal, progressif…
  - Profil évolutif : permanent, par accès…
  - Siège : uni ou bilatéral, diffuses, alternant (changement de côté) ou non…
  - Irradiations,
  - Intensité de la douleur et retentissement sur la vie quotidienne,
  - Type : étau, pulsatile, paroxystique à type de décharge électrique,
  - Facteurs déclenchants (effort, traumatisme crânien, caractère positionnel…), aggravants ou calmants,
  - Antalgiques : sensibilité ou résistance.
- Recherche de signes associés :
  - fièvre, altération de l'état général,
  - nausées, vomissements,
  - phonophobie, photophobie,
  - douleur cervicale,
  - déficit sensitif et ou moteur,
  - troubles visuels, douleur oculaire,
  - rhinite.

2. Examen clinique

- Général : TA, température.
- Examen neurologique complet à la recherche de :
  - Troubles de la vigilance, ralentissement psychique,
  - Raideur méningée,
  - Signes de focalisation,
- Acuité visuelle.
- Fond d'œil.
- Palpation des artères temporales si sujet âgé.

PARACLINIQUE

- Non systématique.
- Indications :
  - **Toute céphalée « inhabituelle »,**
  - **Céphalées aiguë ou permanente ayant tendance à s'aggraver,**
  - **Examen clinique anormal.**
- But : éliminer une cause urgente à traiter.
- Si syndrome méningé :
  - Suspicion d'hémorragie méningée : scanner cérébral en urgence +/- PL si scanner normal,
  - Suspicion de méningite : PL en urgence +/- précédée d'un scanner cérébral si signes de focalisation, troubles de la conscience, convulsions ou œdème papillaire au fond d'œil.
- Si signes d'hypertension intracrânienne : scanner cérébral sans et avec injection de produit de contraste iodé ou IRM cérébrale sans et avec injection de gadolinium et ARM veineuse en urgence.
- Si suspicion de dissection cervicale : IRM cérébrale avec ARM artérielle +/- écho-doppler cervical en urgence.
- Si suspicion de thrombophlébite cérébrale : IRM avec ARM veineuse en urgence.

- Si suspicion de maladie de Horton (céphalée prolongée inhabituelle chez le sujet ≥ 50 ans) : VS et protéine C réactive + biopsie de l'artère temporale en urgence.
- Si suspicion d'une intoxication au CO : dosage de l'HbCO.
- Si suspicion de glaucome aigu : examen ophtalmologique.
- Si suspicion de sinusite : examen ORL et scanner des sinus.

ÉTIOLOGIE

1. Céphalées aiguës

- **Hémorragie méningée** (Cf. MGS-244) :
  - Céphalées de survenue brutale, en éclair, maximale d'emblée +++ survenant parfois à l'occasion d'un effort.
  - Syndrome méningé associé.
  - Pas de fièvre au début.
- **Méningite** (Cf. M7-96) :
  - Céphalées de survenue rapide,
  - Syndrome méningé et infectieux associé.
- **Accident vasculaire cérébral** (cf. M9-133)
  - Hémorragique,
  - Ischémique : notamment en cas de dissection carotidienne ou vertébrale :
    - Sujet jeune, traumatisme cervical fréquemment retrouvé,
    - Céphalées et/ou cervicalgies, acouphènes, syndrome de Claude-Bernard Horner, paralysie des dernières paires crâniennes associés,
    - Infarctus cérébral en aval.
  - Thrombophlébite cérébrale :
    - Femme jeune, contraception œstro-progestative, grossesse ou post-partum, infection locale,
    - Signes d'hypertension intracrânienne, crises comitiales, déficit neurologique focal parfois bilatéral ou à bascule.
- **Hypertension intracrânienne aiguë** (cf. encadré).
- **Hypotension intracrânienne :**
  - Causée par une brèche méningée (spontanée ou secondaire à une PL ou à un traumatisme),
  - Céphalées survenant en position debout, disparaissant en décubitus.
- **Céphalées post-traumatiques** (cf. M11-201) : hématome extradural, hématome sous-dural aigu, hémorragie méningée traumatique.
- **Apoplexie pituitaire**.
- Syndrome de vasoconstriction cérébrale réversible :
  - Vasoconstriction segmentaire des artères intracrâniennes réversibles en 1 à 3 mois,
  - Facteurs favorisants : substances vaso-actives, post-partum,
  - Céphalées en « coup de tonnerre » récurrentes,
  - Complications : AIT, infarctus cérébral, hémorragie cérébrale,
  - Traitement : nimodipine.
- **Migraine, céphalées d'effort** : premier épisode. Diagnostic d'élimination !
- **Encéphalopathie hypertensive**.
- **Céphalées des « spécialités »** :
  - **Glaucome aigu à angle fermé** : œil rouge douloureux, mydriase, augmentation de la pression intra-oculaire à la palpation (« œil bille de verre »),
  - **Sinusite aiguë** : céphalées frontales ou sous-orbitaires, majorées à la flexion de la tête et à la pression des points sinusiens.

2. Céphalées subaiguës d'aggravation progressive

- **Hypertension intracrânienne subaiguë** (cf. encadré).
- **Thrombophlébite cérébrale** (cf. M9-133).
- **Méningite subaiguë** (Cf. M7-96).
- **Maladie de Horton :**
  - **À évoquer systématiquement devant toute céphalée prolongée et inhabituelle chez le sujet âgé ≥ 50 ans !**
  - Céphalées à prédominance temporale,
  - Altération de l'état général : anorexie, amaigrissement, asthénie,
  - Hyperpathie du cuir chevelu, claudication de la mâchoire, pseudo-polyarthrite rhizomélique parfois associées,
  - Artère temporale indurée, inflammatoire, abolition du pouls,
  - Risque de cécité.
- Iatrogène (ex. : IEC, dérivés nitrés, théophylline…).

Module 11

3. Céphalées chroniques

Continues

- Primaires :
  - Migraine chronique,
  - **Céphalées de tension chroniques +++** (cf. encadré).
- Secondaires :
  - Céphalées post-traumatiques :
    - Hématome sous-dural chronique,
    - Syndrome subjectif des traumatisés crâniens : survient après un traumatisme crânien pas forcément grave. Céphalées permanentes diffuses associées à des plaintes multiples (irritabilité, troubles de la mémoire et de l'attention…). Examens clinique et paraclinique normaux.
  - Céphalées toxiques et médicamenteuses :
    - Céphalées par abus d'antalgiques : Sujets aux antécédents de migraine ou de céphalées de tension initialement épisodiques. Céphalées chroniques associées à une surconsommation médicamenteuse en traitement de crise. Cercle vicieux. Traitement : sevrage.
    - Céphalées iatrogènes : vasodilatateurs (dérivés nitrés…),
    - Intoxication au CO : contexte de chauffage défectueux, signes cliniques d'intoxication au CO dans l'entourage.
  - **Céphalées de cause générale** : hypercapnie, hyperviscosité sanguine.
  - **Céphalées « des spécialités »** : sinusite chronique, syndrome de Costen (dysfonctionnement temporo-mandibulaire).
  - Céphalées liées à des cervicalgies chroniques : post-traumatiques (séquelles de fracture ou de luxation cervicale), polyarthrite rhumatoïde (luxation atloïdo-axoïdienne)…

Par accès (= épisodique)

- Migraine +++ (cf. MGS-262)
  - Hémicrânie alternante pulsatile, d'apparition rapidement progressive, augmentée par l'exercice physique, durant 4 à 72 heures,
  - Souvent accompagnée de nausées-vomissements, de photophobie ou de phonophobie.
- Céphalées de tension (cf. encadré).
- Algie vasculaire de la face : douleur péri-orbitaire durant 15 min. à 3 heures, intense, associée à des signes végétatifs ipsilatéraux (syndrome de Claude-Bernard-Horner, larmoiement, érythème oculaire, obstruction nasale ou rhinorrhée), double périodicité.
- Névralgie du trijumeau : douleur paroxystique, intense, localisée dans un territoire du nerf trijumeau (V2 et/ou V3). Peut être « essentielle » ou secondaire.
- Névralgie d'Arnold (rarement en cause)
  - Liée à un conflit entre le nerf occipital et la charnière osseuse (arthrose des articulaires postérieures).
  - Douleur paroxystique unilatérale de la face postérieure de la nuque, remontant jusqu'au sommet du crâne, déclenchée par des mouvements de la tête.
- Céphalée d'effort : diagnostic d'élimination. Toujours rechercher une étiologie notamment vasculaire !

CÉPHALÉES DE TENSION

- Fréquentes,
- Contexte psychologique (anxiété, dépression) sous-jacent fréquent,
- Peuvent être associées à des contractures des muscles péricrâniens,
- **Céphalées diffuses, bilatérales, prédominant au vertex ou dans la région cervico-occipitale ou en casque, d'intensité modérée, aggravées par le stress**,
- Pas de signes associés, pas de retentissement sur le sommeil ou sur les activités de la vie quotidienne (sauf si trouble thymique associé),
- Examen neurologique normal, sauf possible contracture des muscles péricrâniens,
- Paraclinique : aucun en théorie,
- Traitement : antalgiques simples +/- antidépresseurs tricycliques : amitriptyline (Laroxyl®) et soutien psychologique,
- Informer le patient du risque de douleur chronique (céphalées de tension chronique) qui peut être associée à une dépendance aux antalgiques simples.

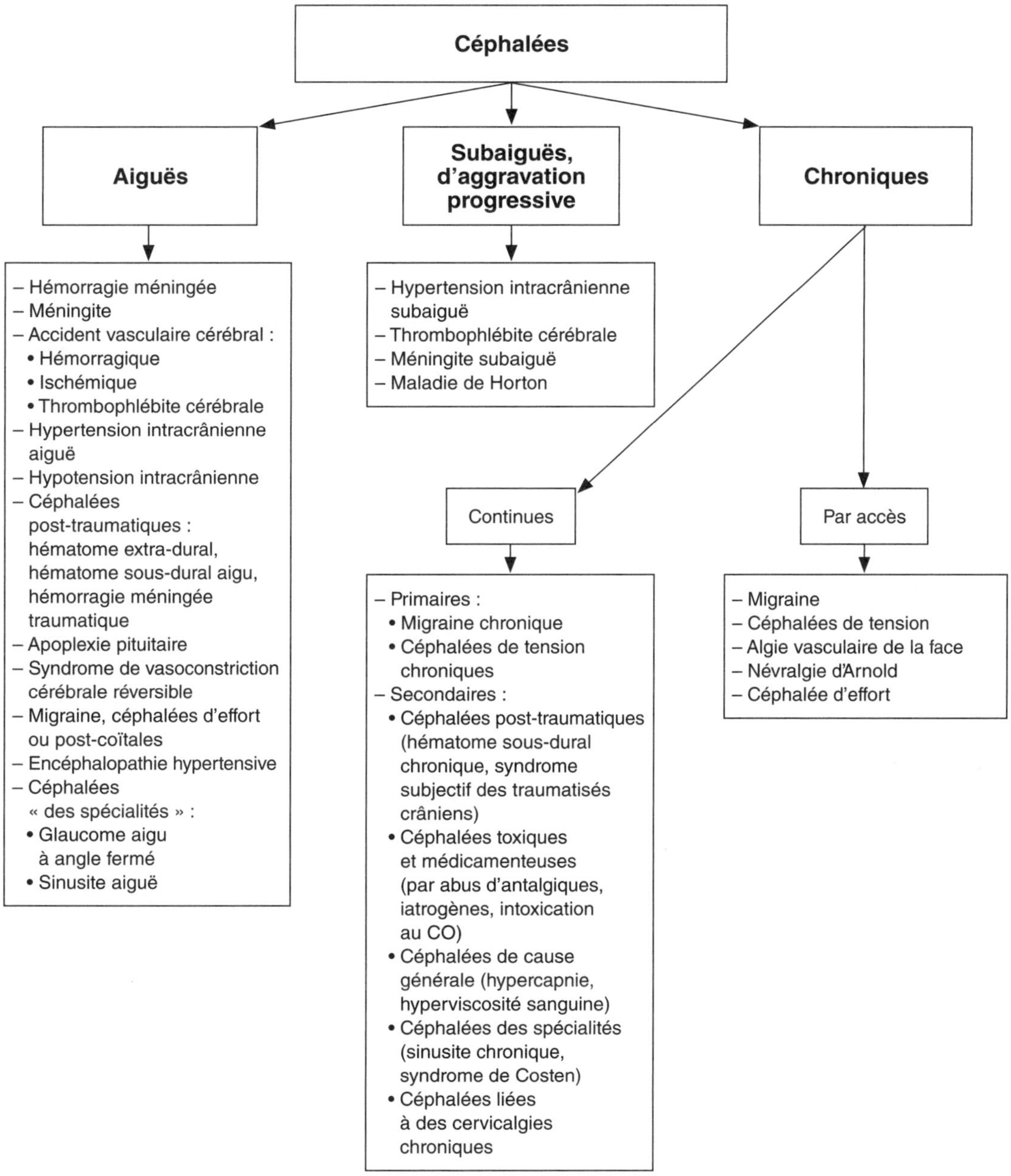

Fig 1 : Étiologies des céphalées

HYPERTENSION INTRACRÂNIENNE (HTIC)

1. Définition

= augmentation de la pression à l'intérieur de la boîte crânienne.

2. Physiopathologie

Augmentation de volume d'un (ou plusieurs) des 3 compartiments (parenchyme, sang, LCR) dans la boîte crânienne inextensible.

3. Clinique

- Céphalées inhabituelles, localisées ou diffuses, d'abord intermittentes en 2e partie de nuit ou au réveil puis permanentes, augmentées par la toux, les efforts et les changements de position, calmées par les vomissements.
- Nausées/vomissements.
- Troubles visuels :
  - œdème papillaire au fond d'œil. Dans les formes sévères : flou visuel ou éclipses visuelles. Évolution vers la cécité par atrophie optique.
  - Diplopie par paralysie du VI (pas de valeur localisatrice, « VI = cendrillon des paires crâniennes »).
- Troubles de la vigilance : jusqu'au coma.
- Troubles psychiques.

4. Paraclinique

- Imagerie cérébrale +++
- **Contre-indication de la PL car risque d'engagement (sauf si HIC « bénigne » ou si thrombophlébite cérébrale)**.

5. Complications = engagement !

= hernie du parenchyme cérébral à travers différents orifices intracrâniens sous l'effet de la pression.

Responsable d'une compression de structures nerveuses ou vasculaires

- **Engagement temporal :**
  = passage de l'uncus de l'hippocampe à travers la fente de Bichat (espace situé entre le tronc cérébral et la tente du cervelet). Compression du nerf crânien III, du mésencéphale et de l'artère cérébrale postérieure plus tardivement.
  - Clinique :
    - Paralysie du III homolatéral : mydriase, ptosis,
    - Hémiplégie controlatérale,
    - Troubles de la conscience,
    - Hémianopsie latérale homonyme controlatérale.
  - Évolution rapide vers le coma et le décès.
  - Urgence diagnostique et thérapeutique +++
- **Engagement des amygdales cérébelleuses dans le trou occipital :**
  - Compression du bulbe,
  - Clinique : torticolis et attitude guindée au début, crises motrices postérieures avec attitude en opisthotonos, troubles respiratoires majeurs, mort subite par arrêt cardio-respiratoire,
  - Urgence diagnostique et thérapeutique +++
- **Engagement cingulaire sous la faux :**
  Compression de l'hémisphère controlatéral et parfois des artères cérébrales antérieures.
  Clinique : aggravation du tableau confusionnel

6. Étiologie

- Processus expansif : tumeur, abcès, hématome (intraparenchymateux, extradural, sous-dural aigu ou chronique).
- Œdème cérébral : dysnatrémie, encéphalite, iatrogène (vitamine A, tétracyclines…).
- Thrombophlébite cérébrale.
- Hydrocéphalie :
  - Non-communicante : obstacle à la circulation du LCR (tumeur, sténose de l'aqueduc de Sylvius…),
  - Communicante : défaut de résorption du LCR (méningite, hémorragie méningée).
- Hypertension intracrânienne bénigne chez la femme obèse (diagnostic d'élimination).

7. Traitement

- Urgence diagnostique et thérapeutique.
- Traitement symptomatique : traitement anti-œdémateux :
  - Molécules hyperosmolaires mannitol®,
  - Corticoïdes si œdème de cause tumorale.
- Traitement étiologique.

RECOMMANDATIONS pour la pratique clinique : CCQ (Céphalées chroniques quotidiennes) : diagnostic, rôle de l'abus médicamenteux, prise en charge. Septembre 2004

1. Définition

- Céphalée initialement épisodique (migraine ou céphalée de tension) devenue chronique quotidienne dans un contexte notamment d'abus médicamenteux.
- Tenue d'un agenda des céphalées.

2. Prise en charge

- Recherche de facteurs favorisant : abus médicamenteux, facteurs psychopathologiques…
- Sevrage en cas d'abus médicamenteux avec mesures d'accompagnement (psychothérapie +/- pharmacologique).
- Traitement de fond de la migraine ou de la céphalée de tension (tricycliques).
- Information et éducation du patient concernant sa pathologie et la gestion des crises.

3. Prévention

- Éducation thérapeutique des patients présentant des migraines ou des céphalées de tension : ne pas dépasser 2 prises de traitements de crise par semaine.

L'ESSENTIEL

- **Symptôme fréquent +++**
- **Causes de céphalées multiples et le plus souvent bénignes,**
- **Mais elles peuvent être le premier signe d'une urgence vitale ou fonctionnelle,**
- **Éliminer en priorité les urgences avant de penser aux étiologies les plus communes comme la migraine ou les céphalées de tension :**
  - **Céphalée brutale (coup de tonnerre) : Hémorragie méningé ?**
  - **Céphalée fébrile : méningite ?**
  - **Céphalée chez un sujet âgé ≥ 50 ans : maladie de Horton ?**
  - **Céphalée et HTIC : processus expansif intracrânien, thrombophlébite cérébrale ?**
  - **Céphalée et déficit neurologique focal : processus expansif intracrânien, AVC ?**
  - **Céphalée en hiver dans un lieu confiné : intoxication au CO ?**
  - **Céphalée et signes oculaires : Glaucome aigu à angle fermé ?**

Déficit neurologique récent

(Diagnostic, situation d'urgence et prise en charge)

Laura Mechtouff-Cimarelli, Stéphane Peysson

CLINIQUE

1. Interrogatoire

- Terrain : âge, facteurs de risque cardio-vasculaires.
- Antécédents personnels et familiaux.
- Caractéristiques du déficit :
  - Type de déficit neurologique : déficit moteur, sensitif ou visuel, aphasie…
  - Date de début des signes,
  - Circonstances de survenue : traumatisme, fièvre…,
  - Mode d'installation : brutal, progressif,
  - Mode évolutif.
- Signes cliniques associés.

2. Examen clinique

- Examen neurologique complet +++
- Examen général.

PARACLINIQUE

1. Imagerie

- **Scanner ou IRM cérébrale :**
  Indications : suspicion d'atteinte du système nerveux central : hémisphères cérébraux ou tronc cérébral (hémiplégie avec syndrome pyramidal, déficit sensitif hémicorporel, aphasie, hémianopsie latérale homonyme, troubles de la conscience, épilepsie, atteinte des nerfs crâniens, syndrome alterne).
- **IRM médullaire :**
  Indications : suspicion d'atteinte du système nerveux central : moelle (paraplégie, tétraplégie ou hémiplégie sans atteinte de la face avec syndrome pyramidal, niveau sensitif, troubles sensitifs de type syringomyélique ou Brown-Sequard, troubles sphinctériens).
- **Scanner ou IRM lombaire :**
  Indications : atteinte des racines de la queue de cheval.

2. ENMG

Indications : suspicion d'atteinte du système nerveux périphérique (syndrome neurogène périphérique), de la jonction neuromusculaire (syndrome myasthénique) ou du muscle (syndrome myogène).

3. Ponction lombaire

Indications : suspicion d'une pathologie inflammatoire (sclérose en plaques, Guillain-Barré), infectieuse, néoplasique.

4. **Biologie** en fonction de l'orientation étiologique.

5. **Biopsie musculaire ou neuromusculaire avec examen anatomopathologique**
   Indications : atteinte du système nerveux périphérique ou du muscle de cause indéterminée.

DIAGNOSTIC TOPOGRAPHIQUE

1. Système nerveux central

- Syndrome pyramidal :
  - Déficit moteur de l'hémicorps controlatéral (si atteinte des fibres pyramidales avant leur décussation) ou homolatéral (si atteinte des fibres pyramidales après leur décussation),
  - Réflexes ostéo-tendineux vifs, diffusants, polycinétiques avec extension de la zone réflexogène,
  - Signe de Babinski,
  - Signe de Hoffman,
  - Trépidation épileptoide du pied,
  - Clonus de la rotule.
- Autres signes d'atteinte du SNC :
  - Sensitifs : déficit hémicorporel ou niveau sensitif si atteinte de la moelle,
  - Atteinte des nerfs crâniens,
  - Aphasie,
  - Hémianopsie latérale homonyme,
  - Troubles de la conscience,

– Épilepsie,
– Troubles des fonctions supérieures.

2. Système nerveux périphérique

= Syndrome neurogène périphérique.

Déficit moteur et/ou sensitif systématisé (atteinte d'une ou plusieurs racines/troncs nerveux) ou déficit distal de 2 ou 4 membres.

- Hypotonie.
- Amyotrophie.
- Réflexes ostéotendineux diminués ou abolis.
- +/- Crampes.
- +/- Fasciculations.
- Troubles sensitifs de topographie radiculaire, plexique ou tronculaire.
- Troubles végétatifs.

DIAGNOSTIC DIFFÉRENTIEL

1. Cause ostéoarticulaire : fracture, arthropathie

- Notion de traumatisme.
- Signes associés : douleur.

2. Cause vasculaire : ischémie aiguë d'un membre, artérite, phlébite, hématome

- Signes associés : douleur, aspect local de la peau, pouls abolis.

3. Douleur

4. Cause psychiatrique : conversion hystérique

- Personnalité hystérique.
- Circonstances psychologiques déclenchantes.
- Aspect détaché (« belle indifférence »).
- Bénéfices secondaires.
- Discordances anatomocliniques (territoires atteints non anatomiques).
- Discordance entre le handicap et les signes objectifs observés à l'examen clinique.
- Variabilité des troubles en fonction de la distraction et de la suggestion.

ÉTIOLOGIE D'UN DÉFICIT NEUROLOGIQUE CENTRAL FOCAL TRANSITOIRE

1. AIT +++ (cf. M9-133)

- Terrain : âge souvent ≥ à 50 ans, facteurs de risque cardio-vasculaires.
- Clinique : début brutal, durée ≤ à 24 heures (le plus souvent ≤ à 1 heure).
- Prise en charge en URGENCE car risque d'accident cérébral constitué.
- Imagerie cérébrale (scanner ou IRM cérébrale) : normaux.
- Bilan étiologique : bilan biologique, ECG, échographie cardiaque, échodoppler ou angioscanner ou angio-IRM des troncs supra-aortiques.
- Traitement préventif d'un nouvel accident ischémique : fonction de l'étiologie.

2. Crise d'épilepsie partielle simple ou complexe (cf MGS-235)

- Terrain : épilepsie parfois connue, épisodes similaires antérieurs.
- Clinique :
  – Déficit moteur pendant ou après la crise (déficit post-critique),
  – Accompagné de signes positifs : clonies, paresthésies suivant parfois une « marche jacksonienne » de quelques dizaines de secondes.
- EEG, imagerie cérébrale (scanner ou IRM) à la recherche d'une lésion causale.
- Traitement anti-épileptique à discuter.

3. Migraine avec aura (cf MGS-262)

- Terrain : femme jeune, antécédents de migraine sans aura, épisodes similaires antérieurs.
- Clinique :
  – Installation en ≥ 5 minutes du déficit selon une marche migraineuse,
  – Signes visuels et/ou sensitifs et/ou troubles du langage.
  – Régression en moins d'une heure,
  – Suivi le plus souvent d'une hémicrânie pulsatile.
- Imagerie cérébrale si premier épisode.

4. Hématome sous-dural chronique

5. Tumeur intracrânienne

6. Malformation artério-veineuse

7. Hématome intracérébral de petite taille

8. Thrombophlébite cérébrale

9. Hypoglycémie : à éliminer systématiquement chez le diabétique traité !

ÉTIOLOGIE D'UN DÉFICIT NEUROLOGIQUE CENTRAL FOCAL CONSTITUÉ

1. Accident vasculaire cérébral (AVC) (cf. M9-133)

- Ischémique :
  - Terrain : âge souvent ≥ à 50 ans, facteurs de risque cardio-vasculaires ou antécédents cardiaques,
  - Clinique : début brutal, déficit neurologique focal,
  - Imagerie cérébrale en urgence,
  - Bilan étiologique (biologie, ECG, échographie cardiaque, échodoppler ou angioscanner ou angio-IRM des troncs supra-aortiques),
  - Traitement préventif en fonction de l'étiologie.
- Hémorragique.

2. Processus expansif intracrânien (cf. M10-146)

- Clinique :
  - Déficit d'installation progressive, évolution « en tâche d'huile »,
  - Signes associés : signes d'hypertension intracrânienne, épilepsie.
- Imagerie cérébrale (scanner sans et avec injection de produit de contraste iodé ou IRM) : lésion prenant parfois le contraste, œdème périlésionnel, effet de masse (effacement des sillons corticaux, écrasement des ventricules, déviation de la ligne médiane).
- Bilan étiologique : recherche d'une localisation primitive, biopsie cérébrale.
- Traitement anti-œdémateux, corticothérapie après la biopsie, traitement étiologique.

3. Processus infectieux

Méningo-encéphalite, encéphalite, abcès cérébral, endocardite infectieuse :

- Terrain : immunodépression, foyer infectieux chronique.
- Clinique : début progressif, syndrome infectieux d'emblée ou précessif, syndrome méningé associé, épilepsie.
- Imagerie cérébrale, PL, hémocultures, sérologies, échographie cardiaque.
- Traitement en urgence : Aciclovir et antibiothérapie probabiliste.

4. Complication aiguë d'un traumatisme crânien : hématome sous-dural (HSD), hématome extradural (HED), contusion

- Terrain : traumatisme crânien plus ou moins sévère, prise d'anti-agrégants plaquettaires ou d'anticoagulants.
- Scanner cérébral en urgence : lentille hyperdense biconvexe si HED, croissant hyper/iso/hypodense si HSD aigu, subaigu ou chronique, hyperdensité parenchymateuse +/- franche.
- Prise en charge neurochirurgicale immédiate.

ÉTIOLOGIE D'UNE PARAPLÉGIE/TÉTRAPLÉGIE RÉCENTE

1. Pathologie médullaire aiguë

Déficit moteur avec syndrome pyramidal, niveau sensitif inférieur à la lésion (parfois tableau hémimédullaire de Brown-Sequard) et troubles sphinctériens.

- **Traumatique** (traumatisme modéré ou sévère) :
  - IRM médullaire en URGENCE, complétée par radio et scanner du rachis,
  - Traitement chirurgical en URGENCE.
- **Non traumatique :**
  - IRM médullaire en urgence,
  - Compression médullaire (cf. MGS-231) :
    - Syndrome lésionnel et rachidien parfois associé.
    - Causes extradurales : métastase vertébrale +/- compliquée d'une épidurite, myélopathie cervicarthrosique, hernie discale, spondylodiscite et épidurite infectieuse, hématome épidural.
    - Causes intradurales extramédullaires : tumeurs (méningiome, neurinome).
    - Causes intramédullaires : tumeurs médullaires, malformations vasculaires, syringomyélie.
  - Myélite inflammatoire (SEP, maladie de Devic, maladies de système),
  - Myélite infectieuse,
  - Ischémie médullaire.

2. Pathologie périphérique aiguë

Déficit moteur avec hypotonie et ROT abolis.

- Syndrome de la queue de cheval (cf MGS-231) avec troubles sphinctériens et anesthésie en selle :
  - IRM lombaire en urgence,
  - Prise en charge neurochirurgicale en urgence.
- Syndrome de Guillain-Barré (cf. M8-122) avec paresthésies, troubles proprioceptifs, SANS troubles sphinctériens précoces et SANS anesthésie en selle :
  - PL et EMG,
  - Prise en charge en urgence à proximité d'une réanimation,
  - Traitement symptomatique +/- spécifique,
  - Surveillance +++.

3. Plus rarement : atteinte bihémisphérique ou du tronc cérébral

ARGUMENTS ÉTIOLOGIQUES

1. En fonction du terrain : âge, antécédents

2. En fonction du contexte clinique

3. En fonction du mode d'installation et de l'évolution

- Début brutal et amélioration progressive = AVC, traumatisme.
- Installation rapidement progressive = SEP, Syndrome de Guillain-Barré.
- Installation lentement progressive = tumeur, abcès, sclérose latérale amyotrophique, myopathie.
- Épisodes récurrents : SEP.

L'ESSENTIEL

1. Savoir distinguer déficit central/périphérique

2. Déficit neurologique central focal transitoire

Imagerie cérébrale en URGENCE

- **AIT +++,**
- **Crise d'épilepsie partielle simple ou complexe,**
- **Migraine avec aura.**

3. Déficit neurologique central focal constitué

Imagerie cérébrale en urgence

- **AVC si début brutal,**
- **Hématome si traumatisme,**
- **Processus expansif si début progressif,**
- **Processus infectieux si fièvre.**

4. Tétraplégie/paraplégie récente

- **Pathologie médullaire aiguë traumatique ou non : IRM médullaire et traitement en urgence,**
- **Pathologie périphérique :**
  - **Syndrome de la queue de cheval : IRM lombaire et traitement en urgence,**
  - **Syndrome de Guillain-Barré : EMG, prise en charge en urgence à proximité d'une réanimation.**

État confusionnel et trouble de conscience

(Diagnostic, situations d'urgence et prise en charge)

Maïté Formaglio

DÉFINITIONS

1. La conscience

= connaissance de soi et de son environnement.

2. Les troubles de la conscience = continuum

- Syndrome confusionnel = altération globale de l'activité psychique, aiguë et d'intensité fluctuante, le plus souvent réversible (cf. M5-63).
- Obnubilation = le patient répond et exécute les ordres avec lenteur.
- Stupeur = les réponses verbales sont absentes mais le patient peut encore exécuter quelques consignes verbales élémentaires.
- Coma = troubles de la vigilance et de la conscience. Les seules réponses obtenues sont secondaires à des stimuli nociceptifs.

PRÉSENTATION CLINIQUE DU SYNDROME CONFUSIONNEL

Début aigu sur quelques heures ou subaigu sur quelques jours.

- Fluctuation de la vigilance, de la concentration, de l'attention.
- Désorientation temporo-spatiale.
- Ralentissement idéatoire, langage incohérent et capacités de jugement perturbées.
- Troubles du comportement avec agitation psychomotrice fluctuante et perplexité anxieuse.
- Altération des perceptions sensorielles avec possibles illusions ou hallucinations visuelles ou auditives.
- Possibles signes végétatifs : hyperthermie, sueurs, tachycardie…

CRITÈRES DIAGNOSTIQUES DU SYNDROME CONFUSIONNEL

1. Critères du DSM IV

- **Perturbation de la conscience** avec diminution des capacités **attentionnelles**.
- Modification du fonctionnement cognitif (trouble de la **mémoire**, désorientation ou trouble du langage…) ou perturbation des **perceptions** (illusions, hallucinations) non expliquée par une démence préexistante.
- Installation le plus souvent subaiguë en un **temps court** (quelques heures ou quelques jours) et **évolution fluctuante** au cours de la journée.
- L'histoire de la maladie, l'examen physique, ou les examens complémentaires permettent d'identifier le plus souvent une cause.

2. Définition de la CIM-10
(Classification internationale des maladies, 10e édition)

Syndrome cérébral organique sans étiologie spécifique, caractérisé par la présence simultanée de **perturbations de la conscience** et de **l'attention**, de la **perception,** de l'idéation, de la mémoire, du comportement psychomoteur, des émotions, et du rythme veille sommeil. La durée est variable et le degré de gravité varie de léger à très sévère.

CLINIQUE

1. Interrogatoire de l'entourage

- Terrain
- Antécédents : diabète…
- Prise médicamenteuse et surtout modification thérapeutique récente (insuline, psychotropes…).
- Prise de toxiques.
- Mode d'installation : aigu, subaigu.
- Conditions de survenue : traumatisme crânien, céphalées, fièvre…

2. Examen clinique

- Paramètres vitaux +++ : Pouls, TA, température, fréquence respiratoire, glycémie capillaire systématiques.
- Examen neurologique :
  - Niveau de conscience : score de Glasgow (cf. MGS-230),
  - Recherche de signes de focalisation neurologique,
  - Recherche de signes méningés,
  - Recherche de mouvements anormaux (tremblement, asterixis).
- Examen général :
  - Auscultation cardio-pulmonaire,
  - Palpation abdominale,
  - Évaluer l'état d'hydratation.,
  - Recherche d'arguments étiologiques (stigmates de traumatisme, d'intoxication, globe vésical, fécalome…).

PARACLINIQUE en URGENCE

1. Biologie

- NFP, VS, CRP, Glycémie, ionogramme sanguin, calcémie, urémie, créatininémie, bilan hépatique, gazométrie artérielle.
- +/- Ammoniémie.
- +/- ECBU, hémocultures si point d'appel infectieux.
- +/- Dosage sanguin et urinaire des médicaments et des toxiques (Alcoolémie, CO).
- +/- Enzymes cardiaques, D-Dimères.

2. ECG, RP

3. +/- Scanner cérébral

Indications = tout élément orientant vers une cause neurologique : signes de focalisation neurologique, céphalées brutales, première crise d'épilepsie, notion de traumatisme crânien, modifications de l'état de conscience au cours de la surveillance ou une fois que les causes non neurologiques sont écartées.

4. +/- Ponction lombaire

5. +/- EEG

DIAGNOSTICS DIFFÉRENTIELS

1. Démence

= Déficit global des fonctions cognitives d'installation progressive et d'évolution chronique.

2. Aphasie de Wernicke

Troubles isolés de l'expression orale avec fluence verbale préservée mais paraphasies réalisant au maximum un jargon, troubles de la compréhension.

3. Ictus amnésique

Amnésie antérograde transitoire, désorientation, perplexité, répétition des mêmes questions, examen neurologique normal.

4. Syndrome de Korsakoff

Atteinte sélective de la mémoire antérograde et désorientation +/- stigmates d'intoxication éthylique.

5. État psychotique

Délire systématisé alimenté par le contexte et troubles du comportement en rapport avec la thématique délirante.

COMPLICATIONS

1. Complications liées à l'atteinte végétative

Hyperthermie, déshydratation, troubles du rythme cardiaque, hypotension artérielle, chutes…

2. Complications liées aux troubles du comportement

Fugue, auto et hétéro-agressivité, traumatismes.

3. Complications liées à la pathologie sous-jacente

Sepsis, troubles métaboliques, surdosage médicamenteux…

ÉVOLUTION

1. **Régression +++ :** évolution favorable après traitement de la cause
2. **Troubles cognitifs séquellaires**
3. **Mode d'entrée dans la démence**

ÉTIOLOGIE

1. Neurologique

- **AVEC signes de localisation neurologique :**
  - Traumatisme crânien : contusion, hémorragie intraparenchymateuse, hématome sous-dural, hématome extradural.
  - Accident vasculaire cérébral :
    - Ischémique,
    - Hémorragique,
    - Thrombose veineuse cérébrale.
  - Tumeur cérébrale,
  - Infection : abcès cérébral, encéphalite herpétique.
- **AVEC signes méningés :**
  - Hémorragie méningée,
  - Méningite.
- **SANS signes de localisation neurologique et SANS signes méningés :**
  - Épilepsie :
  - Phase post-critique,
  - Crise d'épilepsie partielle complexe,
  - État de mal épileptique non convulsivant.

2. Toxique

- **Alcool :**
  - Intoxication aiguë **:**

    ATTENTION : un état confusionnel ou un trouble de la conscience chez un alcoolique en état d'ivresse peuvent être liés à d'autres causes : penser à une hypoglycémie ou aux causes traumatiques.
  - Sevrage : délirium tremens.
- **Médicaments** : anticholinergiques dont les tricycliques, barbituriques, benzodiazépines, neuroleptiques, corticoides, L-Dopa…
- **Monoxyde de carbone.**
- **Stupéfiants :** cocaïne, amphétamines, LSD…

3. Métabolique

- **Hypoglycémie** (DEXTRO systématique).
- **Hyponatrémie** sévère ou **hypernatrémie**.
- **Hypercalcémie**.
- **Hypercapnie**, **hypoxie**.
- **Insuffisance hépatique** : astérixis précessif.
- **Insuffisance rénale** (urémique).
- **Carence en vitamine B1** : encéphalopathie de Gayet-Wernicke.
  - Syndrome confusionnel +/- paralysie oculomotrice +/- syndrome cérébelleux.
  - Traitement : administration parentérale de vitamine B1 en urgence.
  - Attention : pas d'apport glucosé SANS vitamine B1 chez les patients carencés en vitamine B1.
- **Endocriniennes :**
  - Décompensation diabétique : coma hyperosmolaire, acidocétose, acidose lactique,
  - Hypothyroïdie sévère (coma myxœdémateux),
  - Insuffisance surrénalienne aiguë.

4. Psychiatrique

Diagnostic d'élimination.

5. Autres

- Fécalome.
- Rétention aiguë d'urine.
- Bas débit cérébral, anoxie cérébrale (Insuffisance cardiaque décompensée, embolie pulmonaire).
- Douleur, fièvre (sujet âgé).
- Post-chirurgicale (AG, douleurs, infection…).

PRISE EN CHARGE : URGENCE DIAGNOSTIQUE ET THÉRAPEUTIQUE

1. Hospitalisation en urgence en milieu spécialisé

2. Mise en condition du patient

- Rassurer le patient, l'installer dans une chambre calme sans contention si possible, éliminer les objets dangereux, fermer fenêtres.
- Arrêt ou diminution des traitements potentiellement confusogènes.
- Pose d'une voie veineuse périphérique,
- +/- Pose d'une sonde nasogastrique selon le niveau de conscience.
- +/- Pose d'une sonde urinaire.

3. Traitement symptomatique

- Maintien des fonctions vitales :
  - Ventilatoires : liberté des voies aériennessupérieures +/-oxygénothérapie +/- intubation et ventilation assistée,

- Circulatoires : hydratation +/- soluté de remplissage +/- amines vasopressives.
- Rééquilibre hydroéléctrolytique.
- Vitaminothérapie IV (vitamine B1-B6-PP) si alcoolisme ou dénutrition.
- Traitement sédatif si agitation, par voie orale si possible (benzodiazépines, neuroleptiques).

4. Traitement étiologique +++

5. Prévention des complications

- Prévention des complications thrombo-emboliques : bas de contention, héparine de bas poids moléculaire à dose isocoagulante.
- Prévention des escarres : nursing.
- Prévention de l'ulcère de stress.

6. Surveillance régulière neurologique et générale

7. **Suivi :** consultation à distance de l'épisode confusionnel pour juger de l'évolution

L'ESSENTIEL

- **Troubles de la conscience : continuum, du syndrome confusionnel au coma.**
- **Interrogatoire, examen neurologique et général pour évaluer le niveau de conscience et le retentissement somatique et rechercher des arguments étiologiques. Glycémie capillaire systématique.**
- **Examens paracliniques en urgence pour évaluer le retentissement somatique et rechercher des arguments étiologiques : biologie systématique +/- scanner cérébral +/- PL +/- EEG si arguments pour une cause neurologique.**
- **À ne pas confondre avec un déficit des fonctions cognitives global chronique.**
- **Complications liées au retentissement somatique et aux troubles végétatifs.**
- **Évolution le plus souvent favorable +++**
- **Séquelles cognitives ou mode d'entrée dans la démence possible.**
- **Causes neurologiques, toxiques ou métaboliques +++. Ne pas oublier les causes générales telles que le globe vésical !**
- **Prise en charge en URGENCE : traitement symptomatique (fonctions vitales) et étiologique +++**

Malaise, perte de connaissance et crise comitiale chez l'adulte

(Diagnostic, situations d'urgence et prise en charge)

Antoine Challan-Belval, Laura Mechtouff-Cimarelli,
Alexandra Montavont

M11-209

DÉFINITIONS

1. Malaise

Nombreuses définitions, allant de la simple notion de mal être, avec +/- sensation pénible de faiblesse musculaire, troubles visuels, acouphènes, vertiges, nausées, pâleur, sueurs, angoisse…

2. Lipothymie

Malaise avec, en plus des signes cliniques décrits ci-dessus, une sensation de perte de connaissance imminente.

3. Syncope

Perte de connaissance brève et brutale, liée à une baisse de débit sanguin cérébral. Elle s'accompagne d'une chute par perte du tonus musculaire.

+/- convulsivante : secondaire à l'anoxie cérébrale chez un patient avec un seuil épileptogène bas mais pas nécessairement épileptique.

4. Crise comitiale

Manifestation motrice, sensorielle ou psychique liée à une décharge paroxystique anormale et hypersynchrone d'une population de neurones du cortex.

PHYSIOPATHOLOGIE

Mécanismes physiopathologiques différents :

- Ischémie cérébrale.
- Trouble métabolique (hypoglycémie…).
- Décharge paroxystique et hypersynchrone des neurones.

CLINIQUE

1. Interrogatoire +++

- Antécédents personnels : épilepsie, diabète, cardiopathie…
- Rechercher une prise médicamenteuse ou toxique.
- Mode d'installation du malaise :
  - brutal ou progressif,
  - avec ou sans prodromes ; pâleur, sueurs, salivation, douleur abdominale, bradycardie (signes parasympathiques), flou visuel, vertige, acouphènes.
- Circonstances déclenchantes du malaise :
  - à l'effort,
  - lors d'un passage en orthostatisme,
  - dans un milieu chaud confiné, à jeun,
  - douleur vive…
- Rechercher s'il y a eu une réelle perte de connaissance.
- Évaluer la vitesse de reprise de conscience :
  - immédiate : sur les lieux avant l'arrivée des secours,
  - lente et confuse : dans le camion des pompiers ou aux urgences.
- Rechercher des signes associés :
  - douleur thoracique,
  - morsure latérale de langue, perte d'urine, mouvements anormaux.
- Rechercher des éventuelles complications liées à la chute (traumatisme ostéoarticulaire).
- Si malaises répétés : rechercher la stéréotypie des malaises.

2. Examen clinique

- À la recherche de la cause du malaise :
  - Constantes vitales : pouls, tension artérielle couché et debout (recherche d'une hypotension orthostatique), fréquence respiratoire, glycémie capillaire (dextro +++),
  - Examen cardiovasculaire,
  - Examen neurologique,

- À la recherche des conséquences du malaise :
  - Examen ostéoarticulaire.

PARACLINIQUE

Non systématique ! À adapter selon le terrain et les circonstances du malaise.

1. Biologie

- Hémogramme sanguin.
- Glycémie, ionogramme sanguin, calcémie.
- Gazométrie artérielle.
- Enzymes cardiaques, CPK (souvent augmentés après une crise comitiale).
- Alcoolémie, HbCO.

2. Électrocardiogramme +++

3. Autres examens à discuter

- **Après une lipothymie/syncope :**
  - ECG pendant le massage carotidien (en l'absence de souffle carotidien).
    Indication : suspicion d'une hypersensibilité du sinus carotidien.
  - Holter ECG sur 24 heures ou implantable.
    Indications : suspicion de troubles de la conduction ou de troubles du rythme cardiaque paroxystiques ou syncope inexpliquée.
  - Echographie cardiaque.
  - Épreuve d'effort (en l'absence de rétrécissement aortique et de cardiomyopathie obstructive).
  - Enregistrement endocavitaire du faisceau de His.
    Indication : suspicion de syncopes par troubles de la conduction cardiaque avec ECG et holter ECG normaux.
  - Test d'inclinaison ou « Tilt-test » : table basculante, position de départ à l'horizontale puis position inclinée à 60° avec surveillance du pouls et de la tension artérielle. Permet de tester le système nerveux autonome.
    Indication : suspicion de syncope vasovagale ou syncope inexpliquée.
- **Après une première crise comitiale :**
  - EEG (normal dans la moitié des cas),
  - Imagerie cérébrale : scanner ou IRM cérébrale.

DIAGNOSTIC DIFFÉRENTIEL

1. D'un malaise ou d'une perte de connaissance

- Ictus amnésique :
  Amnésie antérograde transitoire, désorientation, perplexité, répétition des mêmes questions +++, examen neurologique normal.
- Syndrome confusionnel.
- Drop-attack (rare) :
  Dérobement des membres inférieurs sans perte de conscience lié à une ischémie vertébro-basilaire.
- Narcolepsie-cataplexie (maladie de Gélineau) :
  Trouble de la régulation des états de veille et de sommeil : accès brusques et irrépressibles de sommeil pendant la journée +/- cataplexie (chute par atonie) accompagnant une émotion.

2. D'une crise comitiale

- Syncope/lipothymie.
- Crise non-épileptique psychogène.
- Hypoglycémie.

ÉTIOLOGIES

LIPOTHYMIES/SYNCOPES

1. Syncopes réflexes (rôle du système nerveux végétatif parasympathique)

- **Syncope vasovagale**
  (= malaise vagal) +++ :
  - Liée à un déséquilibre sympathico-vagal en faveur du système vagal responsable d'une bradycardie et d'une baisse de la pression artérielle.
  - Fréquent +++ surtout chez le sujet jeune et de façon récurrente.
  - Circonstances de survenue évocatrices : station debout prolongée, chaleur, atmosphère confinée, émotion intense, douleur vive, vue du sang.
  - Phase prodromique : sueurs, nausées, acouphènes… (le patient sent venir le malaise).
  - +/- perte de connaissance progressive.
  - En cas de prolongement de la syncope, évolution vers une syncope « convulsivante » par anoxie cérébrale : hypertonie axiale avec révulsion oculaire puis myoclonies des extrémités +/- perte d'urines et morsure du bout de la langue.

- Reprise d'une conscience claire en quelques minutes (sur les lieux).
- Asthénie prolongée fréquente.
- Le diagnostic est le plus souvent clinique.
- En cas de doute diagnostique : test d'inclinaison ou « tilt-test ».
- Conduite à tenir : allonger immédiatement le patient, jambes surélevées.
- Traitement préventif par β-bloquants en cas de syncopes fréquentes et invalidantes.

• **Syncope sinocarotidienne par hypersensibilité du sinus carotidien :**
  - Plus rare. Touche le sujet âgé.
  - Circonstances de survenue évocatrices mais inconstantes : rasage, col de chemise, rotation de la tête.
  - Perte de connaissance brutale.
  - Diagnostic : massage carotidien en milieu cardiologique → bradycardie extrême et chute de la tension artérielle.

• **Syncopes tussives** (ictus laryngé) et **mictionnelles** (surtout au lever nocturne).

2. Syncope par hypotension orthostatique

• Fréquent, surtout chez le sujet âgé. Favorisé par certains traitements (antihypertenseurs, tricycliques, neuroleptiques, L-Dopa), une déshydratation et une dysautonomie (diabète, atrophie multisystématisée).
• Circonstances de survenue : immédiatement après le lever ou lors d'une station debout prolongée.
• Phase prodromique : sueurs, nausées, acouphènes…
• +/- perte de connaissance progressive.
• Reprise d'une conscience claire en quelques minutes (sur les lieux).
• Diagnostic : test d'hypotension orthostatique = **baisse de plus de 30 mmHg de la pression artérielle systolique au lever sans accélération réflexe du pouls**.
• Traitement :
  - Mesures simples : bas de contention, lever en deux temps, bonne hydratation, suppression si possible des médicaments favorisant.
  - Dihydroergotamine Seglor®.
  - Minodrine Gutron®.

3. Syncope cardiaque

Arguments en faveur : antécédents cardiaques, traitement anti-arythmique, tableau de syncope à l'emporte-pièce, signes fonctionnels de type douleurs thoraciques, palpitations ou dyspnée, morsure du bout de la langue, anomalies à l'auscultation cardiaque ou à l'ECG.

• **Troubles de la conduction cardiaque :**
  - **Bloc auriculo-ventriculaire (BAV) +++ :**
    • Syncope à l'emporte pièce d'Adams Stokes : pas de prodromes, perte de connaissance brève de début et de fin brutale,
    • ECG post-critique : normal ou trouble de la conduction (BAV 1, bloc de branche),
    • Holter ECG sur 24 H à la recherche de troubles paroxystiques,
    • Exploration endocavitaire du faisceau de His en cas de normalité des autres examens,
    • Traitement : stimulateur cardiaque implantable.
  - **Bloc sino-auriculaire :**
  - Touche le sujet âgé, rarement syncopal,
  - Examens complémentaires : idem BAV.

• **Troubles du rythme cardiaque :**
  - **Tachycardie supraventriculaire :** rarement syncopale,
  - **Tachycardie jonctionnelle,**
  - **Tachycardie ventriculaire :**
    • Tachycardie avec des complexes QRS élargis et une dissociation atrio-ventriculaire +/- des complexes de capture ou de fusion,
    • Attention au risque de fibrillation ventriculaire !
    • Traitement par anti-arythmiques +/- choc électrique externe si mauvaise tolérance.
  - **Torsade de pointe :**
    • Tachycardie ventriculaire atypique avec variation de l'axe électrique,
    • Étiologie : bradycardie extrême, hypokaliémie, surcharge médicamenteuse, QT long congénital,
    • Résolution spontanée le plus souvent,
    • Attention au risque de fibrillation ventriculaire !

- Traitement : injection de magnésium, recharge potassique et traitement de la bradycardie (sonde d'entraînement électrosystolique, Isuprel®).
- **Causes mécaniques :**
  - Obstacle à l'éjection ventriculaire : rétrécissement aortique serré ou cardiomyopathie obstructive → syncope d'effort,
  - Obstacle au remplissage ventriculaire : tamponnade, myxome de l'oreillette → syncope posturale.
- Syncopes et douleurs thoraciques :
  - Infarctus du myocarde,
  - Embolie pulmonaire.

LES CRISES D'ÉPILEPSIE (cf. MGS-235)

1. Clinique

- Début brutal sans prodrome (si d'emblée généralisée) ou précédée d'une crise partielle (si crise partielle secondairement généralisée).
- Intérêt de l'interrogatoire des témoins +++
- Contexte de survenue évocateur :
  - lien avec le rythme veille/sommeil (petit matin, sieste…),
  - consommation ou sevrage d'alcool ou de toxiques,
  - jeux sur écran télévisé, boite de nuit…
- Déroulement de la crise variable mais stéréotypé chez un même patient.
- La **crise généralisée tonico-clonique** se déroule en 3 phases :
  - **Tonique** : contraction de l'ensemble des muscles, d'une durée de 10 à 20 secondes (morsure latérale de langue !). Fréquente vocalisation ou cri (par fermeture tonique des cordes vocales + contraction des muscles respiratoires).
  - **Clonique** : brèves secousses bilatérales, synchrones et intenses d'une durée de 30 s.
  - **Résolutive** : hypotonie globale se traduisant par une perte d'urine et une respiration bruyante dite « stertoreuse ».
- Reprise de conscience lente et progressive avec une confusion post-critique et une amnésie de la crise. Évolution en deux phases :
  - Reprise de conscience précoce et incomplète dont le malade ne se souvient pas (confusion),
  - Reprise de conscience tardive et complète dont le malade se souvient.

Les premiers souvenirs du patient remontent au camion des pompiers ou aux urgences.

- Examen clinique post-critique :
  - Douleurs musculaires,
  - Perte d'urines non spécifique,
  - Morsure latérale de langue évocatrice mais inconstante,
  - Déficit neurologique focal post-critique possible mais transitoire (de 10 à 30 minutes),
  - Traumatismes : luxation de l'épaule bilatérale, brûlures, syndrome d'inhalation…

2. Paraclinique

- Chez un épileptique connu : habituellement aucun (sauf modification du type de crise).
- +/- Dosage plasmatique des anti-épileptiques.
- Lors d'une première crise :
  - EEG post-critique : ondes lentes résiduelles mais l'EEG peut être normal !
  - Imagerie cérébrale en urgence (scanner ou IRM) à la recherche d'une crise comitiale symptomatique d'une lésion cérébrale.

3. Traitement

- Chez un épileptique connu :
  - L'hospitalisation n'est souvent pas nécessaire,
  - **Rechercher un facteur déclenchant** (alcool, fatigue, mauvaise observance thérapeutique),
  - Poursuite +/- modification du traitement anti-épileptique habituel.
- Lors d'une première crise :
  - Couverture par benzodiazépine possible,
  - Pas de traitement de fond d'emblée sauf dans le cas d'une épilepsie symptomatique,
  - Surveillance.

LES TABLEAUX PSYCHIATRIQUES

Arguments en faveur : terrain psychiatrique connu, circonstance déclenchante : évènement psychologique, bénéfices secondaires, sémiologie atypique et incohérente.

1. Crise d'angoisse ou attaque de panique

- Trois aspects cliniques :
  - Manifestations psychiques : sensation de déréalisation, de mort imminente,
  - Manifestations somatiques : sueurs, tremblements, vertiges, palpitations, douleurs thoraciques, dyspnée, nausées/vomissements...
  - Manifestations comportementales : inhibition ou agitation.
- Traitement de la crise : benzodiazépines.

2. Syncope hystérique

- Chute théâtrale (mais rarement traumatisante) toujours en présence de l'entourage.

3. Pseudo-crises épileptiques (nouveau terme : crises non épileptiques psychogènes)

- Clinique atypique :
  - Début progressif et durée prolongée des crises,
  - Pas de véritable perte de conscience,
  - Mouvements cloniques atypiques, caricaturaux, sans logique anatomique,
  - Perte d'urine rare,
  - Résistance à l'ouverture des yeux +++
- Ces pseudo-crises peuvent alterner avec de véritables crises.
- Intérêt de la vidéo-EEG

AUTRES CAUSES

1. Accident vasculaire cérébral ischémique

- Ischémie vertébro-basilaire : sensation de malaise liée au vertige, à une instabilité, à des troubles visuels.
- Accident ischémique constitué : perte de connaissance rare, présence de signes neurologiques.

2. Hypoglycémie : sensation de malaise : fringales, sueurs, palpitations chez un patient diabétique traité.
À rechercher en systématique.

3. Intoxication alcoolique aiguë

4. Intoxication au monoxyde de carbone

PRISE EN CHARGE/TRAITEMENT

1. Prise en charge immédiate

- **Syncope et lipothymie :**
  - Allonger le patient, jambes surélevées.
  - Libération des voies aériennes supérieures.
  - Vérifier le pouls (carotidien) et la fréquence respiratoire.
  - Vérifier la tension artérielle et l'ECG si possible.
  - Résolution spontanée dans la plupart des cas.
- **Crise comitiale :**
  - Protection du patient de son environnement,
  - Libération des voies aériennes et décubitus latéral dès que possible.

2. Traitement symptomatique

- Maintien des fonctions vitales en cas de défaillance

3. Traitement étiologique : fonction de l'étiologie

4. Traitement préventif : fonction de l'étiologie

5. Surveillance adaptée en fonction de l'origine du malaise

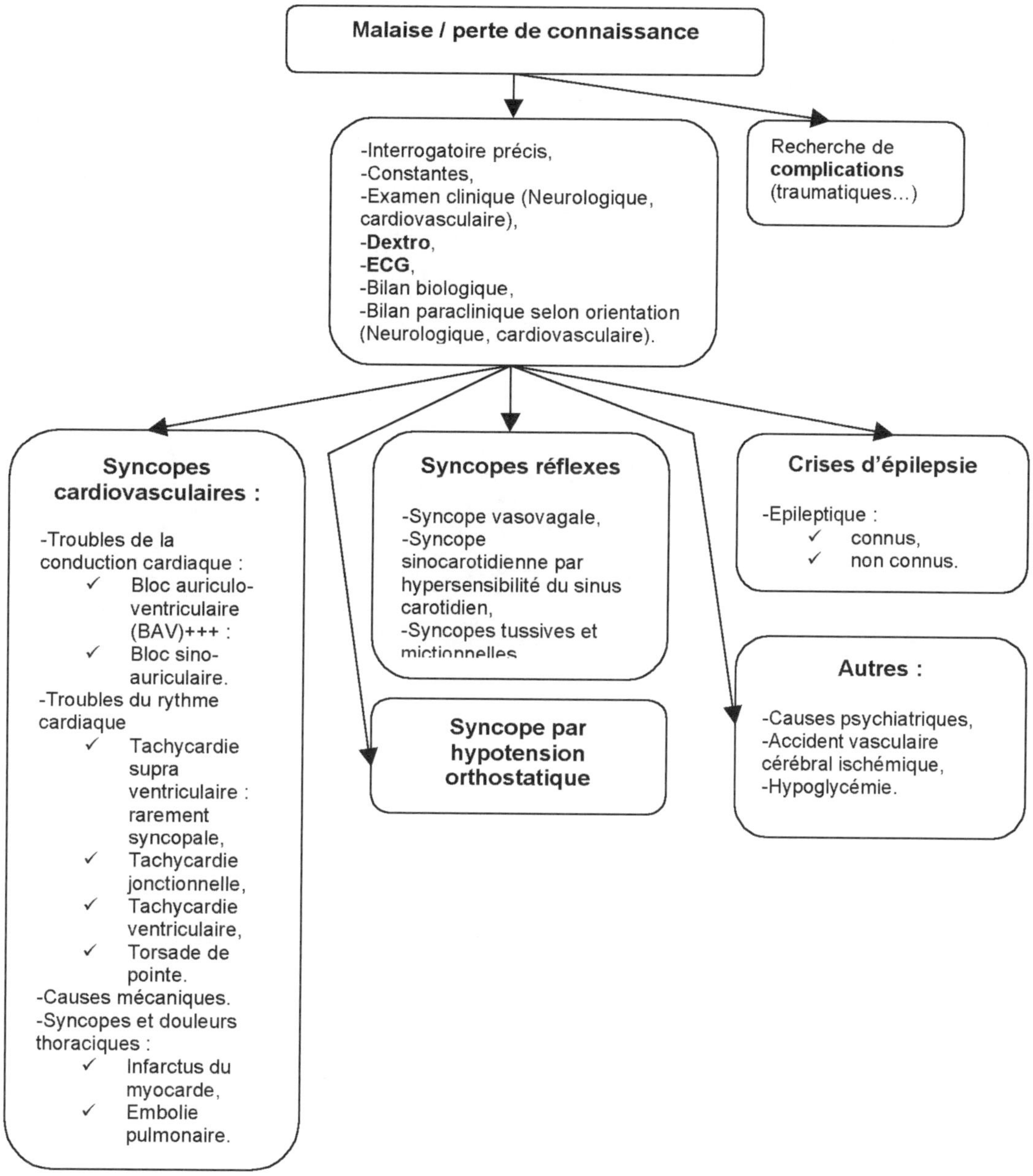

Fig. 2 : Orientation diagnostique devant un malaise / perte de connaissance

Module 11

L'ESSENTIEL

1. Syncope et lipothymie = reprise de conscience immédiate sur les lieux :
   - Syncopes réflexes : vaso-vagale +++ (sujet jeune, circonstances de survenue évocatrices, prodromes),
   - Syncopes par hypotension orthostatique (sujet âgé, polymédicamenté, en orthostatisme, prodromes),
   - Syncopes cardiaques : à l'emporte-pièce +++ ou à l'effort, explorations cardiologiques indispensables, potentiellement graves !
   - Syncope d'étiologie indéterminée : fréquent,
   - Intérêt du tilt-test et/ou du holter ECG implantable en cas de syncopes récidivantes.
2. Crise comitiale : reprise de conscience retardée, dans le camion des pompiers ou aux urgences.
3. Causes psychiatriques.
4. Autres causes (ischémie vertébro-basilaire, hypoglycémie, toxiques...).

Références : Recommandations HAS 2008.

Partie II

SOMMAIRE

Coma non traumatique

(Diagnostic, situations d'urgence et prise en charge)

Antoine Challan-Belval, Laura Mechtouff-Cimarelli, Frédéric Dailler

MGS-230

DÉFINITION

= Trouble de la vigilance (éveil) et de la conscience (connaissance de soi et de son environnement).

PHYSIOPATHOLOGIE

1. Structure responsable de l'éveil

Substance réticulée activatrice ascendante (SRAA) localisée dans le tronc cérébral.

2. Mécanismes en cause dans le coma

- Lésion de la SRAA.
- Lésion cérébrale diffuse.

CLINIQUE

1. Interrogatoire de l'entourage

- Antécédents.
- Traitement en cours.
- Mode de survenue : début brutal ou progressif, signes précessifs.
- Contexte de survenue : traumatisme, infection, prise de médicaments ou de toxiques.

2. Examen clinique

- Paramètres vitaux +++ :
  - Pouls, TA, température, fréquence respiratoire,
  - **Glycémie** capillaire systématique.
- Examen neurologique : (cf. ci-après)
- Examen général :
  - Auscultation cardio-pulmonaire,
  - Palpation abdominale,
  - Recherche d'arguments étiologiques (traumatisme, intoxication…)

EXAMEN NEUROLOGIQUE

Recherche de signes de localisation

1. Évaluation de la profondeur du coma

- Stade du coma (cf. encadré).
- Score de Glasgow +/- Liège (cf. encadré).

2. Recherche d'un syndrome méningé

3. Étude de la motricité : étude de la réponse motrice à la douleur

- Stimulus douloureux : pincement du mamelon, friction du sternum, manœuvre de Pierre-Marie et Foix.
- Réactivité à la douleur :
  - Réponse appropriée écartant le stimulus,
  - Réponse inappropriée fuyant le stimulus,
  - Réponse en décortication (flexion-adduction des membres supérieurs et extension des membres inférieurs) traduisant une souffrance corticale diffuse,
  - Réponse en décérébration (extension-adduction des membres supérieurs et extension des membres inférieurs) traduisant une souffrance de la partie haute du tronc cérébral,
  - Pas de réponse en faveur d'une hémiplégie.

4. Étude du tonus et des réflexes

- Étude du tonus.
- Étude des réflexes :
  - Réflexes ostéo-tendineux,
  - Réflexes cutanés plantaires,
  - Réflexes du tronc cérébral,
    - Photomoteur,
    - Cornéen,
    - Oculocéphalique horizontal et vertical,
    - Oculocardiaque,

- Oculovestibulaire,
- Ciliospinal,
- Fronto-orbiculaire.

5. Examen des yeux

- **Les paupières :**
  - – Clignement réflexe à la menace : persistance d'une réactivité corticale,
  - – Abolition du réflexe cornéen : atteinte du V, du tronc cérébral ou du VII,
  - – Résistance à l'ouverture des paupières : évocateur d'une origine psychogène.
- **La motricité oculaire extrinsèque :**
  - – Position des globes oculaires :
    - Déviation conjuguée de la tête et des yeux vers la lésion : lésion de l'aire frontale oculocéphalogyre,
    - Déviation des yeux controlatérale à la lésion : lésion protubérantielle.
    - – Mouvements spontanés : mouvements d'errance conjugués des globes oculaires en faveur de l'organicité du coma et de l'intégrité du tronc cérébral.
    - – Mouvements réflexes :
      - Réflexe oculocéphalique : déviation des globes oculaires dans le sens opposé au mouvement imposé à la tête,
      - Réflexe oculovestibulaire : déviation des globes oculaires du côté du conduit auditif externe qui reçoit de l'eau froide.
- **La motricité oculaire intrinsèque (pupillaire) :**
  - – Mydriase aréactive unilatérale : atteinte du III par engagement temporal,
  - – Mydriase aréactive bilatérale : lésion étendue du SNC ou intoxication médicamenteuse aux anticholinergiques,
  - – Myosis serré bilatéral : intoxication aux opiacés.

6. Étude de la fonction ventilatoire
(cf. fig. 1)

- **Dyspnée de Cheyne-Stokes :**
  = respiration d'amplitude variable évoluant par cycles : la respiration croit en amplitude puis décroit puis survient une pause respiratoire.

  Traduit une lésion diencéphalique ou mésencéphalique supérieure.
- **Hyperventilation neurogène centrale :**
  = respiration régulière, ample et rapide.
  - – Traduit une atteinte méso-diencéphalique ou mésencéphalique.
  - – À ne pas confondre avec une polypnée compensatrice (hypoxie ou acidose métabolique).
- **Respiration apneustique :**
  = pauses respiratoires

  Traduit une lésion protubérantielle inférieure.
- **Dyspnée de Kussmaul :**
  = alternance de pauses en inspiration et de pauses en expiration.

  Traduit une lésion de la partie inférieure du tronc cérébral ou une acidose métabolique.
- **Respiration ataxique :**
  = respiration irrégulière, anarchique
  - – Traduit une lésion bulbaire,
  - – Attention : arrêt cardio-respiratoire imminent.

SCORE DE GLASGOW (3 à 15/15)

1. Ouverture des yeux :	
– spontanée :	4
– à la demande :	3
– à la douleur :	2
– absente :	1
2. Réponse verbale :	
– orientée :	5
– confuse :	4
– Incohérente :	3
– Incompréhensible :	2
– absente :	1
3. Réponse motrice :	
– à la demande	6
Réactivité à la douleur :	
– appropriée (localisatrice)	5
– retrait, évitement :	4
– décortication (flexion) :	3
– décérébration (extension) :	2
– absente :	1

Coma = score de Glasgow ≤ 7.

SCORE DE GLASGOW-LIÈGE (3 à 20/20)

1 à 3 : Idem score de Glasgow +

4. Réflexes du tronc cérébral

– Fronto-orbiculaire	5
– Oculocéphalique vertical	4
– Photomoteur	3
– Oculocéphalique horizontal	2
– Oculocardiaque	1
– Aucun	0

STADE DU COMA

1. Stade 1 : coma vigile

- Réponse verbale possible +/– compréhensible aux stimulations verbales,
- Réponse adaptée aux stimulations nociceptives.

2. Stade 2 : coma léger

Réponse inadaptée aux stimulations nociceptives

3. Stade 3 : coma profond

- Pas de réponse ou réponse en décérébration aux stimulations nociceptives,
- Troubles neurovégétatifs.

4. Stade 4 : coma dépassé

État de mort encéphalique (cf. Évolution).

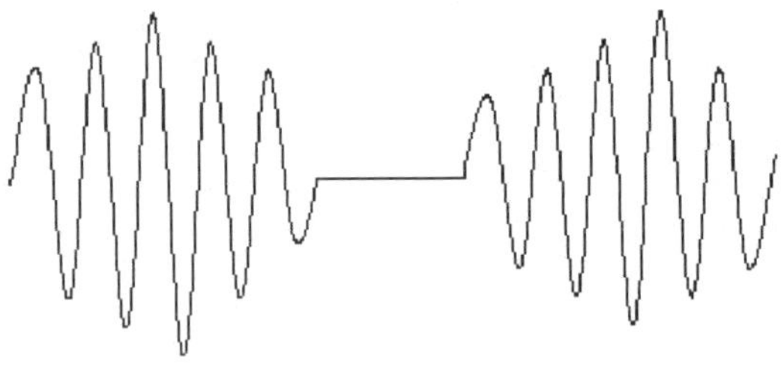

Dyspnée de Cheyne-Stokes

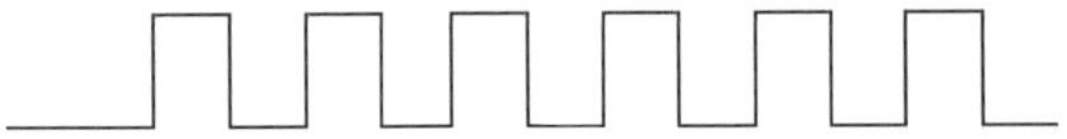

Dyspnée de Kussmaul

Fig. 1 : Schématisation des dyspnées de Cheyne-Stockes et de Kussmaul.

PARACLINIQUE

1. Biologie

- NFP, VS, protéine C réactive, ionogramme sanguin, calcémie, bilan hépatique.
- Ammoniémie, recherche de toxiques dans le sang et les urines (alcool, CO, benzodiazépines, tricycliques, autres médicaments…).
- Hémostase, gazométrie artérielle.
- Hémocultures si fièvre, frottis sanguin si séjour en zone d'endémie palustre.

2. ECG, RP

3. Imagerie cérébrale

- Scanner cérébral sans injection de produit de contraste en urgence en l'absence de cause évidente.
- IRM si scanner négatif et absence d'argument pour une origine métabolique.

4. **Ponction lombaire** en urgence si suspicion de méningite, précédée d'un scanner cérébral si signes de focalisation et en l'absence de contre-indication (effet de masse).

5. **EEG** en cas de suspicion d'épilepsie ou d'une origine métabolique. Indispensable pour poser le diagnostic de mort encéphalique.

DIAGNOSTIC DIFFÉRENTIEL

1. « Locked-in » syndrome (cf. M9-133)

Secondaire à une lésion protubérantielle bilatérale :

- Tétraplégie avec diplégie faciale, paralysie labio-glosso-pharyngée, paralysie de la latéralité du regard.
- Seuls les mouvements de verticalité du regard et d'ouverture des yeux sont encore possibles.
- Conscience normale.

2. Le mutisme akinétique

Secondaire à des lésions frontales bilatérales.

- Syndrome frontal bilatéral.
- Pas de déficit moteur expliquant l'absence de mouvements spontanés ou à la douleur.
- Conscience normale.

3. **Hypersomnie :** syndrome de Gélineau ou syndrome d'apnées du sommeil

4. Coma « psychogène »

- Aucun signe objectif.
- Résistance à l'ouverture des yeux.

COMPLICATIONS - ÉVOLUTION

1. Complications

- Troubles neurovégétatifs.
- Complications de décubitus : complications thrombo-emboliques, escarres.
- Complications infectieuses : pneumopathie d'inhalation, infection iatrogène...

2. Évolution

- Récupération complète ou partielle (séquelles).
- État végétatif :
  - Absence de vie relationnelle,
  - Récupération des grandes fonctions végétatives.
- Mort cérébrale :

  = Arrêt irréversible de toute activité du cerveau (hémisphères cérébraux + tronc cérébral). Le fonctionnement des autres organes est possible grâce aux techniques de réanimation.

Diagnostic :

- Coma aréactif,
- Absence de ventilation spontanée,
- Abolition de tous les réflexes du tronc cérébral,
- 2 EEG plats sur 2 enregistrements d'au moins 30 minutes séparés d'au moins 4 heures,
- En l'absence d'hypothermie profonde ou d'intoxication,
- Ou un examen angiographique confirmant l'absence de vascularisation cérébrale.

Le diagnostic de mort cérébrale permet d'envisager le don d'organes.

ÉTIOLOGIE

1. Neurologique

- **Avec signes de focalisation :**

En cas de lésion focale sus-tentorielle : penser à un ENGAGEMENT TEMPORAL en cas de survenue de troubles de la conscience !

- Hémorragie intraparenchymateuse,
- Infarctus cérébral : par atteinte directe de la SRAA (infarctus du tronc cérébral et occlusion basilaire) ou secondairement par œdème et engagement cérébral,
- Thrombophlébite cérébrale (surtout profonde),
- Encéphalopathie hypertensive,
- Tumeur cérébrale,
- Hématome sous-dural chronique,
- Abcès cérébral.

- **Avec signes méningés :**
  - Sans fièvre : hémorragie méningée (cf. MGS-244),
  - Avec fièvre : méningo-encéphalite : indication d'une ponction lombaire après un scanner cérébral si signes de focalisation et en l'absence de contre-indication (effet de masse) :
    - Bactérienne,
    - Virale : herpes +++ : débuter un traitement par aciclovir (Zovirax®) en urgence au moindre doute,
    - Parasitaire : neuropaludisme : à évoquer au retour d'une zone d'endémie palustre.
- **Sans signe de focalisation et sans signe méningé = Épilepsie**
  - Post-critique : rechercher des arguments pour une crise (témoins, morsure de langue, perte d'urines). Le coma post-critique dure au maximum 30 minutes après une crise.
  - État de mal épileptique non convulsif : indication d'un EEG à la recherche d'une activité paroxystique infraclinique.

2. Toxiques

- Alcool (rechercher des complications du type HSD et hypoglycémie).
- Médicaments :
  - Barbituriques,
  - Benzodiazépines : antidote : Flumazénil (Anexate®),
  - Antidépresseurs tricycliques.
- Opiacés : Clinique : myosis serré, dépression respiratoire, traces de piqûres. Antidote : Naloxone (Narcan®) IV.
- Oxyde de carbone (CO) : contexte de chauffage défectueux, signes cliniques d'intoxication au CO dans l'entourage, dosage de la carboxy-hémoglobine, traitement par oxygénothérapie hyperbare.

3. Métaboliques

- Anoxie cérébrale prolongée : secondaire à un arrêt cardiaque ou respiratoire ou à un état de choc hémodynamique.

- **Hypoglycémie**.
- Hyponatrémie sévère ou hypernatrémie.
- Hypercalcémie.
- Hypercapnie ou hypoxie.
- Insuffisance hépatique : astérixis précessif.
- Insuffisance rénale (urémique).
- Carence en vitamine B1 : encéphalopathie de Gayet-Wernicke. Syndrome confusionnel, paralysie oculomotrice et syndrome cérébelleux précessifs. Traitement : administration parentérale de vitamine B1 en urgence. Attention : pas d'apport glucosé SANS vitamine B1 chez les patients carencés en vitamine B1.
- Endocriniennes :
  - Décompensation diabétique : coma hyperosmolaire, acidocétose, acidose lactique,
  - Hypothyroïdie sévère (coma myxœdémateux),
  - Insuffisance surrénalienne aiguë.

TRAITEMENT

1. Hospitalisation en urgence en unité de soins intensifs

2. Mise en condition du patient

- Pose d'une voie veineuse périphérique.
- Hydratation parentérale.
- Pose d'une sonde nasogastrique.
- Pose d'une sonde urinaire.

3. Traitement symptomatique

- Maintien des fonctions vitales :
  - Ventilatoires : liberté des voies aériennes supérieures +/- oxygénothérapie +/- intubation et ventilation assistée (intubation systématique si GCS < 8),
  - Circulatoires : hydratation +/- soluté de remplissage +/- amines vasopressives.

4. Traitement étiologique

- Administration systématique de glucose associé à la vitamine B1 si suspicion de carence en vitamine B1 (patient dénutri ou éthylique).
- Antidote si toxique.
- Correction des troubles hydro-électrolytiques.
- Antibiothérapie ou aciclovir (Zovirax®) si méningo-encéphalite.
- Anti-épileptiques si état de mal.
- Anti-œdémateux : osmothérapie (Mannitol®, salé hypertonique) ou corticothérapie si œdème (tumeurs malignes, abcès cérébral).
- Traitement chirurgical : évacuation d'une hématome, exérèse d'une tumeur ou dérivation d'une hydrocéphalie.

5. Prévention des complications

- Prévention des complications thrombo-emboliques : bas de contention, héparine de bas poids moléculaire à dose isocoagulante.
- Prévention des escarres : nursing.
- Prévention de l'ulcère de stress.

6. Surveillance clinique et paraclinique

L'ESSENTIEL

- **Toujours évoquer des causes facilement curables :**
  - **Hypoglycémie (→ G30 % IV),**
  - **Intoxication aux opiacés (→ Naloxone IV),**
  - **Intoxication aux benzodiazépines (→ Flumazénil IV),**
  - **Intoxication au CO (O2, caisson hyperbare).**
- **Coma + fièvre : évoquer une méningo-encéphalite et penser à HSV 1.**
- **Bilan paraclinique :**
  - **Biologie : Standard, ammoniémie, gazométrie artérielle, bilan infectieux, toxiques, frottis sanguin si séjour en zone d'endémie palustre.**
  - **ECG, RP,**
  - **Imagerie cérébrale,**
  - **Ponction lombaire,**
  - **EEG.**
- **Traitement : URGENCE symptomatique ET étiologique.**

Partie II

Compression médullaire non traumatique

(Diagnostic, situations d'urgence et prise en charge)

Florian Chenevier, Laura Mechtouff-Cimarelli, Emmanuel Jouanneau

MGS-231-1

CLINIQUE

1. **Syndrome lésionnel :** syndrome radiculaire

- Conséquence locale de la lésion sur les racines nerveuses.
- Douleurs de topographie fixe le long d'un trajet radiculaire uni ou bilatéral (névralgie cervico-brachiale, douleur en hémiceinture ou en ceinture…) augmentées par les efforts de toux et de défécation avec parfois des renforcements paroxystiques nocturnes, résistant aux antalgiques habituels.
- Déficit radiculaire objectif inconstant : hypoesthésie en bandes, déficit moteur radiculaire, abolition ou inversion du réflexe ostéo-tendineux correspondant.
- Valeur localisatrice +++ : la topographie radiculaire indique le niveau de la lésion.

2. **Syndrome sous lésionnel**

Traduit l'atteinte des voies longues de la moelle en dessous de la lésion. Il associe à divers degrés :

- Troubles moteurs : syndrome pyramidal (cf. encadré).
- Troubles sensitifs : syndrome cordonal postérieur, syndrome spino-thalamique (cf. encadré). Il est important de déterminer la limite supérieure ou niveau sensitif qui est toujours situé en dessous du niveau lésionnel.
- Troubles sphinctériens (impériosités et/ou pollakiuries puis rétention d'urine).

3. **Syndrome rachidien : inconstant**

- Lié à la lésion elle-même.
- Douleur vertébrale de topographie fixe spontanée au repos ou provoquée par l'effort résistant aux antalgiques usuels.
- Raideur rachidienne précoce, douleur augmentée par la percussion des épineuses, parfois déformation locale du rachis (saillie d'une épineuse).

4. **Pas de signes supra lésionnels** (la mœlle au dessus de la lésion est saine).

SYNDROME PYRAMIDAL

- Déficit moteur plus ou moins marqué : de la fatigabilité à la marche survenant au bout d'un certain périmètre de marche réalisant une claudication intermittente indolore de la moelle à la para ou tétraplégie.
- Hypertonie spastique.
- ROT vifs, diffus, polycinétiques.
- Clonus de la cheville et de la rotule.
- signe de Babinski, signe de Hoffman.
- Si la lésion est unilatérale : le syndrome pyramidal est homolatéral à la lésion car la décussation de la majorité des fibres se fait au niveau du tronc cérébral (bulbe).

SYNDROME CORDONAL POSTÉRIEUR

Lié à une atteinte des cordons postérieurs de la moelle.

- Paresthésies, douleurs cordonales postérieures réalisant des sensations de striction, d'étau ou de décharge électrique (signe de Lhermitte).
- Troubles de la sensibilité proprioceptive (impression de marcher sur du coton, ataxie proprioceptive).
- Troubles de la sensibilité épicritique.

Si la lésion est unilatérale, le syndrome cordonal postérieur est homolatéral à la lésion car la décussation des fibres se fait au niveau du tronc cérébral (bulbe).

SYNDROME SPINO-THALAMIQUE

Lié à une atteinte du faisceau spino-thalamique.

- Troubles de la sensibilité thermo-algique (chaud/froid et nociception).
- Si la lésion est unilatérale, le syndrome spino-thalamique est controlatéral à la lésion car la décussation des fibres se fait au niveau de la moelle.

FORMES CLINIQUES

1. Selon la hauteur (cf. fig. 1)

- Compression de la moelle cervicale haute (C1-C4) :
  - Tétraparésie spastique.
  - AVEC paralysie diaphragmatique (perte d'autonomie respiratoire),
  - Paralysie du sterno-cléido-mastoidien. Paralysie du trapèze (si atteinte de la jonction bulbomédullaire).
- Compression de la moelle cervicale basse (C5-D1) :
  - Tétraparésie spastique +/- complète (plus la lésion est basse, plus l'atteinte du membre supérieur est incomplète),
  - SANS paralysie diaphragmatique (autonomie respiratoire),
  - Névralgie cervico-brachiale,
  - Syndrome de Claude-Bernard Horner si atteinte de C8-D1.
- Compression de la moelle dorsale :
  - Paraparésie ou paraplégie spastique,
  - Atteinte des muscles intercostaux (si dorsale haute) et des muscles abdominaux,
  - Douleurs thoraciques en ceinture et anesthésie en bande.
- Compression de la moelle lombo-sacrée ou du cône terminal
  - Paraparésie ou paraplégie flasque MAIS avec des signes pyramidaux (signe de Babinski),
  - Troubles sphinctériens précoces +++

2. Selon la largeur

- En avant : prédominance des troubles moteurs (déficit moteur radiculaire et syndrome pyramidal).
- En arrière : prédominance du syndrome cordonal postérieur.
- Latérale : la forme typique est le syndrome de Brown-Séquard qui associe :
  - Du côté de la lésion : syndrome pyramidal et syndrome cordonal postérieur,
  - Du côté opposé à la lésion : syndrome spino-thalamique.

3. Selon le mode d'installation

- Compression aiguë : Parésie ou plégie
  - Initialement flasque mais avec un niveau lésionnel et des signes pyramidaux (signe de Babinski).
  - Secondairement spastique.
- Compression lente, chronique : Parésie ou plégie d'emblée spastique.

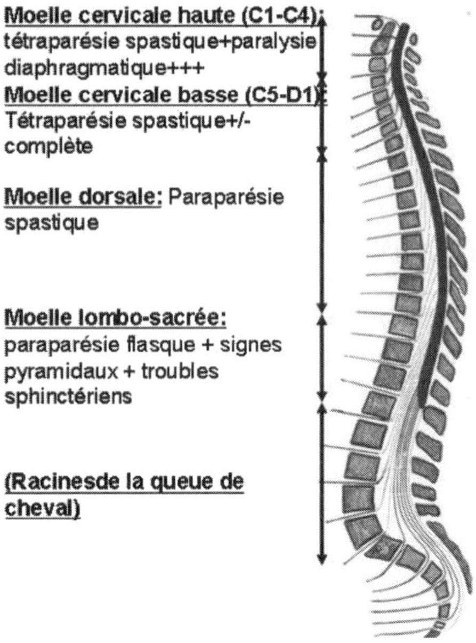

Fig. 1 : Principaux signes cliniques en fonction du niveau lésionnel.

PARACLINIQUE

1. IRM médullaire +++ en urgence

- Séquences T1/T2 sans et avec injection de gadolinium.
- Permet de déterminer le niveau, le type de lésion (extradurale, intradurale extramédullaire ou intramédullaire) et +/- son origine.

2. Scanner rachidien avec myélographie si contre-indications à l'IRM.

- Le niveau à étudier doit être déterminé par la clinique
- Bonne visualisation des structures osseuses.

3. Radiographies du rachis

Signes indirects en cas de lésion vertébrale avancée : ostéolyse, tassement vertébral…

4. Potentiels évoqués somesthésiques et moteurs

- Évaluent le retentissement fonctionnel de la compression médullaire sur les voies lemniscales et pyramidales.
- Peuvent mettre en évidence des atteintes infracliniques.

5. Bilan biologique

Groupe ABO, Rhésus, RAI, Hémostase, électrophorèse des protéines du plasma, calcémie, phosphorémie, ionogramme, bilan hépatique.

Partie II

DIAGNOSTIC DIFFÉRENTIEL

1. Polyradiculonévrite aiguë mais pas de troubles sphinctériens.

2. Syndrome de la queue de cheval

3. Sclérose en plaques de forme médullaire ou autre myélite (virale, radique, ischémique, lupique…).

4. Sclérose latérale amyotrophique (mais pas de troubles sphinctériens ou sensitifs et présence de fasciculations et d'une amyotrophie).

5. Sclérose combinée de la moelle (rare) : association d'un syndrome pyramidal et d'un syndrome cordonal postérieur dans la maladie de Biermer (carence en B12).

ÉTIOLOGIES (de la périphérie vers le centre)

1. Extradurales (en dehors de la dure-mère) (cf. fig. 2)

- Tumorale : métastase vertébrale et/ou épidurite métastatique +++ (cf. fig. 3).
- Complique l'évolution des cancers solides (poumon, prostate, sein, rein, thyroide) ou des hémopathies (myélome, lymphome).
- Dégénérative : myélopathie cervicarthrosique (cf. encadré).
- Hernie discale.
- Infectieuse : spondylodiscite et épidurite infectieuse dont le mal de Pott lié au BK.
- Vasculaire : hématome péridural ou épidural (spontané ou post ponction).

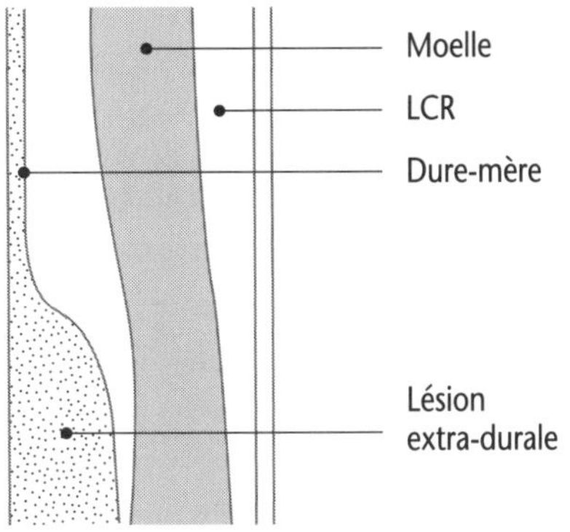

Fig. 2 : Schéma : lésion extradurale.

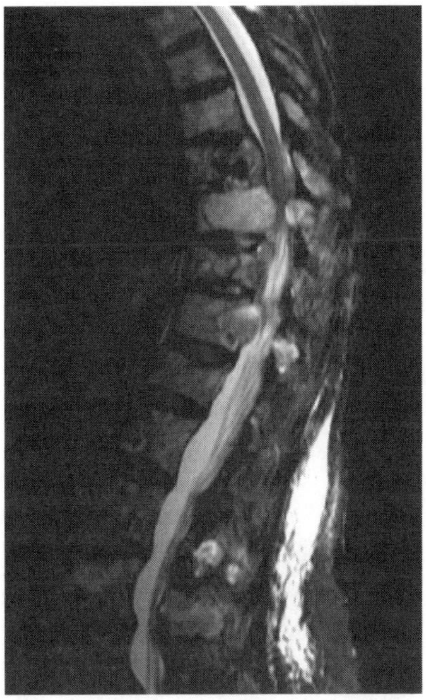

Fig. 3 : IRM médullaire coupe sagittale séquence T2 : métastase vertébrale.

2. Intradurales extramédullaires (en dedans de la dure mère) (cf. fig. 4)

- Tumorales :
  - Méningiome : tumeur bénigne implantée sur la dure-mère, localisation dorsale préférentielle, touche la femme de plus de 50 ans, syndrome sous-lésionnel prédominant, IRM : lésion ovoide à base d'implantation durale avec prise de contraste homogène, bien délimitée. (cf. fig. 5).
  - Neurinome : tumeur bénigne développée à partir d'une racine, localisation cervicale préférentielle, syndrome sous-lésionnel et radiculaire plus marqué avec douleurs nocturnes calmées par la position debout (douleurs à « dormir debout »), radios : élargissement du trou de conjugaison, IRM : lésion en hypersignal T2 développée à partir d'une racine, parfois en « sablier ». Peut s'intégrer dans le cadre d'une maladie de Recklinghausen. (cf. fig. 6).

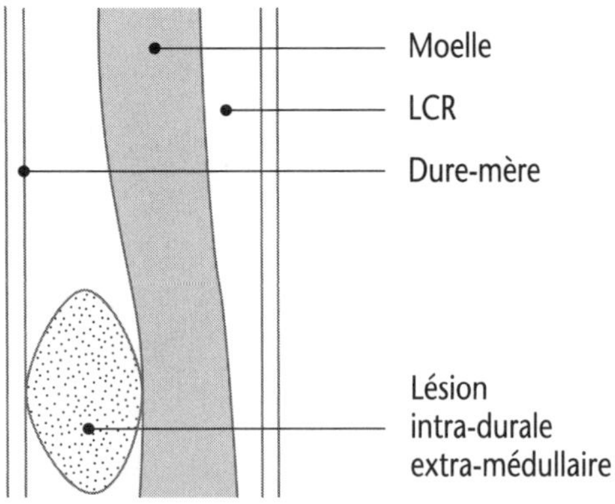

Fig. 4 : Schéma lésion intradurale extramédullaire.

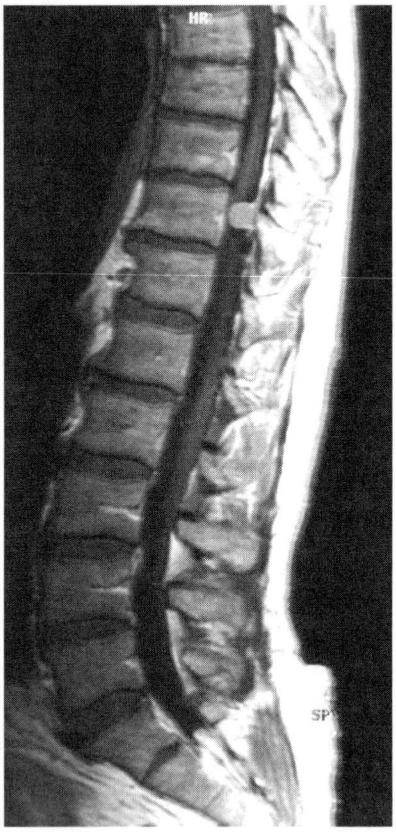

Fig. 5 : IRM médullaire, séquence T1 après injection de gadolinium, coupe sagittale : méningiome dorsal.

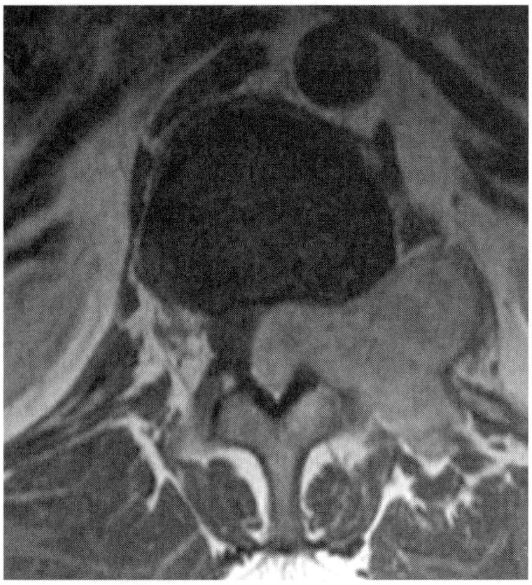

Fig. 6 : IRM séquence T1 après injection de gadolinium, coupe axiale : neurinome.

2. Intramédullaires (cf. fig. 7)

- Tumorale : épendymome, astrocytome.

  IRM : tumeur en hypersignal T2 avec parfois une composante kystique, élargissement de la moelle et effacement des espaces liquidiens périmédullaires (cf. fig. 8).
- Vasculaire : angiome, cavernome, fistule artério-veineuse durale.

  IRM et artériographie médullaire à visée diagnostique et thérapeutique.

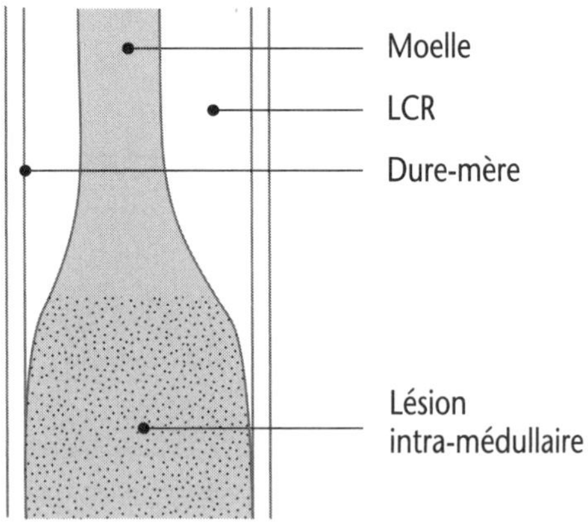

Fig. 7 : Schéma : lésion intramédullaire.

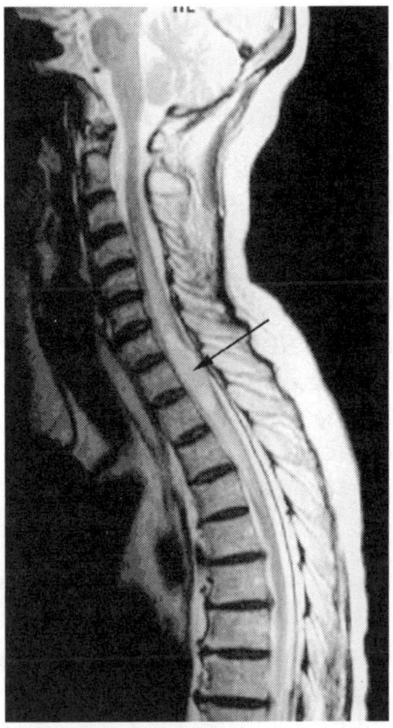

Fig. 8 : IRM médullaire coupe sagittale séquence T1 après injection de gadolinium : tumeur intramédullaire.

- Syringomyélie :
  - Cavité liquidienne intramédullaire le plus souvent cervicale remontant parfois jusqu'au bulbe parfois associé à une malformation d'Arnold-Chiari.
  - Début par des douleurs au niveau des membres supérieurs (paresthésies, névralgie cervico-brachiale).
  - Syndrome lésionnel suspendu le plus souvent au niveau des membres supérieurs avec dissociation de la sensibilité (disparition de la sensibilité au chaud, au froid et à la douleur alors que le tact et la sensibilité profonde sont respectés), aréflexie ostéo-tendineuse, paralysie et amyotrophie (muscles de la main) et troubles trophiques.
  - Syndrome sous-lésionnel plus discret.
  - IRM : cavité centromédullaire de même signal que le LCR.

MYÉLOPATHIE CERVICARTHROSIQUE

1. Épidémiologie

- Sujet de ≥ 40 ans.
- Association fréquente à un canal lombaire étroit.

2. Physiopathologie

- Arthrose cervicale responsable d'une compression médullaire cervicale lente.

3. Clinique

Apparition progressive :

- Syndrome lésionnel dans un ou dans les deux membres supérieurs :
  - Névralgie cervico-brachiale +/- hypoesthésie radiculaire,
  - Déficit moteur radiculaire avec amyotrophie.
  - Abolition des réflexes ostéotendineux correspondants.
- Syndrome sous-lésionnel :
  - Tétra ou paraparésie spastique,
  - Troubles sensitifs dont le syndrome de Lhermitte.
- Syndrome rachidien cervical : raideur, douleur.

3. Paraclinique (cf. fig. 9)

- IRM +++ : arthrose cervicale (saillie discale, ostéophytes, hypertrophie ligamentaire), étroitesse du canal rachidien cervical, évaluation du retentissement médullaire (recherche d'hypersignal T2 de la moelle).

4. Évolution

Aggravation lente.

5. Traitement

- Chirurgical si possible : décompression chirurgicale.
- Médical : repos, kinésithérapie, antalgiques, anti-inflammatoires.

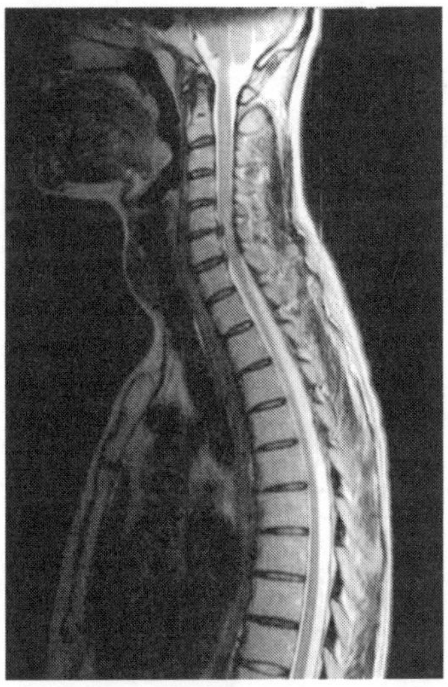

Fig. 9 : IRM cervicale, séquence T2, coupe sagittale : Myélopathie cervicarthrosique (rétrécissements étagés du canal rachidien par les lésions arthrosiques, hypersignal médullaire).

ÉVOLUTION

- Séquelles neurologiques si persistance de la compression.

COMPLICATIONS

- Troubles respiratoires si atteinte médullaire haute.
- Complications de décubitus : thrombo-emboliques et escarres.

TRAITEMENT

URGENCE neurochirurgicale : les séquelles seront fonction du délai de prise en charge et de l'étiologie.

1. Hospitalisation en URGENCE en service de neurochirurgie

2. Mise en condition du patient

- Immobilisation au lit strict.
- À jeun.
- Pose d'une voie veineuse périphérique.
- Sonde urinaire si besoin.

3. Traitement symptomatique

- Antalgiques.
- Prévention des attitudes vicieuses de l'hypertonie (installation du patient et kinésithérapie).
- Assistance respiratoire en fonction du niveau lésionnel.

4. Traitement spécifique

= Chirurgie de décompression en urgence : laminectomie +/- ostéosynthèse.

5. Traitement étiologique

En fonction de la pathologie causale : radio ou chimiothérapie antibiothérapie…

6. Prévention des complications de décubitus et liées à l'hospitalisation

- Complications thrombo-emboliques : bas de contention, héparine de bas poids moléculaire à dose isocoagulante.
- Escarres : nursing.
- Ulcère de stress : protecteur gastrique.

7. Rééducation

- Dans un centre spécialisé.

8. Mesures associées

- Information du patient.
- Soutien psychologique.

9. Surveillance

- Examen neurologique répété.
- Évaluation de la fonction respiratoire si compression haute.

L'ESSENTIEL

1. Clinique : syndrome lésionnel radiculaire, sous-lésionnel (moteur, sensitif, génito-sphinctérien) et rachidien (douleur, raideur)
   - Penser à la compression médullaire devant l'association para ou parésie SPASTIQUE + troubles sensitifs avec niveau + troubles sphinctériens !
   - Penser à la compression du cône terminal devant l'association paraparésie flasque + signes pyramidaux (signe de Babinski) + troubles sphinctériens !
2. Paraclinique : IRM en urgence
3. Étiologie : extradurale (métastase vertébrodurale, myélopathie cervicarthrosique, hernie discale, canal lombaire étroit non rare à la charnière), intradurale extramédullaire (méningiome, neurinome) ou intra-médullaire (tumeur, malformations vasculaires).
4. Traitement neurochirurgical en urgence : levée de la compression.

Syndrome de la queue de cheval

(Diagnostic, situations d'urgence et prise en charge)

Antoine Challan-Belval, Laura Mechtouff-Cimarelli, Emmanuel Jouanneau **MGS-231-2**

DÉFINITION

Atteinte des racines lombo-sacrées en dessous du cône terminal de la moelle (L2).

CLINIQUE

1. **Syndrome lésionnel** = syndrome mono ou pluriradiculaire

Plus le niveau lésionnel est bas, moins le nombre de racines atteintes est important (puisqu'une paire de racines sort à chaque trou de conjugaison ou trou sacré).

Les symptômes dépendent des racines atteintes : à chaque racine correspond un territoire sensitif, un territoire moteur et +/- un réflexe (cf M0 : territoires radiculaires).

- Troubles sensitifs :
  - Douleurs radiculaires du périné et des membres inférieurs (cruralgie, sciatalgie),
  - Hypoesthésie périnéale dite « en selle » et des membres inférieurs.
- Troubles moteurs :
  - Déficit moteur segmentaire radiculaire,
  - Au maximum : tableau de paraplégie flasque.
- Abolition des ROT rotuliens, achilléens, du réflexe anal, crémastérien et bulbocaverneux.
- Troubles génito-sphinctériens :
  - Urinaires : rétention d'urines avec mictions par regorgement, incontinence urinaire, insensibilité au passage urinaire,
  - Fécaux : incontinence fécale.

2. **Absence de syndrome sous lésionnel** car il n'y a plus de moelle à ce niveau donc plus de voies longues
3. **Syndrome rachidien : idem** compression médullaire non traumatique
4. **Absence de signes supra lésionnels**

PARACLINIQUE

1. **IRM en urgence +++**
2. **Scanner rachidien, radiographie du rachis :** idem que pour les compressions médullaires non traumatiques
3. **EMG car atteinte du système nerveux périphérique**

FORMES CLINIQUES

1. **Syndrome complet de la queue de cheval**

- Paresthésie ou douleurs radiculaires des membres inférieurs et du périné.
- Anesthésie à tous les modes des membres inférieurs et du périné.
- Paraparésie ou paraplégie flasque épargnant le muscle psoas-iliaque (qui dépend de L1).
- Abolition des réflexes ostéotendineux et cutanés sauf du réflexe crémastérien (qui dépend de L1).
- Troubles génito-sphinctériens précoces.

2. **Syndrome partiel de la queue de cheval**

- Syndrome de la queue de cheval lombo-sacrée (L5-S5) :
  - Sciatalgie, douleurs du périné,
  - Anesthésie face postéro-externe de la cuisse et de la jambe, dos et plante du pied et anesthésie en « selle »,
  - Déficit moteur des fessiers, des muscles de la loge postérieure de la jambe et des muscles du pied,
  - Abolition des réflexes achilléens et cutanés plantaires mais rotulien présent,
  - Troubles génito-sphinctériens.

- Syndrome de la queue de cheval sacrée inférieure (S3-S5) :
  - Anesthésie en « selle »,
  - Troubles génito-sphinctériens,
  - Hémisyndrome de la queue de cheval : atteinte unilatérale.

3. Selon le mode d'installation : aigu ou chronique

DIAGNOSTIC DIFFÉRENTIEL

1. Compression du cône terminal de la moelle

- Signes d'atteinte centrale : signe de Babinski et abolition des réflexes cutanés abdominaux inférieurs.
- Atteinte de la racine L1 : déficit sensitif remontant jusqu'au pli de l'aine, déficit moteur du psoas et des adducteurs.

2. Polyradiculonévrite mais pas de troubles sphinctériens.

3. Atteinte du plexus lombaire au niveau du petit bassin (souvent néoplasique).

4. Polynévrite

ÉTIOLOGIES

1. Extradurales

- Hernie discale :
  - Cause la plus fréquente,
  - Début brutal, facteur déclenchant mécanique
- Canal lombaire étroit :
  - Congénital ou acquis sur un rachis dégénératif,
  - Tableau de claudication intermittente douloureuse à l'effort (douleur radiculaire, paresthésies, déficit moteur),
  - Évolue vers un tableau de syndrome de la queue de cheval.
- Métastase et épidurite métastatique.
- Infectieux : spondylodiscite et épidurite infectieuse.
- Vasculaire : hématome épidural.

2. Intradurales

- Neurinome, méningiome.
- Ependymome du filum terminal
  - Tableau plus progressif
  - Évolution parfois émaillée d'épisodes d'hémorragie méningée responsables de douleurs lombaires violentes brutales.
- Métastase intradurale (très rare).

COMPLICATIONS

- Complications de décubitus.
- Complications liées aux troubles sphinctériens : infections urinaires, retentissement sur le haut appareil avec dilatation des cavités pyélo-calicielles et hydronéphrose.

ÉVOLUTION

Séquelles neurologiques si persistance de la compression.

TRAITEMENT : URGENCE NEUROCHIRURGICALE

Les principes de prise en charge sont les mêmes que pour la compression médullaire non traumatique.

L'ESSENTIEL

1. Clinique :
   - Syndrome lésionnel pluriradiculaire (sensitif : douleurs radiculaires, hypoesthésie en particulier anesthésie en selle, et moteur : déficit moteur FLASQUE, abolition des réflexes ostéotendineux et cutanés)
   - Et rachidien (douleur, raideur),
   - Pas de syndrome sous-lésionnel.
2. Paraclinique : IRM en urgence.
3. Étiologie : hernie discale, canal lombaire étroit.
4. Traitement neurochirurgical en urgence : levée de la compression.

Sclérose latérale amyotrophique (SLA)

Laura Mechtouff-Cimarelli, Stéphane Peysson MGS-231-3

PHYSIOPATHOLOGIE

Dégénerescence des motoneurones centraux et périphériques.

ANATOMO-PATHOLOGIE

- Sclérose de la voie pyramidale (pyramide bulbaire et cordons latéraux de la moelle).
- Raréfaction des motoneurones de la corne antérieure de la moelle.

ÉPIDÉMIOLOGIE

- Incidence : 2 à 4 /100 000 habitants/an.
- Âge de début : 6e décennie +++.
- Formes familiales : 10 % des cas.

CLINIQUE

Début progressif. Territoire non systématisé.

Association particulière de :

1. Signes d'atteinte du motoneurone périphérique = syndrome neurogène périphérique

- Déficit moteur.
- Amyotrophie.
- Fasciculations.
- Crampes.

2. Signes d'atteinte du motoneurone central = syndrome pyramidal

- Hypertonie spastique.
- Réflexes ostéo-tendineux vifs.
- Signe de Babinski inconstant.

3. Signes négatifs

- Pas de troubles sensitifs.
- Pas de troubles sphinctériens.
- Pas de syndrome extrapyramidal.

FORMES CLINIQUES

1. Les formes spinales (65 %)

- La **forme à début brachial** (40 %) +++

Elle débute au niveau de la main :
  - Déficit moteur,
  - Amyotrophie des interosseux ou de l'éminence thénar (Cf. fig. 1).
- La **forme pseudo-polynévritique** (25 %) :
  - Déficit moteur distal des membres inférieurs,
  - Mais différent d'une neuropathie périphérique : pas d'atteinte sensitive et pas d'abolition des réflexes ostéo-tendineux achilléens.

2. La forme bulbaire (30 %)

Elle touche particulièrement la femme âgée. Elle est de pronostic plus sévère.

- Déficit moteur facial et labio-glosso-pharyngé progressif :
  - Parésie faciale,
  - Difficultés à tirer ou à claquer la langue,
  - Dysarthrie, dysphonie, troubles de la déglutition.
- Fasciculations linguales (à rechercher sur une langue au repos).
- Réflexe massétérin vif.
- Syndrome pseudo-bulbaire (rire et pleurer spasmodique…).

3. La forme respiratoire (≤ 5%)

Début par une décompensation respiratoire progressive.

PARACLINIQUE

1. EMG +++

- Confirme l'atteinte neurogène périphérique motrice diffuse.
- Élimine certains diagnostics différentiels.

2. Pour le diagnostic différentiel

- Biologie :
  - NFP, VS, protidémie, électrophorèse et immunoélectrophorèse des protéines

sériques, protéinurie des 24 heures, recherche d'une protéinurie de Bence-Jones,
  - TSH, PTH, anticorps antigangliosides et anti-GM1,
  - Anticorps antinucléaires,
  - Plombémie et plomburie des 24 heures.
- Ponction lombaire.
- IRM encéphalique et médullaire.
- Radio de thorax et échographie abdominale.

3. Pour évaluer le retentissement

- Diététique : albuminémie, préalbuminémie.
- Respiratoire : gazométrie artérielle au réveil, spirométrie, oxymétrie nocturne, Radio de thorax.

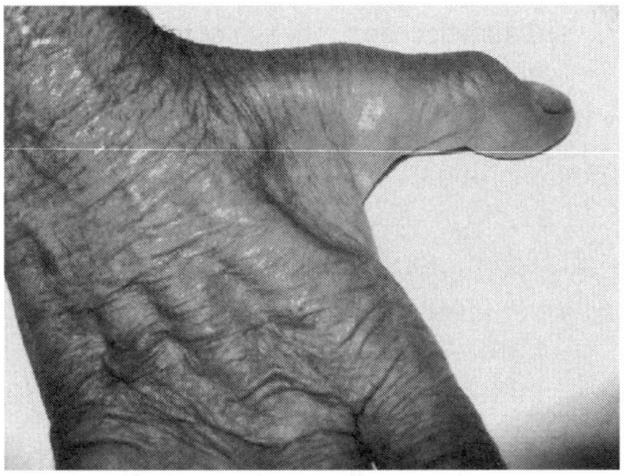

Fig. 1 : Amyotrophie des muscles interosseux.

DIAGNOSTIC DIFFÉRENTIEL

1. **Compression médullaire** (myélopathie cervicarthrosique)
2. **Neuropathie périphérique motrice** (neuropathie motrice multifocale avec blocs de conduction)
3. **Endocriniens :** hyperthyroïdie, hyperparathyroïdie
4. **Tumoral :** hémopathie, dysglobulinémie, syndrome paranéoplasique
5. **Inflammatoire**
6. **Infectieuse :** poliomyélite aiguë dans les zones d'endémie
7. **Toxique :** intoxication au plomb
8. **Myopathie** (myosite à inclusions)

ÉVOLUTION

1. Aggravation progressive du déficit neurologique

- Grabatisation et complications de décubitus.
- Troubles de la déglutition : amaigrissement, pneumopathie d'inhalation.
- Atteinte des muscles respiratoires.

2. Association possible à une démence fronto-temporale

3. Décès

Médiane de survie : très variable +++, 36 mois sans traitement.

COMPLICATIONS

1. Respiratoires

- Pneumopathie d'inhalation.
- Insuffisance respiratoire restrictive par déficit des muscles respiratoires (diaphragme).

2. Nutritionnelles

- Dénutrition.

3. Complications de décubitus

- Thrombo-emboliques.
- Escarres.

TRAITEMENT

1. Traitement ambulatoire, Hospitalisation épisodique pour le suivi ou en cas d'aggravation clinique, Prise en charge multidisciplinaire (centres SLA).

2. Traitement symptomatique +++

- Stase salivaire :
  - Antidépresseurs tricycliques (Laroxyl®),
  - Patch de scopolamine, Atropine sublinguale.
- Crampes : Hexaquine®.
- Spasticité :
  - Baclofène (Lioresal®),
  - Dantrolène (Dantrium®).

- Kinésithérapie.
- Ergothérapie.
- Orthophonie :
  - Rééducation de la parole et de la déglutition,
  - Établissement d'un système de communication autre que oral si perte de la parole (tableau, ordinateur…).

3. Traitement étiologique

- Riluzole (Rilutek®) :
  - Antiglutamate,
  - À débuter précocement,
  - Ralentit l'évolution de la maladie,
  - Surveillance du bilan hépatique.

4. Prise en charge des complications

- Respiratoires :
  - Kinésithérapie respiratoire,
  - Ventilation non invasive (VNI) :
    - La nuit +/- la journée,
    - Améliore la qualité de vie des patients.
  - Trachéotomie et ventilation assistée :
    - À décider avec le patient précocement, souvent refusé.
- Diététique :
  - Surveillance du poids,
  - Consultation diététique,
  - Gastrostomie et alimentation par voie entérale si troubles de la déglutition et amaigrissement important,
  - Permet un apport calorique et protéique adapté,
  - N'empêche pas le patient de manger les aliments qu'il aime par la bouche.

5. Prévention des complications du décubitus

- Complications thrombo-emboliques : bas de contention, héparine de bas poids moléculaire à dose préventive à discuter.
- Escarres : nursing.

6. Mesures associées

- Information du patient sur sa maladie et soutien psychologique.
- Associations de malades.
- Prise en charge 100 % ALD.
- Adaptation du poste de travail, reclassement professionnel, dossier commission des droits et de l'autonomie des personnes handicapées (remplace la COTOREP).
- Prestations sociales : en nature (aides ménagères, auxiliaire de vie…) et en espèce (Allocation adulte handicapé).

7. Soins palliatifs

- Accompagnement du patient en fin de vie.
- Soins de confort.
- Dans une structure hospitalière ou à domicile.

8. Suivi

L'ESSENTIEL

- **Pathologie dégénérative des motoneurones.**
- **Clinique : association d'un syndrome neurogène périphérique ET pyramidal.**
- **Paraclinique : ENMG +++.**
- **Éliminer les diagnostics différentiels.**
- **Évolution : aggravation progressive et décès inéluctable.**
- **Traitement :**
  - **Un seul traitement étiologique qui permet de ralentir l'évolution,**
  - **Importance du traitement symptomatique, de la prise en charge respiratoire, nutritionnelle et des soins palliatifs,**
  - **Prise en charge multidisciplinaire, centres SLA.**

Épilepsies (de l'enfant et) de l'adulte

(Diagnostic des principales formes d'épilepsie de l'enfant et de l'adulte, situations d'urgence et prise en charge, attitude thérapeutique et suivi du patient, principes de prise en charge au long cours)

Antoine Challan-Belval, Laura Mechtouff-Cimarelli, Adrien Didelot ♥ **MGS-235**

DÉFINITIONS

1. Crise d'épilepsie

- Manifestation motrice, sensorielle ou psychique liée à une décharge paroxystique anormale et hypersynchrone d'une population de neurones du cortex.
- Crise généralisée : l'activité épileptique implique l'ensemble du cortex de manière synchrone et symétrique. Les manifestations cliniques qui en résultent sont différentes selon le type d'épilepsie : absence, crise généralisée tonicoclonique (CGTC), crise atonique.
- Crise partielle : affecte une partie seulement du cortex cérébral.
  - Simples (non dialeptiques) : préservent la conscience,
  - Complexes (dialeptiques) : avec perte de conscience.

2. État de mal épileptique convulsif tonico-clonique (EMTC) : répétition des crises convulsives (cf. prise en charge)

3. Épilepsie

- Affection neurologique liée à la répétition de crises d'épilepsie en l'absence de facteur déclenchant (crises accidentelles).
- Idiopathique : examen neurologique et imagerie cérébrale normaux. Antécédents familiaux fréquents.
- Symptomatique : conséquence d'une maladie identifiée (lésion cérébrale, anomalie du métabolisme, anomalie génétique).
- Cryptogénique : conséquence d'une lésion cérébrale invisible mais existante. Actuellement, les termes de « probablement idiopathique » et « probablement symptomatique » scindent ce groupe en deux.

ÉPIDÉMIOLOGIE DE L'ÉPILEPSIE

C'est une pathologie fréquente :

- Incidence : 50 nouveaux cas/ 100 000 habitants/an.
- Prévalence : 0,5 % (500 000 en France).

CLASSIFICATION DES CRISES (extrait de la classification internationale de 1981)

1. Crises généralisées

- Absences (anciennement « petit mal »).
- Crises myocloniques.
- Crises cloniques.
- Crises toniques.
- Crises tonico-cloniques (anciennement « grand mal »).
- Crises atoniques.

2. Crises partielles

- *Simples* : sans troubles de la conscience :
  - Avec signes moteurs,
  - Avec signes sensoriels ou somatosensitifs,
  - Avec signes végétatifs,
  - Avec signes psychiques.
- *Complexes :* dialeptiques : toute crise non généralisée qui comporte des troubles de la conscience.

3. Crises partielles secondairement généralisées

Crise à début partiel (simple ou complexe) mais qui évolue vers une crise tonico-clonique généralisée. Les crises secondairement généralisées sont à traiter comme des crises partielles.

CLASSIFICATION DES ÉPILEPSIES (extrait de la classification internationale de 1989)

1. Épilepsies et syndromes épileptiques focaux

- Idiopathiques, liés à l'âge :

– Épilepsie bénigne de l'enfance à paroxysmes rolandiques.
– Épilepsie bénigne de l'enfance à paroxysmes occipitaux,
– Épilepsie primaire à la lecture.

- Symptomatiques :
  – Syndrome de Kojewnikow (épilepsie partielle continue),
  – Épilepsies lobaires (du lobe temporal, frontal, pariétal ou occipital).
- Cryptogéniques.

2. Épilepsies et syndromes épileptiques généralisés

- Idiopathiques, liés à l'âge :
  – Convulsions néonatales familiales bénignes,
  – Convulsions néonatales bénignes,
  – Épilepsie myoclonique bénigne du nourrisson,
  – Épilepsie-absence de l'enfance,
  – Épilepsie-absence de l'adolescence,
  – Épilepsie myoclonique juvénile,
  – Épilepsie à crises grand mal du réveil,
  – Épilepsies autres (modalités spécifiques de déclenchement...).
- Cryptogéniques ou symptomatiques :
  – Syndrome de West,
  – Syndrome de Lennox-Gastaut,
  – Épilepsie avec crises myoclono-astatiques,
  – Syndrome de Dravet (épilepsie myoclonique sévère du nourrisson),
  – Épilepsie avec absences myocloniques.
- Symptomatiques :
  – Sans étiologie spécifique :
    - Encéphalopathie myoclonique précoce,
    - Encéphalopathie infantile précoce avec suppression-bursts (syndrome d'Ohtahara),
- Syndromes spécifiques.

3. Épilepsies à caractère focal ou généralisé non déterminé

CLINIQUE DES CRISES GÉNÉRALISÉES

1. Absence

- Perte de la conscience qu'a le patient de son environnement.
- Traduction clinique : interruption de l'activité en cours, fixité du regard (staring) et absence de réponse aux stimuli.
- Durée : de quelques secondes jusqu'à plusieurs dizaines de minutes dans les états de mal – absence.

2. Crise généralisée tonico-clonique (CGTC)

- Début brutal, avec succession de trois phases :
  – **Tonique** : contraction de l'ensemble des muscles, d'une durée de 10 à 20 s (morsure de langue !), fréquente vocalisation ou cri (par fermeture tonique des cordes vocales + contraction des muscles respiratoires),
  – **Clonique** : brèves secousses bilatérales, synchrones et intenses d'une durée de 30 s,
  – **Résolutive** : hypotonie globale se traduisant par une perte d'urine et une respiration bruyante (stertoreuse).
- Le réveil est progressif et marqué par un syndrome confusionnel, une amnésie lacunaire de l'épisode +/- des douleurs musculaires.

3. Crise myoclonique

- Secousses musculaires brèves touchant surtout les membres supérieurs responsables de lâchage d'objets.
- Seule crise généralisée où il n'y a pas de perte de conscience.

4. Crise atonique

Résolution brutale du tonus musculaire responsable de chutes.

5. Crise tonique

(Idem 1re phase des CGTC).

6. Crise clonique

(Idem 2e phase des CGTC).

CLINIQUE DES CRISES PARTIELLES

1. SIMPLES = conscience préservée

- Crise partielle simple motrice : Manifestation motrice (quelle qu'elle soit) sans troubles de la conscience.
- Crise partielle simple sensitive ou sensorielle :

  Hallucinations sensitives ou sensorielles (tact, vue, ouïe, odorat...) sans troubles de la conscience.

Ex : paresthésies ascendantes dans un membre, mauvais goût dans la bouche...

- Crise partielle simple végétative :
  Signes digestifs, urinaires, vasculaires, hémodynamiques, respiratoires... sans troubles de la conscience.
- Crise partielle simple psychique : sensations de déjà vécu, de déjà vu, de rêve sans troubles de la conscience.

2. COMPLEXES = perte de conscience

- Crise partielle complexe :
  - Association d'éléments d'une crise partielle simples avec possibilités d'automatismes (mâchonnement, gestes, langage) = crises auto-motrices,
  - ET perte de contact du sujet,
  - L'origine de ces crises est le plus souvent temporale.

PARACLINIQUE

1. Chez un patient épileptique connu

- Aucun examen complémentaire n'est nécessaire sauf la surveillance biologique du traitement (NFP, bilan hépatique, TP...) et le dosage plasmatique des anti-épileptiques en cas d'inefficacité du traitement.

2. Bilan d'une première crise

- **Biologie :**
  - NFP, VS, CRP, ionogramme sanguin, **glycémie**, calcémie,
  - Sérologies VIH,
  - Dosages alcoolémie, **HbCO**, médicaments,
  - Hémocultures et ponction lombaire si fièvre.
- **Morphologie :**
  - **TDM en urgence**, indispensable afin d'éliminer une crise convulsive symptomatique d'une lésion cérébrale.
  - IRM d'emblée ou si scanner normal et :
    - Répétition des crises et/ou,
    - Déficit neurologique et/ou,
    - Début de crise focal.
- **Électroencéphalogramme +++ :**
  - C'est l'examen clé du diagnostic.
  - EEG de repos avec épreuve d'hyperpnée et stimulation lumineuse intermittente à la recherche d'anomalies paroxystiques (pointes, polypointes, pointes ondes) en rapport avec la clinique. Intérêt de l'EEG de sieste (après privation de sommeil),
  - L'EEG corrélé à la clinique permet d'identifier le syndrome épileptique,
  - L'enregistrement est en général intercritique (entre deux crises) mais l'enregistrement de crises par Vidéo EEG de longue durée permet le diagnostic des formes difficiles en réalisant un enregistrement percritique.

DIAGNOSTICS DIFFÉRENTIELS

1. Syncope / lipothymie

- Reprise d'une conscience claire rapide, sur les lieux, avant l'arrivée des secours +++ :
  - Syncope réflexe vaso-vagale : circonstances déclenchantes évocatrices (chaleur, émotion...), prodromes, perte de conscience progressive, grande constance de la bradycardie avec pâleur et hypersudation.
  - Syncope d'origine cardiaque : chute à l'emporte-pièce avec perte de connaissance brève, de début et de fin brutale. Les morsures de langue sont possibles mais elles sont antérieures liées à une hypotonie de celle-ci (morsure latérale dans l'épilepsie),
- Pas ou peu de confusion post-critique.

NB : une syncope d'origine cardiaque, lorsqu'elle se prolonge, peut donner quelques clonies par hypodébit sanguin cérébral.

2. Pseudo-crise épileptique

- Habituellement : clinique atypique, non stéréotypée et non reproductible d'un épisode à l'autre.
- Début progressif et durée prolongée des crises.
- Pas de véritable perte de conscience.
- Mouvements cloniques atypiques, caricaturaux.
- Résistance à l'ouverture des yeux.
- Ces pseudo-crises peuvent alterner avec de véritables crises.
- Intérêt de la vidéo-EEG.
- Le diagnostic est souvent difficile et c'est l'une des premières causes de pharmacorésistance aux anti-épileptiques.

3. Hypoglycémie

- Peut être responsable de troubles de la conscience ou de déficits transitoires mais contexte évocateur (diabétique traité par hypoglycémiant ou insulinome).
- Peut entraîner d'authentiques crises d'épilepsie.

ÉTIOLOGIE DES CRISES ÉPILEPTIQUES

1. Lésionnelles

- **Malformation** (dysplasies, DNET, hamartomes).
- **Tumeurs :**
  - Primitives,
  - Secondaires.
- **Infection :**
  - Méningo-encéphalite,
  - Encéphalite,
  - Abcès.
- **Vasculaire :**
  - AVC (hémorragique surtout),
  - Thrombophlébite cérébrale,
  - Malformation vasculaire (angiomes, cavernomes),
  - Vascularite.
- **Traumatisme :**
  - Hémorragie sous arachnoïdienne +++,
  - Hématome sous-dural,
  - Hématome extradural.
- **Démence.**

2. Toxiques

- **Alcool** (intoxication aiguë ou sevrage).
- **Médicaments** et notamment tous les anti-épileptiques en cas de sevrage (Benzodiazépines chez la personne âgée +++).
- **Drogues.**
- **Monoxyde de carbone** (CO).

3. Métaboliques

- **Hypoglycémie**, hyperglycémie sans cétose.
- Hyponatrémie.
- Hypocalcémie.

FACTEURS FAVORISANTS LES CRISES

À rechercher :

- Alcool (intoxication ou sevrage).
- Médicaments, toxiques (intoxication ou sevrage) en particulier sevrage en anti-épileptiques et notamment en benzodiazépines.
- Surmenage, privation de sommeil.
- Hyperpnée.
- Stimulation lumineuse intermittente.

ÉTIOLOGIE DES ÉPILEPSIES

Rôle concomitant mais d'importance variable des facteurs génétiques et de facteurs acquis (agression cérébrale).

1. **Idiopathiques ou primaires**
2. **Symptomatiques ou secondaires** à une lésion cérébrale (cf. étiologie des crises d'épilepsie)
3. **Cryptogéniques** : présumées symptomatiques mais sans que la cause ne soit retrouvée

ÉVOLUTION SOUS TRAITEMENT

1. Épilepsie pharmaco-sensible

- Bonne réponse au traitement anti-épileptique.
- Faible risque de rechute à l'arrêt du traitement.

2. Épilepsie pharmaco-dépendante

- Bonne réponse au traitement anti-épileptique mais risque élevé de rechute à l'arrêt du traitement.

3. Épilepsie pharmaco-résistante (20 %)

- Aucun traitement efficace n'est trouvé.
- Indication de la chirurgie dans les épilepsies partielles pharmaco-résistantes.

ÉTAT DE MAL ÉPILEPTIQUE : DIAGNOSTIC ET TRAITEMENT

1. Définition

- L'état de mal épileptique est défini par une succession de crises sans retour à la conscience ou une seule crise pour une durée totale supérieure à 20 min.
- L'EEG est à réaliser, mais le traitement doit être entrepris en urgence et le diagnostic est souvent évident cliniquement.
- La somnolence avec le stertor correspond à un état POST-critique et non à un état de mal !
- Particularités de l'**état de mal épileptique non convulsif :** tableau de confusion mentale avec paroxysmes EEG qui disparaissent avec l'injection de benzodiazépine.

2. Prise en charge

- Mesures générales symptomatiques :
  - Libération des voies aériennes supérieures,
  - Oxygénothérapie,

- Protection du patient de son environnement, décubitus latéral.
- Traitement de la cause ! :
  - Hyperthermie, hypoglycémie,
  - Syndrome infectieux,
  - Hémorragie méningée…
- Mesures médicamenteuses :
  - 10 mg de Valium ou 1 mg de Rivotril en IVD à renouveler à 10 min. en cas d'échec.
  - Si persistance de crises électro-cliniques :
    - Fosphénytoïne Prodilantin® après ECG et sous scope avec bolus puis dose d'entretien (intérêt : pas de dépression respiratoire mais possibles troubles du rythme ou de la conduction).
    - Ou Phénobarbital Gardénal® 10 mg/kg en IVD (La dépression respiratoire induite par cette posologie nécessite fréquemment une intubation).
  - Si échec : anesthésie par thiopental (Nesdonal®, Pentotal®) avec intubation/ventilation assistée. Le patient n'étant plus conscient, l'efficacité du traitement est jugée sur l'EEG.
- Prise en charge en réanimation pour surveillance continue et bilan étiologique.

3. Risque +++

- Mortalité : 30 % à un mois.
- Morbidité : souffrance cérébrale avec risque de séquelles neurologique par :
  - Anoxie cérébrale,
  - Encombrement bronchique,
  - Acidose métabolique.

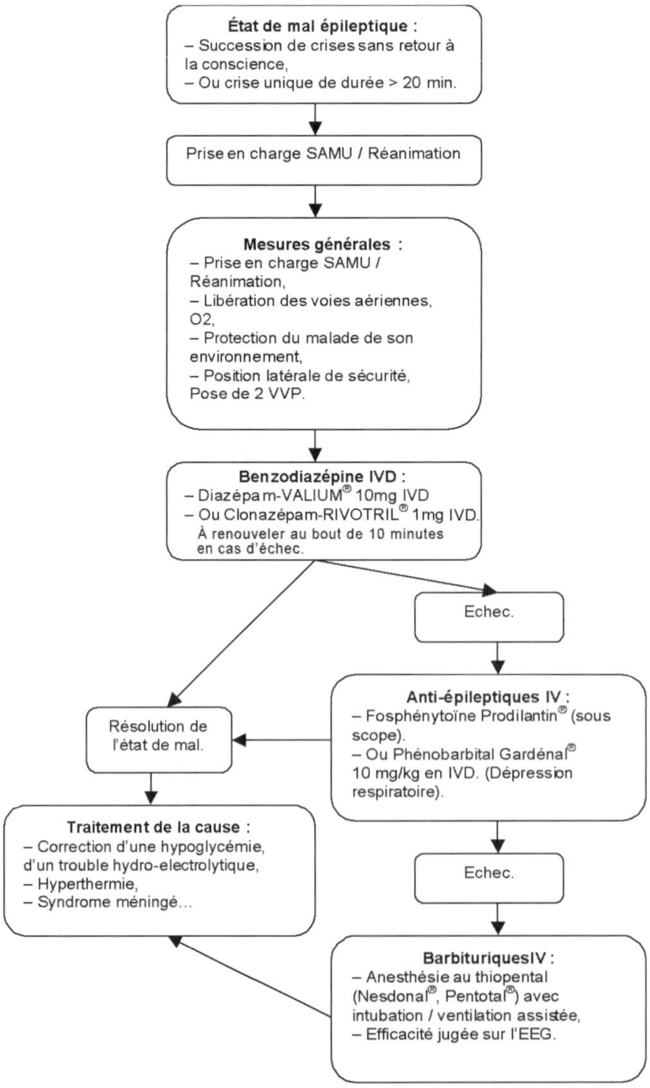

Fig. 1 : Algorithme décisionnel dans l'état de mal épileptique.

PRISE EN CHARGE D'UNE CRISE

1. Mesures symptomatiques

- Protection du patient de son environnement (première cause de mortalité).
- Libération des voies aériennes (canule de Guedel) et décubitus latéral.
- Oxygénothérapie si détresse respiratoire (l'O_2 est pro-convulsivant…).
- En cas de persistance de la crise (et non si confusion post-critique) : prise en charge d'un état de mal épileptique.

2. Au décours de la crise, hospitalisation si :

- Première crise.
- Crise prolongée.
- Crise récurrente.
- Déficit post-critique.

TRAITEMENT DE L'ÉPILEPSIE

1. Objectif

- Prévention des crises.
- Absence d'effets indésirables.

2. Principes

- Être certain du diagnostic d'épilepsie.
- Pas de traitement systématique au décours d'une première crise car celle-ci peut être isolée.
- Débuter par une monothérapie.
- Posologie de départ faible.
- Augmentation progressive des doses.

3. Éducation du patient

- Éviction des facteurs favorisants.
- Pas d'arrêt de traitement sans avis médical : risque de crises !

4. Traitement médicamenteux

- Plus de 20 molécules en 2012, chacune ayant une indication et des effets secondaires propres.
- Le choix de la molécule est déterminant car détermine l'efficacité mais aussi l'observance du traitement.
- 2 catégories d'anti-épileptiques :
  - Les anti-épileptiques classiques (Dépakine®, Tégrétol®, Dihydan®, Gardénal®),
  - Les anti-épileptiques de nouvelle génération : beaucoup plus chers, pas de supériorité d'efficacité prouvée mais souvent mieux tolérés.

5. Traitement chirurgical

6. Mesures associées

- Information du patient sur sa maladie et sur son traitement (effets secondaires, surveillance biologique).
- Reclassement professionnel si métier à risque.
- Conduite automobile possible sous réserve d'une absence de crise de plus d'un an et après accord de la Commission médicale départementale du permis de conduire.
- Éviter les sports de montagne et la plongée.
- Prise en charge 100 % ALD en cas d'épilepsie grave invalidante.

PHARMACOLOGIE

ANTI-ÉPILEPTIQUES « CLASSIQUES »

Encore très prescrits, très efficaces mais nécessitent une bonne surveillance et souvent moins bien tolérés que les anti-épileptiques de nouvelle génération.

1. Valproate de sodium-Dépakine® +++

- Posologie : 20 à 30 mg/kg/j, forme LP.
- Indications : épilepsies généralisées.
- Contre-indications :
  - Hépatiques +++ (antécédents d'hépatite aiguë ou chronique),
  - Porphyrie.
- Effets secondaires :
  - Prise de poids, alopécie, tremblement d'attitude,
  - Troubles digestifs, hépatite cytolytique +++, pancréatite,
  - Troubles hématologiques : thrombopénie.
- Surveillance : bilan hépatique, TP, hémogramme.
- Tératogénicité avérée, dose dépendante et risque majeur au-delà d'1 g/j ou en cas de polythérapie.

2. Carbamazépine-Tégrétol® +++

- Posologie : 400 mg/j, forme LP.
- Indications :
  - Épilepsies partielles ou secondairement généralisées,
  - **Aggrave les absences** et contre-indiqué dans les épilepsies généralisées idiopathiques.

- Contre-indications :
  - BAV,
  - Porphyrie,
  - Allaitement.
- Effets secondaires :
  - Hyponatrémie,
  - Troubles hématologiques : neutropénie, thrombopénie,
  - Éruption cutanée,
  - Somnolence, vertiges, ataxie, diplopie, nystagmus (signent toujours un surdosage),
  - Bouche sèche, troubles digestifs, hépatite,
  - Éruption cutanée,
  - Troubles de la conduction cardiaque,
  - Troubles hématologiques : neutropénie, thrombopénie.
- Interaction médicamenteuse : **INDUCTEUR ENZYMATIQUE**.
- Précautions d'emploi : supplémentation en vitamines K chez la femme enceinte et le nouveau-né. Cependant, pas de tératogénicité démontrée.
- Surveillance : ECG avant, NFP, bilan hépatique, ionogramme sanguin.

3. Phénobarbital-Gardénal®

Actuellement peu prescrit sauf chez les patients qui prennent ce traitement depuis leur enfance, les patients pharmacorésistants ou les patients dont l'observance est aléatoire (car demi-vie longue).

- Contre-indications :
  - Insuffisance respiratoire,
  - Porphyrie,
  - Allaitement.
- Effets secondaires +++ :
  - Somnolence, confusion ou excitation,
  - Algodystrophie (épaule),
  - Rachitisme (carence en vitamine D),
  - Éruptions cutanées,
  - Anémie mégaloblastique (carence en folates).
- Interaction médicamenteuse : **INDUCTEUR ENZYMATIQUE** (attention à l'association avec les AVK et la contraception œstroprogestative).
- Précautions d'emploi :
  - Supplémentation en vitamine D chez l'enfant,
  - En vitamine K chez la femme enceinte et le nouveau-né,
  - Et en acide folique.
- Surveillance : NFP.

4. Phénytoine-Di-Hydan®

- Effets secondaires +++ :
  - Hypertrophie gingivale, hirsutisme, acné,
  - Confusion, obnubilation, syndrome vestibulaire ou cérébelleux,
  - Éruption cutanée,
  - Troubles hématologiques : anémie mégaloblastique,
  - Lupus induit.
- Interaction médicamenteuse : **INDUCTEUR ENZYMATIQUE**.
- Précautions d'emploi :
  - Supplémentation en vitamine D,
  - En acide folique et en vitamine K chez la femme enceinte et le nouveau-né.
- Surveillance : NFP.

5. Ethosuximide-Zarontin®

- Effets secondaires :
  - Altération des fonctions cognitives,
  - Troubles digestifs,
  - Troubles hématologiques : leucopénie, anémie, pancytopénie, éosinophilie.
- Surveillance : NFP.

6. Vigabatrin-Sabril®

- Effets secondaires : Réduction concentrique du champ visuel.
- Surveillance Impose un contrôle ophtalmologique annuel.

NOUVEAUX ANTI-ÉPILEPTIQUES

1. Indiqués dans l'épilepsie généralisée, partielle ou secondairement généralisée en monothérapie de première intention

- **Lamotrigine Lamictal®** (dès 2 ans) :
  - Effets secondaires : éruption cutanée parfois grave (syndrome de Lyell ou de Stevens-Johnson),
  - Précautions d'emploi : augmentation très progressive de la posologie, éviter l'association à la Dépakine,
  - Anti-épileptique le moins tératogène (avec la Carbamazépine).

2. Indiqués dans l'épilepsie partielle ou secondairement généralisée en monothérapie de première intention

- **Topiramate Epitomax®** (dès 2 ans) :
  - Effets secondaires : perte de poids, lithiase urinaire, somnolence, confu-

sion, troubles psychiatriques, troubles digestifs.

- **Gabapentine Neurontin®** (dès 6 ans) :
  - Effets secondaires : prise de poids, troubles digestifs, étourdissement, somnolence.
- **Oxcarbazépine Trileptal®** (dès 6 ans) :
  - Effets secondaires : hyponatrémie ++, asthénie, somnolence, céphalées, vertiges, diplopie, nausées, vomissements,
  - Faiblement inducteur enzymatique.
- **Levetiracetam Keppra®** (dès 16 ans) :
  - Effets secondaires : syndrome dépressif, asthénie, somnolence.

3. Indiqués dans l'épilepsie partielle ou secondairement généralisée en association

- **Lacosamide Vimpat®.**
- **Zonizamide Zonégran®.**
- **Prégabaline Lyrica®.**
- **Tiagabine Gabitril®.**

4. Indications particulières ou d'exception

- **Rufinamide Inovelon®** (Lennox-Gastaut).
- **Felbamate Taloxa®** (Lennox-Gastaut).
- **Stiripentol Diacomit®** (épilepsie myoclonique sévère du nourrisson).

LES BENZODIAZÉPINES

Clobazam-Urbanyl®,

Clonazépam-Rivotril®,

Diazépam-Valium®,

Midazolam (Hypnovel®),

- Indications : traitement rapide de tous les types de crises. Ce n'est pas un traitement de fond.
- Contre-indications : insuffisance respiratoire, myasthénie.
- Effets secondaires :
  - Somnolence,
  - Tolérance et dépendance en cas de prise prolongée.

SUIVI DU TRAITEMENT

1. Clinique +++

2. Dosage plasmatique des anti-épileptiques

- En cas d'inefficacité du traitement pour évaluer l'observance.
- En cas d'apparition d'effets secondaires pour démasquer un surdosage.
- Lors de la grossesse en cas de recrudescence des crises (risque de diminution des taux sanguins circulant).

3. Surveillance biologique (fonction du médicament)

- NFP.
- Bilan hépatique, TP.
- Ionogramme sanguin.

4. EEG : pas de façon systématique. Peut guider une décroissance thérapeutique. Très utile lorsque le patient ne se rend pas compte de ses crises.

5. Arrêt du traitement

- À envisager après une longue période sans crise (5 ans) dans les épilepsies d'évolution supposées favorable et non pharmacodépendantes.
- Décroissance progressive du traitement.
- Sous contrôle EEG.
- Avec l'accord du patient.

CONDUITE À TENIR EN FONCTION DE LA RÉPONSE AU TRAITEMENT

1. Bonne tolérance et efficacité du traitement

- Poursuite du traitement idem.
- Pas de surveillance du taux plasmatique des anti-épileptiques.
- Pas d'EEG systématique. Il peut accompagner la surveillance d'une diminution de traitement ou lorsqu'il y a des doutes sur des crises a minima ou passées inaperçues.
- Surveillance biologique habituelle selon le médicament utilisé.

2. Bonne tolérance mais inefficacité du traitement

- Dosage plasmatique des anti-épileptiques à la recherche d'un taux infra-thérapeutique.
- Augmentation progressive de la posologie.
- Si échec : changement de monothérapie.
- Si échec de la monothérapie : bithérapie.

3. Mauvaise tolérance du traitement (quelle que soit son efficacité)

- Arrêt du traitement en cours.
- Remplacement par une autre classe d'anti-épileptiques.

CHIRURGIE DE L'ÉPILEPSIE

1. **But** : suppression de la zone épileptogène
2. **Indications** : patients souffrant d'épilepsie partielle avec des crises fréquentes et pharmaco résistantes
3. **Bilan préopératoire**

- Vidéo EEG, bilan neuropsychologique, IRM cérébrale, tomographie par émission de positons +/- enregistrement EEG intracrânien.

  Permet de localiser de manière précise le foyer épileptogène.
- Une évaluation psychiatrique doit être systématique devant la fréquence des troubles mentaux associés.

NB : Pour plus de détails, voir la conférence de consensus de 2004 sur la prise en charge des Épilepsies Partielles Pharmaco Résistantes (site de l'HAS).

ÉPILEPSIE ET GROSSESSE

- Pas de contre-indication à la grossesse à condition que celle-ci soit préparée et fasse l'objet d'une prise en charge multidisciplinaire entre neurologue et obstétricien.
- Risque essentiellement tératogène, lié aux médicaments mais aussi à des facteurs génétiques et métaboliques (carence en folates).
- En cas de désir de grossesse, il faut :
  - Informer la patiente du risque augmenté de malformation (globalement X2 à 3, tous traitements confondus, avec un risque de malformation de 3 % dans la population générale),
  - La tératogénicité est étroitement corrélée au nombre de médicaments anti-épileptiques pris durant la grossesse et à leur posologie. Donc : privilégier une monothérapie à la dose minimale efficace en évitant les anti-épileptiques d'ancienne génération à l'exception de la Carbamazépine qui n'a pas montré d'augmentation de la tératogénicité,
  - Supplémenter en acide folique deux mois avant la conception,
  - Dépistage précoce de l'apparition de malformation par échographies supplémentaires uniquement en cas de polythérapie ou médicament à risque (sinon, suivi standard),
  - Supplémenter en vitamine K à partir de la 36e semaine, puis ne pas oublier la supplémentation de l'enfant au cours de la première semaine (risque hémorragique).
- L'accouchement peut être réalisé sous péridurale.
- Pas de contre-indication formelle à l'allaitement, mais à discuter avec l'obstétricien et le pédiatre en charge de l'enfant.
- Les anti-épileptiques de nouvelle génération sont réputés moins tératogènes mais ce sont aussi ceux pour lesquels on a le moins de recul...

L'ESSENTIEL

- **Épilepsie : affection neurologique chronique fréquente caractérisée par la répétition de crises d'épilepsie.**
- **Différents types de crises : généralisées ou partielles.**
- **Différents types d'épilepsies.**
- **EEG utile au diagnostic syndromique et au suivi.**
- **Bilan étiologique à toujours faire en cas de première crise à la recherche d'une crise symptomatique.**
- **Étiologie des crises : lésionnelle, toxique ou métabolique.**
- **Étiologie des épilepsies : idiopathique, symptomatique ou cryptogénique.**
- **Attention à l'état de mal épileptique : traitement en urgence.**
- **Traitement de la crise : symptomatique.**
- **Traitement de l'épilepsie :**
  - **Éducation du patient : éviter les facteurs déclenchants, pas d'arrêt brutal du traitement,**
  - **Médicamenteux : nombreuses molécules à choisir en fonction du type de crises. Attention aux effets secondaires et à l'effet inducteur enzymatique de certains traitements,**
  - **Chirurgical : à envisager dans les épilepsies partielles pharmaco-résistantes.**

NB : L'épilepsie de l'enfant est traitée dans le volume Pédiatrie *de la même collection.*

Hémorragie méningée

(Diagnostic, situations d'urgence et prise en charge)

Antoine Challan-Belval, Laura Mechtouff-Cimarelli, Marc Guénot MGS-244

DÉFINITION

C'est l'irruption de sang dans les espaces sous arachnoïdiens.

Est synonyme d'hémorragie sous-arachnoïdienne.

CLINIQUE

Syndrome méningé aigu, brutal, sans fièvre au début, parfois à l'occasion d'un effort :

- **Céphalée brutale, en éclair**, maximale d'emblée +++.
- Nausées, vomissements en jet.
- Photophobie, phonophobie.
- Raideur méningée (enraidissement douloureux paravertébral) :
  - Attitude spontanée en chien de fusil,
  - Raideur de nuque,
  - **Signe de Kernig :** impossibilité de fléchir les cuisses sans fléchir les genoux lorsqu'on élève les 2 membres inférieurs du patient allongé ou lorsque l'on assied le patient,
  - **Signe de Brudzinski :** flexion involontaire des membres inférieurs à la flexion forcée de la nuque sur un patient allongé.
- Troubles de la vigilance pouvant aller jusqu'au coma.
- Signes neurologiques d'accompagnement sans valeur localisatrice :
  - Signes pyramidaux (Babinski bilatéral, ROT vifs),
  - Paralysie du VI.
- Signes de localisation si :
  - Hématome intraparenchymateux associé,
  - Anévrisme de la terminaison carotidienne : paralysie du III.
- Signes végétatifs (brady ou tachycardie, instabilité tensionnelle, hyperthermie retardée, anomalies à l'ECG).
- Convulsions possibles.
- Anomalies possibles au FO : hémorragie rétinienne ou vitréenne (syndrome de Terson), œdème papillaire.

PARACLINIQUE

1. Scanner cérébral en URGENCE (Cf. fig. 1**)**

- Hyperdensité spontanée = sang dans les espaces sous-arachnoïdiens.
- +/- orientation étiologique.
- +/- orientation topographique.
- Recherche de complications précoces,
- Le scanner est normal dans 10 % des cas (hémorragie minime ou ancienne).

2. Ponction lombaire ; si le scanner est normal

- Éviter une contamination sanguine par ponction traumatique.
- Différences avec une PL traumatique :
  - Liquide uniformément rouge, incoagulable, dans les différents tubes,
  - Surnageant xanthochromique après centrifugation avec pigments sanguins (apparaissant > 12 h),
  - Rapport érythrocytes/leucocytes > à celui du sang.

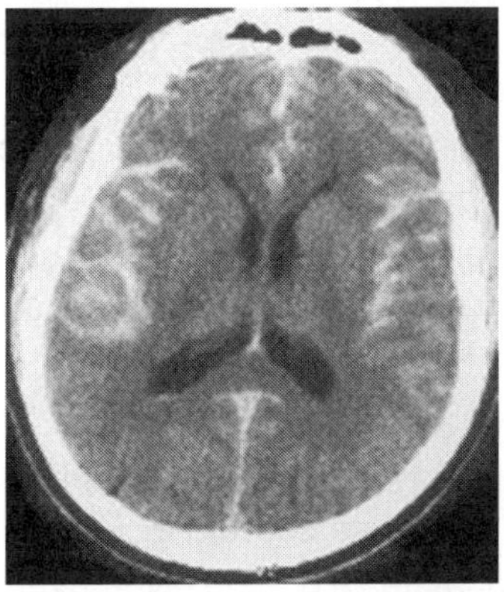

Fig. 1 : scanner cérébral sans injection de produit de contraste iodé : hémorragie méningée (hyperdensité spontanée des espaces sous-arachnoïdiens).

3. Artériographie cérébrale des 4 axes

- Recherche d'une malformation artérielle causale.

ÉTIOLOGIE

1. Anévrisme artériel +++ (cf. fig. 2)

= dilatation sacciforme ou parfois fusiforme d'une artère. La zone d'implantation sur l'artère porteuse est le collet.

- Fréquent : 1 à 2 % de la population générale.
- Le risque hémorragique est corrélé à la taille de l'anévrisme (faible si ≤ 10 mm).
- Localisations multiples dans 20 % des cas.
- Acquis : rôle de l'HTA, de l'alcool et du tabac.
- Parfois congénital : formes familiales, polykystose rénale.
- Localisation : bifurcations +++ (terminaison de la carotide interne, communicante antérieure, artère cérébrale moyenne, terminaison du tronc basilaire).

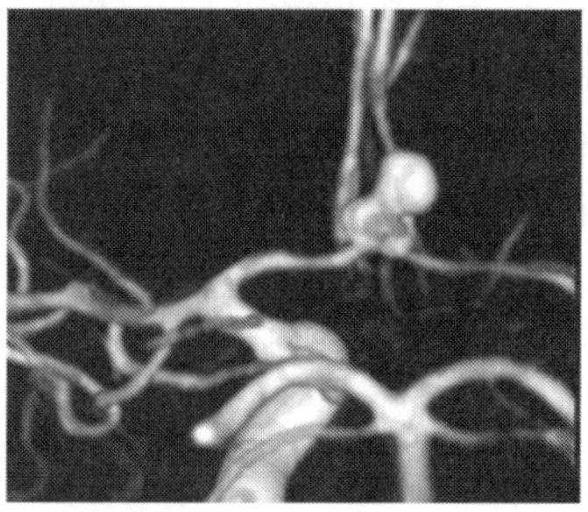

Fig. 2 : artériographie cérébrale : anévrisme de l'artère communicante antérieure.

2. Malformations artério-veineuses (Cf. fig. 3)

= communication directe entre les artères et les veines en l'absence de capillaires (peloton vasculaire).

- Responsable d'une hémorragie cérébro-méningée.
- Souvent diagnostiquée au stade non rompu devant une épilepsie ou des hémicrânies.

3. Autres

- Fistule durale, dissection artérielle, thrombose veineuse cérébrale.
- Angiopathies d'origine diverse (anévrisme mycotique, syndrome de vasoconstriction réversible, angiopathie amyloïde…).
- Traumatisme (hémorragie prédominant au niveau des sillons de la convexité).
- Pas de cause retrouvée (notamment dans les hémorragies périmésencéphaliques isolées).

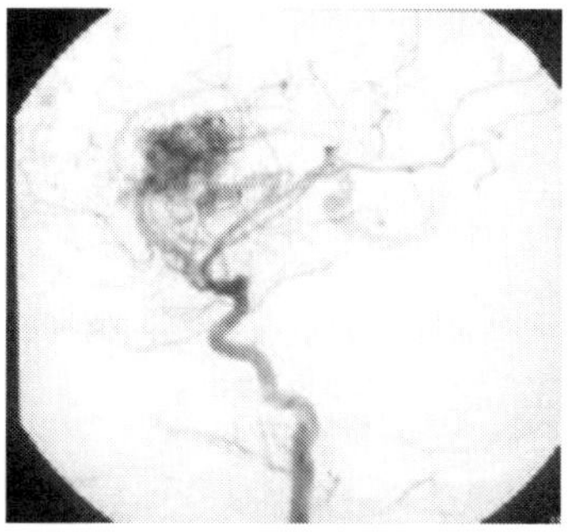

Fig. 3 : artériographie cérébrale : malformation artério-veineuse.

SCORE DE LA FÉDÉRATION MONDIALE DE NEUROCHIRURGIE (WFNS)

I	GCS 15	Pas de déficit moteur,
II	GCS 13 - 14	Pas de déficit moteur,
III	GCS 13-14	Déficit moteur,
IV	GCS 7-12	Déficit présent ou absent,
V	GCS 3-6	Déficit présent ou absent.

GCS : Score de Glascow.

ÉVOLUTION

- 1/3 de décès avant l'arrivée à l'hôpital.
- 2/3 de décès à la phase initiale.
- 25 % de déficit invalidant chez les survivants.

COMPLICATIONS

1. Vasospasme artériel +++

- Entre J4 et 2-3 semaines.
- Risque d'infarctus cérébral du territoire artériel.
- Apparition de signes neurologiques focaux en rapport avec l'infarctus.
- Paraclinique :
  - Scanner, IRM : visualisent l'infarctus cérébral,
  - Artériographie : visualisation directe du rétrécissement artériel. L'artériographie peut être normale (le vasospasme peut masquer une malformation vasculaire sous-jacente) : dans ce cas il faut recontrôler l'artériographie à distance,
  - Doppler transcrânien : signes indirects hémodynamiques, accélération des

vitesses circulatoires au niveau de l'artère spasmée.

- **Prévention systématique par inhibiteurs calciques.**

2. Récidive hémorragique +++

- Risque maximal entre J7 et J11.
- Souvent plus gave que l'épisode précédent.

3. Hydrocéphalie aiguë

- Par obstruction de la circulation du LCR par les caillots
  ou
- Par trouble de la résorption du LCR dans les espaces sous-arachnoïdiens.
- Traitement : dérivation ventriculaire externe.

4. Hypertension intracrânienne

- Secondaire à l'œdème +/- hydrocéphalie +/- hématome intracérébral.
- Traitement : traitement de la cause + anti-œdémateux.

5. Hydrocéphalie à pression normale à distance

6. Crise comitiale

7. Autres complications

- Liées aux troubles végétatifs : hyponatrémie, hyperthermie, troubles de la repolarisation ou du rythme cardiaque.
- Liées au décubitus et à la réanimation.

TRAITEMENT

1. Hospitalisation en urgence en milieu neurochirurgical +/- réanimation

2. Mise en condition du patient

- Repos au lit strict
- À jeun +/- sonde nasogastrique si troubles de la vigilance.
- Pose d'une voie veineuse périphérique.
- Liberté des voies aériennes supérieures +/- oxygénothérapie +/- intubation/ventilation assistée.
- Contrôle de la tension artérielle ~150 mm Hg de systolique.

3. Traitement symptomatique

- Anti-émétiques type métoclopramide (Primpéran®) si nausées.
- Antalgique type paracétamol IV (Perfalgan®) (pas d'aspirine !).
- Anti-œdémateux.
- Anti-épileptiques si crise comitiale.
- Kinésithérapie motrice et respiratoire.

4. Traitement spécifique

- Prévention du vasospasme par inhibiteur calcique : nimodipine-Nimotop® (2 cp 30 mg/4 h ou IVSE 2 mg/h) sous contrôle tensionnel.

5. Traitement étiologique = interventionnel :

- Le plus tôt possible car risque de resaignement.
- Décision au sein d'une équipe multidisciplinaire en fonction des caractéristiques de l'anévrisme et de l'état du patient.
- But : exclusion de l'anévrisme :
  - Traitement par voie endovasculaire : oblitération du sac anévrismal par des coils,
  - Traitement chirurgical : clippage du collet.

6. Prévention des complications liées au décubitus et à l'hospitalisation

- Maladie thrombo-embolique : bas de contention.
- Ulcère de stress : protecteur gastrique.
- Escarres : nursing.

7. Mesures associées

Information du patient et soutien psychologique.

8. Surveillance

L'ESSENTIEL

- **Syndrome méningé aigu (céphalée +++),**
- **Urgence vitale,**
- **Diagnostic positif : scanner cérébral +/- PL précautionneuse,**
- **Diagnostic étiologique : artériographie,**
- **Cause : anévrisme artériel +++,**
- **Complications :**
  - **Vasospame,**
  - **Resaignement.**
- **Traitement :**
  - **Exclusion de l'anévrisme par voie endovasculaire (embolisation),**
  - **Ou neurochirurgicale (clippage).**

Maladie de Parkinson

(Diagnostic, attitude thérapeutique, suivi du patient, principes de prise en charge au long cours)

Antoine Challan-Belval, Laura Mechtouff-Cimarelli, Stéphane Thobois **MGS-261**

ÉPIDÉMIOLOGIE

- 1re cause de syndrome parkinsonien.
- Prévalence : 2 pour 1000 habitants.
- Augmente avec l'âge : 2 % après 65 ans.
- Discrète prédominance masculine.

PHYSIOPATHOLOGIE

1. Maladie dégénérative

- Perte progressive des neurones dopaminergiques du locus niger dont les projections se font sur le striatum (voie nigro-striatale).
- Il existe donc un déficit en dopamine striatale.
- Présence également de lésions dans d'autres noyaux sous-corticaux.
- Marqueur histologique caractéristique : les corps de Lewy (inclusions basophiles intraneuronales).

2. Étiologie inconnue, probablement multifactorielle

Rôle discuté des facteurs :

- Environnementaux : toxiques tels que le MPTP.
- Génétiques : histoire familiale dans 15 % des cas, formes monogéniques rares.

CLINIQUE = Triade du syndrome extrapyramidal plus ou moins complète.

1. Tremblement

- **De repos** au début, disparaissant lors des mouvements volontaires.
- **Lent,** 4 à 6 Hz.
- Touchant les membres (extrémités +) parfois la mâchoire mais jamais le chef.
- Unilatéral ou bilatéral asymétrique.
- Aggravé par les émotions, le stress, la fatigue, le calcul mental.
- Disparaissant pendant le sommeil.

2. Akinésie

Rareté et lenteur des mouvements.

- Elle se manifeste à différents niveaux :
  - Visage : amimie, rareté du clignement (faciès figé),
  - Parole : voix assourdie et monotone,
  - Écriture : micrographie,
  - Marche : difficulté au démarrage, marche à petits pas, perte du ballant des bras, demi-tour décomposé,
  - Difficulté à effectuer des mouvements alternatifs rapides : bradykinésie (lenteur) et hypokinésie (diminution de l'amplitude) dans les manœuvres d'opposition pouce-index, d'ouverture/fermeture de la main, de marionnettes, de tapotement du pied sur le sol.
- La force motrice est conservée.
- Parfois associée à des phases de kinésie paradoxale.

3. Rigidité (Hypertonie)

- **Plastique** (≠ spastique) en « tuyau de plomb ».
- Cédant par à coups successifs (**phénomène de la roue dentée**).
- Prédomine sur les fléchisseurs avec une posture inclinée vers l'avant.
- Augmentée par la mobilisation active du membre controlatéral (manœuvre de Froment).

4. Symptômes associés à la triade

- Libération des réflexes archaïques, troubles végétatifs (hypersalivation, hypersudation, hypotension orthostatique), syndrome dépressif.

DIAGNOSTIC POSITIF

Le diagnostic est clinique.

- Sont fortement évocateurs d'une maladie de Parkinson, un syndrome parkinsonien avec :
  - **Tremblement de repos caractéristique,**
  - **Caractère asymétrique des symptômes,**
  - **Normalité du reste de l'examen neurologique,**
  - **Absence de facteurs médicamenteux pouvant expliquer un syndrome parkinsonien,**
  - **Efficacité de la L-Dopa : 3 mois de traitement à au moins 300 mg/j.**
- Dans ce cas, **aucun examen complémentaire** n'est demandé.
- En cas de doute, d'atypie clinique ou si ≤ 40 ans : on réalise des examens complémentaires (imagerie cérébrale, bilan cuprique).

DIAGNOSTIC DIFFÉRENTIEL : AUTRES CAUSES DE SYNDROMES PARKINSONIENS

Syndromes parkinsoniens « plus » car associent un syndrome parkinsonien ET d'autres signes.

1. Syndrome parkinsonien iatrogène : 10 %

- **Neuroleptiques :**
  - Par blocage des récepteurs dopaminergiques,
  - Le syndrome parkinsonien est plutôt bilatéral,
  - Début dans le mois qui suit l'introduction du traitement, réversible à l'arrêt du traitement,
  - Surtout chez les personnes âgées,
  - Survient avec les neuroleptiques à visée psychiatrique sans oublier les neuroleptiques « cachés » +++ :
    - Anti-émétiques : métoclopramide (Primpéran®), Vogalène®,
    - Hypnotiques : méprobamate (Mépronizine®), Théralène®, Noctran®,
    - Traitement de la ménopause : Agréal®...
    - Autres : inhibiteurs calciques, lithium, cordarone, certains antidépresseurs et anti-épileptiques...

2. Autres syndromes parkinsoniens dégénératifs

On retrouve des signes neurologiques associés au syndrome parkinsonien.

Mauvaise réponse au traitement dopaminergique

- **Atrophies multisystématisées** (AMS) :
  - Syndrome parkinsonien répondant peu à la Dopa avec signes axiaux précoces,
  - Syndrome cérébelleux,
  - Syndrome dysautonomique (hypotension orthostatique et trouble vésico-sphinctériens),
  - Syndrome pyramidal.
- **Paralysie supranucléaire progressive (PSP) ou maladie de Steele-Richardson-Oslewski,**
  - Syndrome parkinsonien symétrique à prédominance axiale répondant peu à la Dopa,
  - Instabilité posturale avec chutes précoces,
  - Paralysie supra-nucléaire de la verticalité du regard,
  - Syndrome frontal.
- **Dégénerescence cortico-basale :**
  - Syndrome parkinsonien asymétrique,
  - Dystonie asymétrique,
  - Apraxie,
  - Syndrome frontal.
- **Démence à corps de Lewy :**
  - Syndrome parkinsonien,
  - Hallucinations précoces,
  - Détérioration cognitive précoce,
  - Fluctuation de la conscience,
  - Grande sensibilité aux neuroleptiques (aggravation).

3. Maladie de Wilson

À évoquer devant tout syndrome parkinsonien chez un sujet ≤ 50 ans.

- Génétique : Maladie héréditaire autosomique récessive.
- Physiopathologie : anomalie de transport et d'élimination du cuivre. Accumulation du cuivre dans le SNC, le foie et la cornée.

- Clinique :
  - **Manifestations neuro-psychiatriques :** syndrome akinéto-rigide, dystonie, syndrome cérébelleux ou tableau psychiatrique,
  - **Manifestations hépatiques :** hépatite aiguë, cirrhose hépatique,
  - **Anneau cornéen de Kayser-Fleischer.**
- Paraclinique :
  - Biologie : ↓ de la coeruléoplasminémie, ↑ de la cuprémie, ↑ de la cuprurie,
  - IRM : hypersignaux T2 des noyaux gris centraux,
  - Biopsie hépatique : ↑ du cuivre hépatique.
- Évolution :
  - Aggravation progressive et décès sans traitement,
  - Favorable sous traitement.
- Traitement : D-pénicillamine.

4. **Toxique :** intoxication au CO ou au Manganèse

5. **Syndrome parkinsonien vasculaire,** lié à une atteinte vasculaire des noyaux gris centraux

ÉVOLUTION

1. **Phase diagnostique**

2. **« Lune de miel »** : le traitement dopaminergique permet un contrôle satisfaisant des symptômes pendant souvent plusieurs années.

3. **Phase de complications motrices liées au traitement**

- **Fluctuations motrices :** alternance de phases « on » (bonne mobilité) et de phases « off » (mobilité réduite) rythmée par la prise médicamenteuse ou imprévisible.
- **Dyskinésies :** mouvements anormaux involontaires :
  - De « milieu de dose » : choréiques, bien tolérés,
  - De « début » et de « fin » de dose : balliques, moins bien tolérés.

4. **Phase de déclin avec apparition de signes tardifs**

- **Signes axiaux souvent dopa-résistants :**
  - Troubles de la marche : freezing (interruption de la marche) ou festination (accélération de la marche),
  - Troubles posturaux,
  - Dysarthrie,
  - Troubles de la déglutition.
- **Détérioration cognitive.**
- Les chutes et les complications de décubitus sont fréquentes à ce stade.

TRAITEMENT

1. **Prise en charge ambulatoire,** parfois hospitalisation pour bilan initial ou équilibration du traitement.

2. **Traitement symptomatique**

- Kinésithérapie motrice, activité physique régulière, prévention des chutes.
- Ergothérapie pour aider le patient dans son environnement.
- Orthophonie pour les troubles du langage.

3. **Traitement spécifique**

- Médicamenteux.
- Chirurgical.

4. **Traitement des complications**

5. **Mesures associées**

- Information du patient sur sa maladie et soutien psychologique.
- Associations de malades.
- Prise en charge 100 %.
- Prestations sociales : en nature (aides ménagères, auxiliaire de vie...) et en espèce (Allocation adulte handicapé).

6. **Suivi**

TRAITEMENT MÉDICAMENTEUX (cf. fig. 1)

1. **La L-Dopa**

C'est le traitement de référence de la maladie de Parkinson.

- Précurseur de la dopamine.
- Passe la barrière hémato-encéphalique (contrairement à la dopamine).
- Transformée en dopamine sous l'action d'une enzyme : la dopa-décarboxylase centrale (au niveau du SNC) et périphérique (dans le reste de l'organisme).

- Administrée avec un inhibiteur de la Dopa-décarboxylase (IDD) qui ne passe pas la barrière hémato-encéphalique et qui limite la transformation de la L-Dopa en dopamine en périphérie. Par conséquent les effets secondaires périphériques de la L-Dopa sont moindres et une plus grande proportion de la L-Dopa absorbée arrive au SNC.
- La L-Dopa existe sous deux préparations :
  - Modopar® (L-Dopa et Bensérazide),
  - Sinemet® (L-Dopa et Carbidopa),
  - Ces médicaments sont aussi disponibles en forme LP et en forme buvable.
- Les effets secondaires :
  - Périphériques :
    - Nausées, vomissements à l'instauration du traitement,
    - Hypotension orthostatique.

      Traitement préventif par Dompéridone (Motilium®) (= inhibiteur dopaminergique périphérique).
  - Centraux :
    - Dyskinésies surtout chez les sujets ≤ 65 ans,
    - Confusion, hallucinations.

2. Agonistes dopaminergiques

Traversent la barrière hémato-encéphalique, action directe sur les récepteurs dopaminergiques

- **Ergotés :** bromocriptine-Parlodel®, lisuride-Dopergine®.

  Attention au risque de fibrose des séreuses.
- **Non ergotés :** piribédil-Trivastal®, ropinirol-Requip®, pramipexol-Sifrol®, rotigotine-Neupro®, apomorphine-Apokinon®, administration sous-cutanée).
  - Effets secondaires communs : les mêmes qu'avec la L-Dopa,
  - Effets secondaires particuliers :
    - Des agonistes dopaminergiques ergotés : fibrose des séreuses (fibrose pulmonaire, fibrose rétropéritonéale),
    - Troubles neuropsychiques : syndrome de dysrégulation dopaminergique (jeu pathologique, dépenses, hypersexualité…).
  - Contre-indications : troubles cognitifs et sujet âgé.

3. Autres

- **Anticholinergiques :** le trihexyphénidyl-Artane® :
  - Effets secondaires :
    - Périphériques « atropiniques » : sécheresse buccale, constipation, troubles de l'accomodation, rétention urinaire,
    - Centraux : confusion, délire, troubles mnésiques.
  - Contre-indications :
    - Adénome prostatique, glaucome par fermeture de l'angle,
    - Troubles cognitifs, déconseillé ≥ 70 ans.
- **Amantadine**-Mantadix® : utilisé pour réduire les dyskinésies.
- **Inhibiteurs de la COMT** (ICOMT) : entacapone-Comtan®.
- **Inhibiteur de la MAO-B** (IMAO) : sélégiline-Déprényl®.

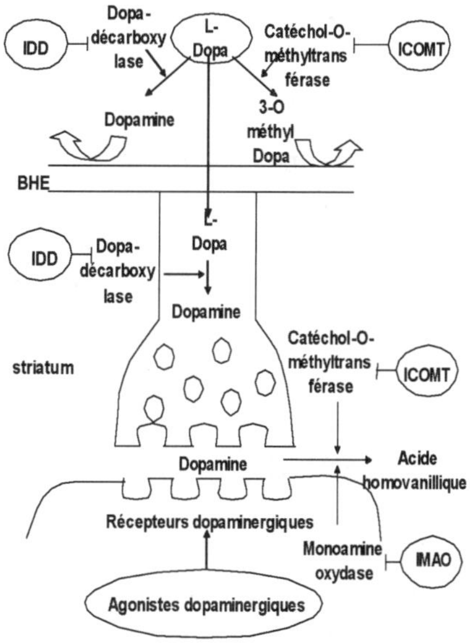

Fig. 1 : cibles thérapeutiques du traitement antiparkinsonien.

STRATÉGIE THÉRAPEUTIQUE

1. Sujet ≤ 65 ans

- 1re intention : agonistes dopaminergiques.
- 2e intention : L-Dopa en cas d'efficacité insuffisante ou de mauvaise tolérance.
- Chirurgie à discuter.

Partie II

2. Sujet âgé ≥ 65 ans

- 1re intention : L-Dopa.

3. Dans tous les cas

- Augmentation progressive des doses.
- Prescription initiale de dompéridone-Motilium®.
- Pas d'arrêt brutal du traitement.
- Importance des autres mesures thérapeutiques.

TRAITEMENT CHIRURGICAL

1. Indications

- Patient < 70 ans.
- Maladie de Parkinson idiopathique au stade des complications motrices liées au traitement.
- Handicap important malgré un traitement optimal.
- Bonne réponse à la L-Dopa.

2. Techniques

- Implantation d'électrodes dans les noyaux sous-thalamiques par chirurgie stéréotaxique.
- Ces électrodes sont reliées à un boîtier d'alimentation implanté en région pectorale ou abdominale.
- On stimule grâce à ce procédé les noyaux sous-thalamiques à haute fréquence.

3. Complications

- Hémorragie intracrânienne.
- Infection.

4. Bénéfice attendu

- Diminution du traitement dopaminergique.
- Efficace sur la triade extrapyramidale sans fluctuations sur la journée.
- Diminution des dyskinésies.

5. Limites

Pas de guérison ni d'influence sur l'évolution.

PRISE EN CHARGE DES COMPLICATIONS

1. Fluctuations motrices : intérêt des fiches quotidiennes d'autoévaluation

- Fractionnement des prises (prises plus rapprochées).
- Utilisation de formes LP au coucher.
- Déblocage rapide par L-Dopa buvable (Modopar dispersible®) ou par Apomorphine par voie sous-cutanée (Apokinon®) si la phase « off » est sévère.
- Association thérapeutique : L-Dopa, agonistes dopaminergiques, inhibiteurs de la COMT.

2. Dyskinésies

- Réduction ponctuelle des posologies de L-Dopa.
- Fractionnement de la posologie de L-Dopa sur le nycthémère.

3. Troubles psychiatriques

- Diminution voire arrêt, dans l'ordre, des anticholinergiques puis agonistes dopaminergiques puis de la L-Dopa à une dose minimale.
- Si insuffisant : prescription du seul neuroleptique autorisé : la clozapine-Leponex® ; CONTRE-INDICATION des autres neuroleptiques.
  - Prescription par un spécialiste,
  - Contrôle régulier de la NFS (carnet de suivi médico-légal) car RISQUE d'agranulocytose.

4. Syndrome confusionnel

- Diminution voire arrêt dans l'ordre des anticholinergiques puis agonistes dopaminergiques puis de la L-Dopa à une dose minimale.
- Recherche d'une cause autre que iatrogène.

5. Hypotension orthostatique

- Diminution du traitement dopaminergique.
- Moyens mécaniques : bas de contention avant le lever, lever en 2 temps.
- Traitement médicamenteux :
  - Heptaminol chlorhydrate-Hept-a-myl®,
  - Midodrine-Gutron®,
  - Fludrocortisone-Fludrocortisone®.

6. Syndrome de dysrégulation dopaminergique

- Diminution voire arrêt des agonistes dopaminergiques.
- Indiquer au patient et à son entourage de prévenir le neurologue si modifications du comportement (médico-légal).

L'ESSENTIEL

- Maladie liée à un déficit dopaminergique.
- Le syndrome parkinsonien correspond à une triade +/- complète : tremblement, akinésie et rigidité.
- La maladie de Parkinson correspond à un syndrome parkinsonien « pur » asymétrique dopasensible.
- Les diagnostics différentiels correspondent à des syndromes parkinsoniens « plus ». Attention aux neuroleptiques « cachés ».
- Évolution de la maladie avec apparition de signes tardifs peu dopasensibles et de complications liées au traitement.
- Le traitement est symptomatique. Les principaux médicaments sont la L-Dopa et les agonistes dopaminergiques. Les mesures thérapeutiques non médicamenteuses (rééducation, social) sont très importantes.

Migraine

(Diagnostic, attitude thérapeutique et suivi du patient)

Antoine Challan-Belval, Laura Mechtouff-Cimarelli, Geneviève Demarquay **MGS-262.1**

ÉPIDÉMIOLOGIE

- Prévalence : 12-15 % en France.
- Nette prédominance féminine.
- Début chez l'adolescent ou l'adulte jeune, début possible chez l'enfant.
- Caractère familial avec antécédents familiaux de migraine fréquents.

CLINIQUE

1. Migraine sans aura

- **Hémicrânie alternante.**
- **Pulsatile.**
- **Augmentée par l'exercice physique.**
- Souvent accompagnée de **nausées-vomissements, de photophobie ou de phonophobie.**
- Durant **4 à 72 heures.**
- Avec **récupération complète** à la fin de la crise,
- **Récurrente.**

2. Migraine avec aura

- Présence d'une aura, c'est-à-dire de signes neurologiques d'apparition rapidement progressive en quelques minutes (« marche migraineuse »), durant moins d'une heure et précédant la céphalée (la céphalée est parfois absente !).
- Différents types d'aura :
  - Aura visuelle : scotome scintillant dans un hémichamp visuel (trouble visuel entouré d'un arc brisé scintillant), phosphènes, hémianopsie latérale homonyme, troubles visuels plus élaborés…
  - Aura sensitive : paresthésies chéiro-orales (premiers doigts de la main et pourtour des lèvres),
  - Aura aphasique...

PRINCIPAUX FACTEURS DÉCLENCHANTS

1. **Psychologiques** : stress ou relâchement
2. **Hormonaux :** menstruations (migraine cataméniale), amélioration pendant la grossesse, aggravation possible sous contraception œstro-progestative
3. **Autres** : sensoriel (lumière clignotante, bruit), conditions de vie (sommeil prolongé, jeun), conditions climatiques...

CRITÈRES DIAGNOSTIQUES DE LA MIGRAINE SANS AURA selon l'International Headache Society (IHS) :

- **A. Au moins 5 crises répondant aux critères B à D :**
- **B.** Crises de **céphalées durant 4 à 72 heures** sans traitement,
- **C.** Céphalées ayant au moins deux des caractéristiques suivantes :
  - Unilatérale,
  - Pulsatile,
  - **Modérée ou sévère,**
  - **Aggravation par les activités physiques** de routine telle que montée ou descente d'escaliers.
- **D.** Durant les céphalées au moins l'un des caractères suivants :
  - Nausées et/ou vomissements,
  - Photophobie et phonophobie.
- **E. L'examen clinique doit être normal** entre les crises. En cas de doute, un désordre organique doit être éliminé par les investigations complémentaires appropriées.

→ **Migraine sans aura : si les 5 critères sont présents.**

→ **Migraine sans aura possible : si un des critères A, B, C ou D n'est pas rempli en totalité.**

CRITÈRES DIAGNOSTIQUES DE LA MIGRAINE AVEC AURA selon l'International Headache Society (IHS) :

- **A.** Au moins **2 crises répondant** au critère B.
- **B.** Au moins 3 des 4 caractéristiques suivantes :
  - **Un ou plusieurs symptômes de l'aura totalement réversibles,**
  - Le symptôme de l'aura **se développe sur plus de 4 minutes** et si plusieurs symptômes sont associés, ils **surviennent successivement,**
  - La durée de chaque symptôme de l'aura **n'excède pas 60 minutes,**
  - **La céphalée fait suite à l'aura après un intervalle libre maximum de 60 minutes** mais parfois commence avant ou pendant l'aura.

C. L'examen clinique doit être normal entre les crises. En cas de doute, un désordre organique doit être éliminé par les investigations complémentaires appropriées.

→ Migraine avec aura : si les 3 critères sont présents.

FORMES CLINIQUES : MIGRAINE ASSOCIÉE À D'AUTRES CAUSES DE CÉPHALÉES

1. Migraine et céphalées de tension (cf. M11-188)

Céphalées de tension entre les accès migraineux.

2. Migraine et céphalées associées à une surconsommation médicamenteuse

- Céphalées chroniques liées à la surconsommation médicamenteuse en traitement de crise. Tous les antalgiques sont concernés +++.
- Cercle vicieux : les céphalées conduisent à la prise médicamenteuse excessive qui conduit à la majoration des céphalées qui conduit à l'augmentation de la prise médicamenteuse…
- Sevrage en ambulatoire ou en milieu hospitalier.

PARACLINIQUE

- Aucun examen complémentaire nécessaire si les arguments diagnostiques d'une migraine sont présents,
- Indication d'une imagerie cérébrale :
  - Si atypie des symptômes (début tardif, céphalées toujours du même côté, installation brutale des céphalées),
  - Si céphalées inhabituelles chez un migraineux,
  - Si critères diagnostics non remplis.

COMPLICATIONS

1. État de mal migraineux

- **Une ou plusieurs crises successives persistant plus de 72 h.**
- Facteurs favorisants : syndrome dépressif sous-jacent et abus médicamenteux.
- Traitement : hospitalisation si inefficace pour perfusion de tricycliques, discussion de la mise en place d'un traitement de fond.

2. Infarctus migraineux : très rare

TRAITEMENT

1. Mesures générales

- Éradication si possible des facteurs déclenchants.

2. Traitement de la crise

- **Repos** au calme dans une pièce obscure.
- Traitement médicamenteux (cf. ci-après),
  - À débuter le plus précocement possible au moment de la crise,
  - Attention à la surconsommation de médicaments qui induit des céphalées et une accoutumance.
- Cas particulier de la migraine cataméniale : œstradiol percutané-Œstrogel® à débuter la veille des règles et à poursuivre pendant 8 jours (inefficace d'après une étude récente).

3. Traitement de fond

- À but **prophylactique.**
- Indiqué **lorsque les crises sont fréquentes et invalidantes.**
- Permet de diminuer la consommation de médicaments utilisés lors des crises.

- On débute par une **monothérapie à dose progressivement croissante.**
- **Évaluation à 3 mois de traitement** à dose pleine à l'aide d'un « agenda » des crises.
- **Si inefficace, essai d'une autre classe** thérapeutique.

4. Mesures adjuvantes

Relaxation, traitement des pathologies associées (syndrome anxieux, dépressif)...

TRAITEMENT MÉDICAMENTEUX DE LA CRISE

1. Antalgiques non spécifiques et anti-inflammatoires non stéroïdiens en 1re intention

- Aspirine.
- Naproxène-Apranax®.
- Ibuprofène-Advil®.
- Kétoprofène-Profenid®.
- Diclofénac-Voltarène®.

2. Antalgiques spécifiques

- **Triptans +++** :
  - Produits :
    - Zolmitriptan (Zomig®),
    - Naratriptan (Naramig®),
    - Sumatriptan (Imigrane®),
    - Almotriptan (Almogran®),
    - Eletriptan (Relpax®),
    - Frovatriptan (Tigreat®, Isimig®),
    - Rizatriptan (Maxalt®).
  - Effets secondaires : oppression thoracique, sensation de chaleur, spasme coronarien (exceptionnel).
  - Contre-indications :
    - enfants et sujets ≥ 65 ans, coronaropathie,
    - artérite des membres inférieurs,
    - antécédent d'AVC,
    - syndrome de Raynaud,
    - HTA non contrôlée,
    - autres vasoconstricteurs,
    - pas d'efficacité croisée.
- **Dérivés de l'ergot de seigle** :
  - Produits :
    - Tartrate d'ergotamine-Gynergène®
    - Dihydroergotamine-Dihydroergotamine®.
  - Effets secondaires : ergotisme aigu.
  - Contre-indications : idem aux triptans.
- **Ne pas associer les triptans et les dérivés de l'ergot de seigle.**

PRINCIPAUX TRAITEMENTS MÉDICAMENTEUX DE FOND

1. Bétabloquants

- Propanolol-Avlocardyl®.
- Métoprolol-Seloken®.
- Effets secondaires :
  - Asthénie, insomnie, cauchemars,
  - Asthme,
  - Bradycardie, BAV, chute tensionnelle, insuffisance cardiaque
- Contre-indications :
  - Asthme,
  - Bradycardie importante, BAV de haut degré non-appareillé, insuffisance cardiaque congestive non contrôlée, hypotension sévère,
  - Syndrome de Raynaud.

2. Oxétorone-Nocertone®

- Effets secondaires : somnolence.

3. Amitriptyline-Laroxyl® à faible dose

- Effets secondaires :
  - Sécheresse buccale, constipation,
  - Somnolence,
  - Prise de poids,
  - Hypotension orthostatique,
- Contre-indications : adénome prostatique, glaucome par fermeture de l'angle.

4. Topiramate-Epitomax®

5. Indications

- Aucune molécule n'a montré de supériorité d'efficacité par rapport à une autre.
- Toutes les molécules n'ont pas l'AMM dans le traitement de fond de la migraine.
- **En 1re intention,** les recommandations préconisent :
  - Propanolol-Avlocardyl®,
  - Métoprolol-Seloken®,
  - Oxétorone-Nocertone®,
  - Amitriptyline-Laroxyl®.

Cf. RECOMMANDATIONS DE L'ANAES octobre 2002 : *Prise en charge diagnostique et thérapeutique de la migraine chez l'adulte et chez l'enfant : aspects cliniques et économiques.*

Partie II

ERGOTISME AIGUË

- Clinique (liée au spasme vasculaire) :
  - Signes digestifs : douleurs abdominales, nausées, vomissements,
  - Céphalées, vertiges, troubles de la conscience.
  - Signes cardiovasculaires : tachycardie ou bradycardie associées à une hypotension.
  - Autres symptômes : paresthésies, ischémie, douleurs des extrémités.
- Traitement :
  - Hospitalisation,
  - Monitoring cardio-vasculaire,
  - Évacuation digestive si intoxication aiguë,
  - Traitement symptomatique.
  - Traitement spécifique en fonction des troubles présentés :
    - héparinothérapie,
    - +/- vasodilatateur
    - +/- corticothérapie.

Algies vasculaires de la face

(Diagnostic, attitude thérapeutique et suivi du patient)

Antoine Challan-Belval, Laura Mechtouff-Cimarelli, Geneviève Demarquay

MGS-262.2

ÉPIDÉMIOLOGIE

- Adulte jeune.
- Prédominance masculine.
- Pas de caractère familial.

CLINIQUE

Douleur :

- **Unilatérale** (toujours du même côté).
- **Périorbitaire.**
- Très intense.
- Rapidement maximale.
- Accompagnée de **signes végétatifs homolatéraux :**
  - Injection conjonctivale,
  - Larmoiement,
  - Congestion nasale, rhinorrhée,
  - Sudation du front et de la face,
  - Syndrome de Claude-Bernard-Horner : myosis, ptosis, énophtalmie.
- Agitation psychomotrice.
- Durant **15 minutes à 3 heures.**
- Avec **récupération complète** à la fin de la crise.
- **Évolution périodique double :**
  - périodes douloureuses durant 1 à 3 mois dans l'année, souvent saisonnière,
  - pendant les périodes douloureuses, les crises ont lieu tous les jours à la même heure.

FACTEURS DÉCLENCHANTS

- Alcool

PARACLINIQUE

Pas d'examen complémentaire nécessaire si la clinique est typique.

COMPLICATIONS

- Forme chronique douloureuse.
- Risque suicidaire (douleur).

DIAGNOSTIC DIFFÉRENTIEL

- Hémicrânie paroxystique chronique :
  - Prédominance féminine,
  - Crises quotidiennes, chroniques, plus fréquentes, plus brèves,
  - Disparition des crises sous indométhacine-Indocid®.

TRAITEMENT

1. Mesures générales

- Éradication des facteurs déclenchants : alcool.

2. Traitement de la crise

- Sumatriptan sous cutané-Imiject® : médicament d'exception réservé uniquement aux algies vasculaires de la face.
- Oxygénothérapie 12 à 15 litres par minutes pendant 15 minutes.

3. Traitement de fond

- Vérapamil-Isoptine® : en 1re intention.
- Méthysergide-Désernil® : contre-indiqué avec les triptans.
- Anti-épileptiques.

Névralgie du trijumeau

(Diagnostic, attitude thérapeutique et suivi du patient)

Antoine Challan-Belval, Laura Mechtouff-Cimarelli, Geneviève Demarquay MGS-262.3

NÉVRALGIE ESSENTIELLE DU TRIJUMEAU

1. Épidémiologie

- Adulte ≥ 60 ans,
- Prédominance féminine.

2. Clinique

Douleur :

- **Unilatérale,** dans le **territoire sensitif du trijumeau,** touchant 1 ou 2 branches (surtout V2 et V3) (cf. fig. 1).
- Très intense, insupportable.
- **À type de décharge électrique,** fulgurante.
- **Paroxystique.**
- **Évoluant par salves** rapprochées sur quelques minutes.
- **Avec récupération** complète à la fin de l'accès.
- Les salves se répètent **plusieurs fois/jour** pendant les périodes douloureuses.
- **Examen neurologique normal.**

3. Facteurs déclenchants

- Spontanée.
- Activité : parole, mastication.
- **Zone gâchette** ou « trigger zone » cutanée ou muqueuse : zone dont la stimulation déclenche la douleur.

4. Paraclinique

IRM cérébrale à la recherche d'un conflit vasculo-nerveux.

NÉVRALGIE SECONDAIRE OU SYMPTOMATIQUE DU TRIJUMEAU

1. Clinique

- Douleur souvent continue.
- Localisation possible dans les 3 territoires (isolé ou en association).
- **Persistance d'un fond douloureux** entre les accès (pas d'intervalle libre).
- **Anomalies à l'examen clinique :** déficit du V (hypoesthésie faciale et cornéenne, diminution ou abolition du réflexe cornéen, déficit moteur des muscles masticateurs) ou atteinte d'autres paires crâniennes (VII et VIII).

2. Paraclinique

- Une imagerie cérébrale (IRM) est indispensable devant des atypies cliniques évocatrices d'une névralgie secondaire du trijumeau pour rechercher la lésion causale.

3. Étiologie

Atteinte du nerf sur son trajet :

- Au niveau du tronc cérébral :
  - SEP,
  - Tumeur
  - Syringobulbie (= syringomyélie du bulbe).
- Au niveau de l'angle ponto-cérebelleux :
  - Tumeur (neurinome du VIII, méningiome, cholestéatome...)
  - Anévrisme du tronc basilaire,
- Atteinte du ganglion de Gasser : zona
- Au niveau de la base du crâne :
  - Tumeurs
  - Fractures,
  - Atteinte du sinus caverneux (thrombophlébite, tumeur)
- Pathologie générale :
  - Méningite carcinomateuse,
  - Vascularite avec mononévrite.

TRAITEMENT

1. Névralgie essentielle

- Traitement médicamenteux
  - Carbamazépine-Tegretol® en 1re intention,
  - Autres anti-épileptiques.
- Traitement chirurgical en cas d'échec :
  - Décompression vasculaire microchirurgicale du trijumeau,

– Thermocoagulation percutanée du ganglion de Gasser avec risque d'hypoesthésie séquellaire,
– Ballonnet, gamma-knife.

2. Névralgie secondaire

- Traitement médicamenteux idem que dans la névralgie essentielle.
- Traitement étiologique.

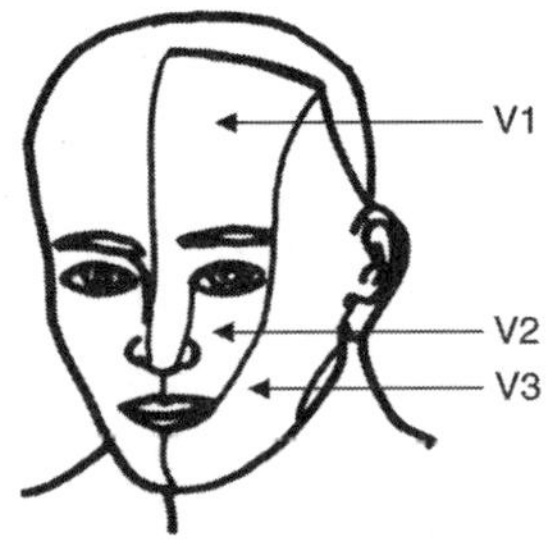

Fig. 1 : Territoires du nerf trijumeau.

	Migraine	Algie vasculaire	Névralgie du V*	Céphalées de tension
Épidémiologie	• Très fréquent. • Femme. • Début chez l'adolescent ou l'adulte jeune. • Caractère familial fréquent.	• Adulte jeune, • Homme, • Pas de caractère familial.	• Adulte ≥ 60 ans, • Prédominance féminine.	• Fréquent, • Contexte psychologique d'anxiété et/ou de dépression sous-jacent fréquent.
Clinique (douleur)	• Hémicrânie alternante, • Pulsatile, • Augmentée par l'exercice physique, • Accompagnée de nausées-vomissements, de photophobie ou de phonophobie, • Durant 4 à 72 heures, • Avec récupération complète à la fin de la crise, • Évoluant par crises récurrentes. • +/- aura (signes neurologiques d'apparition rapidement progressive en quelques minutes et précédant la céphalée)	• Unilatérale (toujours du même côté), • Périorbitaire, • Très intense, • À type de déchirement, • Rapidement maximale, • Accompagnée de signes vasosécrétoires homolatéraux : – Injection conjonctivale, – Larmoiement, – Congestion nasale, rhinorrhée, – Sudation du front et de la face, – Syndrome de Claude-Bernard-Horner, – Agitation psychomotrice. • Durant 15 minutes à 3 heures, • Avec récupération complète à la fin de la crise, • Évolution périodique double.	• Unilatérale, dans le territoire sensitif du trijumeau, touchant 1 ou 2 branches (surtout V2 et V3), • Très intense, insupportable, • À type de décharge électrique, fulgurante, • Parfois accompagnée de manifestations motrices (« tic douloureux »), • Paroxystique, • Évoluant par salves rapprochées sur quelques minutes, • Avec récupération complète à la fin de l'accès • Les salves se répètent plusieurs fois/jour pendant les périodes douloureuses, • Examen neurologique normal.	• Bilatérales, • Prédominant au vertex ou dans la région cervico-occipitale ou en casque, • Souvent quotidiennes, • D'intensité modérée, • Aggravées par le stress et diminuées en période de vacances, • Pas de signes associés, pas de retentissement sur le sommeil ou sur les activités de la vie quotidienne, • Douleur à la palpation des muscles cervicaux paravertébraux et des trapèzes, • Examen neurologique normal.
Facteur déclenchant	• Psychologiques : stress ou détente, • Hormonaux : menstruations, contraception œstro-progestative. • Autres : sensoriel (lumière clignotante, bruit), conditions de vie (sommeil prolongé, jeûne), conditions climatiques...	• Alcool.	• Spontanée, • Activité : parole, mastication, • Zone gâchette cutanée ou muqueuse.	
Paraclinique	• Pas de bilan dans les formes typiques.		• IRM cérébrale.	
Traitement	• Traitement de la crise : – Repos, – Traitement (antalgiques non spécifiques, AINS, Triptans, Dérivés de l'ergot de seigle), • Traitement de fond : – Crises fréquentes et invalidantes, – 1re intention : Propanolol, Métoprolol, Oxétorone, Amitriptyline, Topiramate.	• Traitement de la crise par sumatriptan sous cutané et oxygénothérapie. • Traitement de fond : – Vérapamil en 1re intention, – Méthysergide, – Anti-épileptiques.	• Traitement médicamenteux : – Carbamazépine (Tegretol®), – Autres anti-épileptiques, – Traitement chirurgical. • Traitement chirurgical en cas d'échec.	• Antalgiques simples, • +/- Antidépresseur tricycliques.
Attention à la surconsommation d'antalgique responsable de céphalées.				

*hors névralgie secondaire.

Fig. 2 : Tableau comparatif de certaines causes de céphalées.

CRITÈRES DIAGNOSTIQUES DE L'ALGIE VASCULAIRE DE LA FACE selon l'International Headache Society (IHS)

– Au moins 5 crises répondant aux critères B à E.
– Douleur sévère unilatérale à maximum orbitaire, supra-orbitaire et/ou temporale durant de 15 à 180 min., sans traitement.
– La céphalée est associée à au moins un des signes suivants, du coté de la douleur :
  • Injection conjonctivale,
  • Larmoiement,
  • Congestion nasale,
  • Rhinorrhée,
  • Sudation du front et de la face,
  • Myosis,
  • Ptosis,
  • Œdème de la paupière,
  • Agitation.
– Fréquence des crises de 1 à 8/jours.
– Élimination de toute céphalée liée à une anomalie structurale par des arguments cliniques et/ou paracliniques.

CRITÈRES DIAGNOSTIQUES DE LA NÉVRALGIE FACIALE ESSENTIELLE selon l'International Headache Society (IHS)

– Crises paroxystiques de douleurs de la face ou du front qui durent de quelques secondes à moins de 2 minutes.
– La douleur a au moins 4 des caractéristiques suivantes :
  • Distribution suivant une ou plusieurs branches du nerf trijumeau,
  • Douleur dont le type est soudain, intense, aigu, superficiel, à type de coup de poignard ou de brûlure,
  • Intensité sévère,
  • Douleur provoquée par des zones gâchettes ou par certaines activités quotidiennes telles que manger, parler, se laver le visage ou se brosser les dents,
  • Entre les paroxysmes, le patient est totalement asymptomatique.
– Pas de déficit neurologique.
– Les crises sont stéréotypées pour chaque individu.
– Exclusion d'autres causes de douleur de la face par l'histoire, l'examen clinique et les investigations spéciales si nécessaire.

L'ESSENTIEL

- **La migraine est une pathologie fréquente.**
  - **Le diagnostic est clinique.**
  - **Le traitement repose sur l'éradication des facteurs déclenchants, le traitement médicamenteux de la crise (non spécifique d'abord et spécifique (triptans)) et le traitement médicamenteux de fond si les crises sont fréquentes et invalidantes.**
- **L'algie vasculaire de la face est plus rare.**
  Son diagnostic est clinique (caractère de la douleur, troubles vasosécrétoires, double périodicité).
- **Dans la névralgie du trijumeau, il faut absolument rechercher des atypies cliniques évoquant une névralgie secondaire et conduisant à la réalisation d'une IRM.**

Myasthénie

(Diagnostiquer une myasthénie)

Laura Mechtouff-Cimarelli, Philippe Petiot

MGS-263

ÉPIDÉMIOLOGIE

- Maladie rare, 5 nouveaux cas/an/million d'habitants.
- 2 femmes pour 1 homme.
- Touche surtout l'adulte, avec 2 pics de fréquence :
  - 20-40 ans : prédominance féminine,
  - 60-70 ans : prédominance masculine.
- Formes familiales exceptionnelles.

PHYSIOPATHOLOGIE (Cf. fig. 1 et 2)

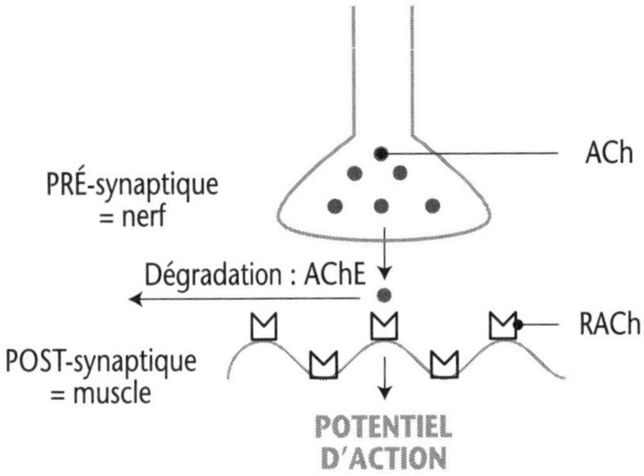

Fig. 1 : Schéma de la plaque motrice normale.

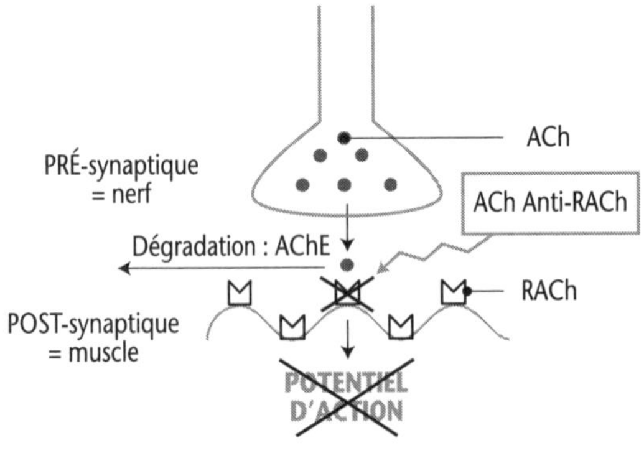

Fig. 2 : Schéma de la plaque motrice dans la myasthénie.

- Maladie auto-immune touchant la jonction neuromusculaire striée.
- Sécrétion d'auto-anticorps antirécepteur de l'acétylcholine (Ac anti-RACh, anti-MUSK).
- Responsable d'un blocage de la transmission neuromusculaire POST-synaptique.
- Rôle pathogène du thymus.

CLINIQUE = déficit moteur pur

1. Fatigabilité musculaire +++

- Symptômes fluctuants.
- Aggravation des symptômes à l'effort ou en fin de journée, amélioration au repos ou le matin au réveil. Le déficit peut s'aggraver pour des efforts dans d'autres territoires musculaires.
- Variabilité également en fonction de la température : aggravation des symptômes à la chaleur, amélioration au froid.
- **Test au glaçon** : application d'un glaçon sur une paupière en ptosis entraînant un relèvement de la paupière.

2. Topographie de l'atteinte

- **Muscles oculomoteurs :**
  - Atteinte uniquement de la musculature **extrinsèque**. Pas d'atteinte de la musculature intrinsèque (pupilles normales) :
  - Ptosis : unilatéral ou bilatéral asymétrique,
  - Diplopie binoculaire,
  - Atteinte oculomotrice quasi-constante au cours de l'évolution,
  - Peut rester isolée (= formes oculaires pures : 20 %) ou s'associer secondairement à une atteinte pharyngo-laryngée et/ou squelettique.
- **Muscles pharyngo-laryngés :**
  - Troubles de la phonation : voix nasonnée,
  - Trouble de la mastication,
  - Troubles de la déglutition : risque de fausse-routes et de pneumopathie d'inhalation,
  - Volontiers associé à une parésie faciale bilatérale : faciès atone.
- **Muscles squelettiques :**
  - Muscles des membres : prédomine aux membres supérieurs et en proximal (ceinture scapulaire),

- Muscles paravertébraux : difficulté à passer d'une position couchée à assise, tête « tombante »,
- Muscles respiratoires : insuffisance respiratoire restrictive.

3. Sévérité de l'atteinte

Cotation par le score d'Osserman.

4. Signes négatifs

- Tonus et trophicité musculaires, ROT, sensibilité, fonctions végétatives, sensorielles et cognitives normales, en particulier pas de troubles pupillaires ou sphinctériens.
- L'examen neurologique au repos peut être normal.

PARACLINIQUE

1. Recherche d'Ac anti-RACh

- Spécifiques de la myasthénie auto-immune.
- Positifs :
  - Dans 90 % des cas dans les myasthénies généralisées,
  - Dans 50 % des cas dans les formes oculaires pures.
    - Intérêt diagnostique mais pas de signification pronostique : pas de corrélation entre le taux d'Ac et la gravité de la maladie,
    - Recherche d'autres anticorps chez les sujets qui n'ont pas d'Ac anti-RACh : anticorps anti-MusK et anti-protéine tyrosine kinase du récepteur.

2. EMG +++

- Peut mettre en évidence le bloc de la jonction neuro-musculaire.
- Stimulations répétitives à basse fréquence d'un nerf moteur et mesure de l'amplitude du potentiel d'action musculaire par électrode de surface :
  - Recherche d'un **décrément** = diminution progressive de l'amplitude des potentiels d'action musculaire > 10 % entre le 1er et le 5e potentiel,
  - Le décrément est présent :
    - Dans la majorité des cas dans les myasthénies généralisées,
    - Dans moins de la moitié des cas dans les formes oculaires pures.
  - Peut être sensibilisé par la contraction musculaire, le réchauffement ou l'ischémie.
- Fibre unique : technique récente intéressante dans les myasthénies oculaires pures.

3. Tests cliniques : Mary Walker et glaçon

4. Test pharmacologique

- Administration intraveineuse d'inhibiteurs de l'acétylcholinestérase : néostigmine-Prostigmine® ou edrophonium (Tensilon®) en milieu hospitalier.
- Recherche d'une amélioration clinique franche.

5. Recherche d'une pathologie thymique associée = scanner thoracique

Anormal dans 85 % des cas :

- Hyperplasie thymique (85 %).
- Thymome bénin ou malin (15 %).

6. Recherche d'une pathologie auto-immune associée

Maladie de Basedow +++ qui peut aggraver la myasthénie, anémie de Biermer, lupus erythémateux disséminé, polymyosite, polyarthrite rhumatoïde...

FORME CLINIQUE PARTICULIÈRE : LA MYASTHÉNIE NÉONATALE (1 %)

- Passage transplacentaire possible des Ac anti-RACh chez la femme enceinte myasthénique.
- Symptômes présents à la naissance :
  - Hypotonie,
  - Troubles de la succion et de la déglutition,
  - Troubles respiratoires.
- Régression spontanée en 3 semaines.

FORME CLINIQUE PARTICULIÈRE : LA MYASTHÉNIE DE FORME OCULAIRE PURE (20 %)

- Atteinte limitée aux muscles oculomoteurs.
- Ac anti-RACh négatifs dans la moitié des cas.
- EMG avec stimulations répétitives moins sensible.
- Intérêt de l'EMG en fibre unique.
- Gêne essentiellement fonctionnelle.
- Meilleur pronostic mais évolution souvent progressive avec fréquente corticodépendance.

COMPLICATIONS

- C'est l'insuffisance respiratoire aiguë.
- Elle nécessite un transfert en réanimation avec prise en charge symptomatique.
- Elle peut survenir lors de deux circonstances :

1. La crise myasthénique

= Accentuation des symptômes :

- Troubles de la déglutition.
- Inefficacité de la toux.
- Encombrement bronchique.
- Dyspnée.

Peut être difficile à différencier de la crise cholinergique.

2. La crise cholinergique

= Surdosage en anticholinestérasiques (bloc par dépolarisation excessive).

- Troubles respiratoires ET,
  - **Signes nicotiniques :** fasciculations, crampes,
  - **Signes muscariniques :** myosis, hypersudation, hypersalivation, hypersécrétion bronchique, crampes abdominales, nausées/vomissements, diarrhée, pollakiurie, bradycardie,
- Traitement : arrêt temporaire des anticholinestérasiques.

ÉVOLUTION

- Maladie chronique.
- Évolution par poussées/rémissions.
- Risque permanent d'aggravation brutale spontanée ou par des facteurs déclenchants : infection, vaccination, prise de médicament contre-indiqué, traumatisme physique ou psychologique, grossesse, post-partum...
- Pronostic vital mis en jeu par l'atteinte respiratoire lors des crises myasthéniques ou cholinergiques.

DIAGNOSTIC DIFFÉRENTIEL

1. Syndrome de Lambert-Eaton

- Syndrome paranéoplasique (cancer bronchique à petites cellules +++) ou parfois forme auto-immune isolée.
- Physiopathologie :
  - Bloc de la transmission neuromusculaire PRE-synaptique,
  - Lié à la sécrétion d'anticorps anti-canaux calciques voltage-dépendants bloquant la libération d'acétylcholine.
- Clinique : syndrome myasthéniforme atypique avec :
  - Fatigabilité musculaire prédominant aux membres inférieurs et en proximal. Atteinte plus rare des membres supérieurs ou de l'extrémité céphalique,
  - Aréflexie ostéo-tendineuse,
  - Phénomène de potentiation : amélioration en fin de journée et à l'effort, aréflexie ostéo-tendineuse disparaissant après un effort musculaire soutenu,
  - Dysautonomie cholinergique fréquente : troubles de la sécrétion salivaire, troubles de l'accomodation, troubles de la sudation, impuissance...
- Biologie : dosage des anticorps anti-canaux calciques.
- EMG :
  - Bloc neuromusculaire,
  - Stimulation à haute fréquence : recherche d'un incrément = augmentation de l'amplitude de la réponse ≥ à 100 % (phénomène de potentiation).
- RP -scanner thoracique – fibroscopie bronchique à la recherche d'un cancer associé +++
- Traitement :
  - 3-4 diaminopyridine,
  - Traitement du cancer si paranéoplasique,
  - Traitement immunosuppresseur si isolé.

2. Botulisme

- Toxine de clostridium botulinum présente dans les conserves avariées.
- Physiopatholgie : bloc de la transmission neuromusculaire PRE-synaptique ET atteinte de la synapse cholinergique du système nerveux parasympathique.
- Clinique : début 12 à 35 heures après l'ingestion de la toxine :
  - Syndrome myasthéniforme diffus,
  - Signes d'atteinte du système parasympathique : mydriase, troubles de l'accommodation, sécheresse des muqueuses, constipation, dysurie,
  - Risque d'insuffisance respiratoire aiguë.
- Traitement : lavage gastrique, antitoxine, guanidine, 3-4 diaminopyridine.

3. Autres anomalies acquises de la transmission neuromusculaire

- Venin de serpent.
- D-pénicillamine-Trolovol®.
- intoxication au magnésium.

4. Myasthénie congénitale

- Maladie héréditaire rare.
- Anomalie génétique responsable d'une anomalie de la plaque motrice.
- Survient chez l'enfant ou l'adulte jeune.
- Pas d'Ac anti-RACh.

TRAITEMENT (cf. fig. 3)

1. Traitement symptomatique

- **Anticholinestérasiques :**
  - Pyridostigmine-Mestinon® ou ambénonium-Mytelase®,
  - Prolongent de manière réversible l'action de l'acétylcholine, en bloquant sa dégradation par l'acétylcholinestérase (augmentent la concentration d'acétylcholine intrasynaptique),
  - Augmentation progressive des doses,
  - Prises pluriquotidiennes nécessaires car durée d'action courte (4 heures),
  - Attention au surdosage (crise cholinergique) annoncé par les signes nicotiniques et muscariniques.
- Aldactone-Spironolactone®.

2. Traitement étiologique

- **Échanges plasmatiques ou immunoglobulines intraveineuses :**
  Amélioration rapide mais transitoire (2-4 semaines). Permettent de passer un cap difficile en cas de crise myasthénique,
- **Traitement immunosuppresseur :**
  - Corticoïdes (risque d'aggravation temporaire du bloc synaptique) +/- azathioprine-Imurel®, mycophénolate mofetil (Cellcept®),
  - Utilisation rare de la ciclosporine-Neoral®.
- **Thymectomie :**
  Améliore souvent l'histoire naturelle de la maladie surtout chez le sujet jeune présentant une myasthénie généralisée. Elle est systématique en cas de thymome.

3. Contre-indications médicamenteuses

4. Mesures associées

- Information du patient sur sa maladie.
- Soutien psychologique.
- Port d'une carte de myasthénique.
- Remise d'une liste des médicaments contre-indiqués +++.
- Prise en charge à 100 %.

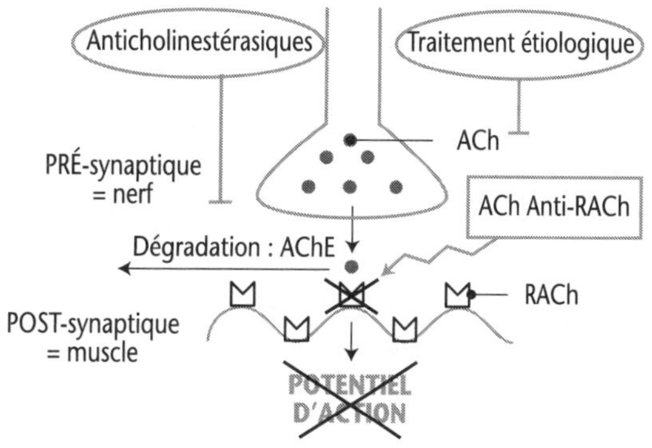

Fig. 3 :Mécanismes d'action des traitements dans la myasthénie.

MÉDICAMENTS CONTRE-INDIQUÉS DANS LA MYASTHÉNIE (liste non exhaustive)

- Curarisants,
- Benzodiazépines (contre-indication relative),
- D-pénicillamine,
- Certains antibiotiques : aminosides, polymyxines et cyclines injectables,
- Triméthadione,
- Dantrolène,
- Phénytoine, diphénylhydantoïne,
- Bétabloquants (collyres y compris),
- Quinine, quinidine, chloroquine,
- Procaïnamide.

L'ESSENTIEL

- Maladie auto-immune,
- Sécrétion d'Ac anti-RACh responsables d'un bloc neuromusculaire post-synaptique,
- Clinique : déficit de la musculature striée pur fluctuant, aggravé à l'effort (fatigabilité musculaire),
- Biologie : Ac anti-RACh,
- EMG : décrément lors des stimulations répétitives,
- Test pharmacologique : amélioration clinique après injection d'anticholinestérasiques,
- Recherche d'une pathologie thymique ou d'une autre pathologie auto-immune associée,
- Diagnostic différentiel :
  - Syndrome de Lambert-Eaton (paranéoplasique, bloc neuromusculaire pré-synaptique, potentiation, anticorps anti-canaux calciques, incrément),
  - Botulisme,
  - Myasthénie congénitale.
- Évolution par poussées,
- Insuffisance respiratoire aiguë possible en cas de crise myasthénique ou cholinergique, mettant en jeu le pronostic vital, nécessitant une prise en charge en réanimation,
- Traitement : symptomatique (anticholinestérasiques) et étiologique si besoin (immunoglobulines intraveineuses ou plasmaphérèse, corticoides +/- azathioprine, thymectomie),
- CERTAINS MÉDICAMENTS SONT CONTRE-INDIQUÉS À VIE,
- Information du patient, port d'une carte de myasthénie et liste de médicaments contre-indiqués.

Neuropathie périphérique

(Diagnostic)

Anne-Evelyne Vallet, Philippe Petiot

DÉFINITIONS

1. **Polyneuropathie :** atteinte diffuse et symétrique à prédominance distale du système nerveux périphérique.
2. **Polyradiculopathie :** atteinte diffuse symétrique, proximale et distale du système nerveux périphérique.
3. **Mononeuropathie multiple ou multinévrite :** atteinte de plusieurs tronc nerveux, asymétrique, asynchrone.

PHYSIOPATHOLOGIE

1. La fibre nerveuse

Chaque fibre nerveuse est constituée de :

- Un axone.
- Une gaine de myéline = cellules de Schwann enroulées autour de l'axone.

2. Mécanismes d'atteinte des nerfs périphériques = neuropathie périphérique

- Atteinte de l'axone :
  - Lésion localisée : dégénérescence Wallérienne en aval,
  - Atteinte diffuse : dégénérescence rétrograde « dying-back ».
- Atteinte de la myéline ou démyélinisante.

CLINIQUE : SYNDROME NEUROGENE PÉRIPHÉRIQUE

1. Signes sensitifs

- Subjectifs :
  - Paresthésie, dysesthésie,
  - Sensations de brûlures, douleurs,
  - Hyperpathie, hyperalgésie, allodynie.
- Objectifs :
  - Hypoesthésie tactile (fibres de petit calibre),
  - Ataxie (fibres de gros calibre),
  - Hypoesthésie thermo-algique.

2. Signes moteurs (souvent plus tardifs)

- Déficit moteur coté selon la classification MRC de 0 à 5 (*Medical Research Council*).
- Amyotrophie (retardée).
- Hypotonie.
- Crampes.
- Fasciculations.

3. Aréflexie ou hyporefléxie ostéo-tendineuse

4. Troubles neurovégétatifs par atteinte des petites fibres

- Cardio-vasculaire : hypotension orthostatique, troubles du rythme.
- Digestive : diarrhée, gastroparésie, hypersialorrhée.
- Génito-sphinctérienne : impuissance, résidus mictionnels.
- Hypersudation ou anhidrose.
- Anomalies pupillaires.

CLINIQUE : ARGUMENTS ÉTIOLOGIQUES

1. Interrogatoire

- Age du patient, origine ethnique et profession (usage de produits chimiques ?).
- Antécédents personnels (diabète ?, hypothyroïdie ?, alcoolisme ?, insuffisance rénale ?).
- Antécédents familiaux (neuropathie ?).
- Prises médicamenteuses et toxiques éventuelles.
- Mode d'installation :
  - Aigu : de quelques heures à quelques semaines,
  - Subaigu : de quelques semaines à quelques mois,
  - Chronique : sur plusieurs années (dont héréditaires).
- Caractère synchrone ou asynchrone des troubles.

2. Examen clinique

- Topographie du syndrome neurogène périphérique :
  - Déficit symétrique et distal en rapport avec la longueur des axones détruits donc débutant symétriquement aux membres inférieurs : polyneuropathie longueur dépendante. Si participation proximale, polyradiculopathie. Si sensitif pur asymétrique et ataxie, on parle de ganglionopathie par souffrance isolée du ganglion rachidien postérieur purement sensitif,
  - Déficit intéressant un tronc nerveux : mononeuropathie,
  - Déficit intéressant plusieurs troncs nerveux de manières asymétriques : mononeuropathie multiple.
- Recherche de signes associés au syndrome neurogène périphérique :
  - Autres signes neurologiques : signes centraux, atteinte myogène
  - Examen général complet : signes de vascularite, de néoplasie…
  - Signes de complications du diabète
  - Syndrome dysmorphique,
  - Syndrome des jambes sans repos,
  - Hypertrophie nerveuse.

PARACLINIQUE

1. ENMG : examen électroneuromyographique +++

Permet d'orienter les recherches étiologiques.

Permet de déterminer avec précision :

- L'origine neurogène des troubles.
- La localisation de la lésion : tronculaire, radiculaire, plexique, polynévrite.
- Le mécanisme de la lésion : axonal, démyélinisant ou les deux (cf. encadré).
- La sévérité de la lésion.

2. Biologie

Systématique

- NFP à la recherche d'une hémopathie, d'une leucopénie.
- VS CRP à la recherche d'un syndrome inflammatoire.
- Glycémie à jeun, post prandiale et HBA1C à la recherche d'un diabète.
- Bilan de la fonction rénale, bilan hépatique (transaminases).
- Dosage de vitamines : folates, B1, B12.
- Dosages hormonaux : TSH et T4.
- Sérologie Lyme, VIH, Hépatite B et Hépatite C.
- Électrophorèse des protéines sériques (recherche d'une gammapathie monoclonale).
- Selon orientation :
  - Protéinurie et immunofixation,
  - Recherche de cryoglobulinémie,
  - Dosage d'anticorps spécifiques en cas de signes d'orientation (Ac antinucléaires, anti-SSA et SSB, ANCA…) vers une vascularite ou autre maladie auto-immune,
  - Anticorps antineuronaux si recherche de syndrome paranéoplasique,
  - Anticorps anti-nerfs (antigangliosides et anti-MAG),
  - Recherche de toxiques,
  - Biologie moléculaire…

3. Radiographie de thorax

À la recherche d'adénopathies, de nodules ou d'un syndrome interstitiel.

4. Ponction lombaire

- Normale dans la plupart des neuropathies.
- Intérêt surtout dans les formes aiguës ou subaiguës, les atteintes myéliniques et paranéoplasiques.

5. Biopsie de nerf ou neuromusculaire

- Indications réservées en cas de neuropathie sévère et évolutive.
- Précise le mécanisme de la neuropathie et peut orienter vers une étiologie voire donner le diagnostic : maladie de surcharge (amylose), vascularite, polyradiculonévrite chronique, lèpre, neurolymphomatose.

6. Biopsie des glandes salivaires accessoires

Amylose, sarcoïdose, syndrome de Gougerot Sjögren, vascularite.

7. Biopsie ostéomédullaire, sur signes d'appel

8. Scanner thoraco abdomino-pelvien, sur signes d'appel

ENMG

- Étude des conductions motrices et sensitives : amplitudes, vitesses et latences distales. Elle détermine le caractère mixte ou moteur pur ou sensitif pur de la neuropathie.
- Étude de la conduction proximale : ondes « F ».
- EMG de détection à l'aiguille.
- Deux processus :
  - Axonal :
    - Diminution d'amplitude des réponses motrices et/ou sensitives,
    - Tracé pauvre lors de la contraction volontaire maximale en détection,
    - Fibrillation/potentiels de dénervation.
  - Démyélinisant :
    - Ralentissement des vitesses de conduction,
    - Augmentation des latences distales,
    - Présence de blocs de conduction.

DIAGNOSTIC DIFFÉRENTIEL

1. Atteinte centrale

- Sclérose latérale amyotrophique (périphérique + central).
- Syndrome médullaire.
- Atteinte du lobule paracentral.

2. Syndrome de la queue de cheval

3. Atteinte myogène

ÉTIOLOGIES

1. Polyneuropathies

- Métabolique :
  - Diabète +++ (cf. encadré),
  - Urémique (insuffisance rénale chronique),
  - Dysthyroïdie.
  - Toxiques (cf. encadré) :
  - Alcoolique et carentielle (B1 B6 B12) (cf. encadré),
  - Médicaments (cf. encadré).
- Hémopathies :
  - Infiltration leucosique, lymphome,
  - Dysglobulinémies : gammapathie monoclonale de signification indéterminée (MGUS), myélome, maladie de Waldenström, cryoglobulinémie.
- Cancers : Infiltration, paranéoplasique (ex : Denny-Brown).
- Maladies de système : maladie de Gougerot-Sjögren, lupus, panartérite noueuse, sarcoïdose.
- Amylose primitive ou secondaire (plutôt sensitif).
- Infections : VIH, hépatite C, lèpre.
- Porphyrie aiguë intermittente.
- Génétiques (maladie de Charcot Marie Tooth et apparentées).

2. Mononeuropathies multiples

- Vascularites +++.
- Diabète.
- Infection :
  - Maladie de Lyme,
  - VIH,
  - Lèpre (cause la plus fréquente au monde),
  - Hépatite C avec cryoglobulinémie,
- Lymphome.
- Sarcoïdose.
- Syndrome paranéoplasique.
- Génétiques (HNPP).

NEUROPATHIE DIABÉTIQUE

En rapport avec l'ancienneté et le déséquilibre du diabète.

1. Clinique :

- Polyneuropathie +++
  - Débute par des signes sensitifs, distaux,
  - Prédomine au début sur les petites fibres (sensibilité superficielle),
  - Déficit sensitif « en chaussettes » typique avec évolution ascendante,
  - Abolition des réflexes achilléens avant rotuliens,
  - Atteinte motrice tardive,
  - Manifestations neurovégétatives : dysautonomie,
- Mononeuropathie ou atteinte tronculaire fréquente.

2. EMG aspécifique : atteinte axonomyélinique sensitivomotrice

3. Évolution

Aggravation progressive en fonction de l'évolution du diabète.

4. Traitement

- Symptomatique : traitement de douleurs neuropathiques,
- Contrôle strict des glycémies +++

NEUROPATHIE ET ATTEINTE VÉGÉTATIVE

- Diabète.
- Amylose.

CAS PARTICULIER DES ATTEINTES DEMYELINISANTES : PEU D'ÉTIOLOGIES

- Aiguës : Guillain-Barré (cf. M8-122).
- Chroniques : héréditaires ou acquises,

(gammapathie monoclonale IgM avec anti-MAG, atteintes avec blocs de conductions persistants motrices pures ou sensitivo-motrices, polyradiculonévrites chroniques idiopathiques ou secondaires, neuropathies et dysglobulinémie).

TRAITÉS AILLEURS

- Polyradiculonévrites aigûes et chroniques (cf. M8-122).
- Radiculalgies et syndromes canalaires (cf. MGS-279) : mononeuropathie par entrappement du nerf.
- Plexopathies.

NEUROPATHIE ALCOOLO-CARENTIELLE

1. Clinique : polyneuropathie +++

- Installation progressive, parfois aiguë.
- Liée à la toxicité directe de l'alcool et à une carence en vitamines B1 et/ou B6.
- Initialement surtout sensitive douloureuse, puis sensitivomotrice.
- Peut s'associer à un syndrome de Gayet-Wernicke ou Korsakoff, un syndrome cérébelleux, une névrite optique rétrobulbaire.

2. ENMG : neuropathie axonale sensitive +/- motrice

3. Traitement

- Symptomatique,
- Arrêt de l'intoxication.

4. Prévention : supplémentation vitaminique

MÉDICAMENTS ET NEUROPATHIE

Neuropathies surtout sensitives axonales sauf pour la cordarone (parfois myélinique) :

- Antimitotiques (Vincristine, Cisplatine, Taxol, Doxorubicine, Vinblastine...),
- Antibiotiques : Isoniazlde, Métronidazole, Ethambuthol,
- Antiviraux (analogues nucléosidiques),
- Sels d'or, D-pénicillamine, Colchicine, Chloroquine, Ciclosporine...
- Autres : Phénytoïne, Lithium, Cimétidine, Amiodarone,

TOXIQUES ET NEUROPATHIE

- Plomb,
  Organophosphorés,
- Thallium,
- Arsenic,
- Trichloréthylène, N-Hexane...

L'ESSENTIEL

- **Signes cliniques : syndrome neurogène périphérique.**
- **Importance de l'ENMG : diagnostic du mécanisme et de la localisation du processus en cause. Peut orienter la recherche étiologique.**
- **Polyneuropathies :**
  - **Tableau symétrique,**
  - **Nombreuses étiologies mais diabète, alcoolisme, insuffisance rénale et causes iatrogènes représentent la grande majorité des étiologies,**
  - **Cas particuliers des polyradiculonévrites.**
- **Mononeuropathies : (cf. MGS-279)**
- **Mononeuropathies multiples :**
  - **Tableau asymétrique,**
  - **Étiologies : pathologies inflammatoires, infectieuses ou diabète.**

Partie III

SOMMAIRE

Déficit moteur et/ou sensitif des membres

(Principales hypothèses diagnostiques et examens complémentaires pertinents)

Antoine Challan-Belval, Laura Mechtouff-Cimarelli, Stéphane Peysson **ODD-301**

CLINIQUE

1. Interrogatoire

- Terrain : âge, facteurs de risque cardio-vasculaires.
- Antécédents personnels et familiaux.
- Caractéristiques du déficit :
  - Type de déficit neurologique : déficit moteur, sensitif ou visuel, aphasie…
  - Date de début des signes,
  - Circonstances de survenue : spontané, traumatisme, fièvre…
  - Mode d'installation : brutal, progressif,
  - Mode évolutif.
- Signes cliniques associés.

2. Examen clinique

- Examen neurologique +++
- Examen général

PARACLINIQUE

1. Imagerie

- **Scanner ou IRM cérébrale :**

Indications : suspicion d'atteinte du système nerveux central : hémisphères cérébraux ou tronc cérébral (hémiplégie avec syndrome pyramidal, déficit sensitif hémicorporel, signes associés : aphasie, hémianopsie latérale homonyme, troubles de la conscience, épilepsie, atteinte des nerfs crâniens, syndrome alterne).

- **IRM médullaire :**

Indications : suspicion d'atteinte du système nerveux central : moelle (paraplégie, tétraplégie ou hémiplégie sans atteinte de la face avec syndrome pyramidal, niveau sensitif, troubles sensitifs de type syringomyélique ou Brown-Sequard, signes associés : troubles sphinctériens).

- **Scanner ou IRM lombaire :**

Indications : atteinte des racines de la queue de cheval.

2. ENMG

Indications : suspicion d'atteinte du système nerveux périphérique (syndrome neurogène périphérique), de la jonction neuromusculaire (syndrome myasthénique) ou du muscle (syndrome myogène).

3. Ponction lombaire

- Indications : suspicion d'une pathologie inflammatoire (sclérose en plaques, Guillain-Barré), infectieuse, néoplasique.
- En l'absence de contre-indication.

4. Biologie en fonction de l'orientation étiologique

5. Biopsie musculaire ou neuromusculaire avec examen anatomopathologique

Indications : atteinte du système nerveux périphérique ou du muscle de cause indéterminée.

DIAGNOSTIC TOPOGRAPHIQUE D'UN DÉFICIT MOTEUR

1. En fonction des signes neurologiques associés (trophicité musculaire, tonus, réflexes +++)

- **Système nerveux central** (hémisphère cérébral, tronc cérébral, moelle) :
  = syndrome pyramidal
  - Déficit moteur de l'hémicorps controlatéral (si atteinte des fibres pyramidales avant leur décussation) ou homolatéral (si atteinte des fibres pyramidales après leur décussation),
  - Réflexes ostéo-tendineux vifs, diffusants, polycinétiques avec extension de la zone réflexogène,
  - Signe de Babinski,

Partie III

– Signe de Hoffman,
– Trépidation épileptoide du pied,
– Clonus de la rotule.

- **Système nerveux périphérique** (corne antérieure de la moelle, racine antérieure, plexus, troncs nerveux) :
  = Syndrome neurogène périphérique
  – Déficit moteur systématisé à une ou plusieurs racines ou tronc nerveux ou déficit distal des 2 ou 4 membres,
  – Hypotonie,
  – Amyotrophie,
  – Réflexes ostéo-tendineux diminués ou abolis,
  – +/- Crampes,
  – +/- Fasciculations.
- **Jonction neuromusculaire**
  = Syndrome myasthénique
  – Déficit moteur fluctuant, augmenté à l'effort si myasthénie,
  – Tonus, trophicité et réflexes ostéo-tendineux normaux.
- **Muscle**
  = Syndrome myogène :
  – Déficit moteur prédominant aux ceintures,
  – Amyotrophie ou pseudo-hypertrophie,
  – Réflexe idiomusculaire aboli tardivement.

2. En fonction de la topographie du déficit

- **Hémiplégie :**
  – Hémisphères cérébraux,
  – Tronc cérébral : syndrome alterne (atteinte d'un nerf crânien controlatéral),
  – Moelle cervicale (rare) : pas d'atteinte de la face.
- **Para ou tétraplégie :**
  – Bihémisphérique : rare !,
  – Moelle : syndrome pyramidal, niveau sensitif inférieur à la lésion (parfois tableau hémimédullaire de Brown-Sequard), troubles sphinctériens,
  – Pluriradiculaire :
    - Syndrome de la queue de cheval : troubles sphinctériens et anesthésie en selle,
    - Syndrome de Guillain-Barré : SANS troubles sphinctériens et SANS anesthésie en selle.
- **Atteinte bilatérale et distale des membres inférieurs**
  = polyneuropathie longueur dépendante.
- **Topographie radiculaire, plexique, ou tronculaire**
  = atteinte radiculaire, plexique (plexopathie) ou tronculaire (mononeuropathie).
- **Atteinte bilatérale et proximale des membres inférieurs et/ou membres supérieurs**
  = muscle.

3. En fonction d'autres caractéristiques du déficit

- **Fatigabilité** = jonction neuromusculaire.

DIAGNOSTIC TOPOGRAPHIQUE D'UN DÉFICIT SENSITIF

En fonction de la topographie du déficit et de la modalité atteinte.

- **Syndrome alterne sensitif** = tronc cérébral.
- **Niveau sensitif** = moelle.
- **Troubles sensitifs de type Brown-Sequard** = moelle (latéral).
- **Atteinte suspendue et dissociée de la sensibilité thermoalgique** = moelle (centromédullaire) : syringomyélie.
- **Hypœsthésie en gants et en chaussettes** = polyneuropathie.

DIAGNOSTIC DIFFÉRENTIEL

1. Cause ostéoarticulaire

- Fracture, arthropathie.
- Notion de traumatisme.
- Signes associés : douleur.

2. Cause vasculaire

- Ischémie aiguë d'un membre, artérite, phlébite, hématome.
- Signes associés : douleur, aspect local de la peau, pouls abolis.

3. Douleur

4. Cause psychiatrique : conversion hystérique

- Personnalité hystérique.
- Circonstances psychologiques déclenchantes.
- Aspect détaché (« belle indifférence »).
- Bénéfices secondaires.

- Discordances anatomocliniques (territoires atteints non anatomiques).
- Discordance entre le handicap et les signes objectifs observés à l'examen clinique.
- Variabilité des troubles en fonction de la distraction et de la suggestion.

COMPLICATIONS

1. Locorégionales

- Complications cutanées : escarres aux points d'appui.
  Prévention : matériel de décharge (matelas à eau, arceau…), massages des zones d'appui, mobilisation régulière du patient pour modifier les points d'appui.
- Enraidissement, rétractions tendineuses et complications ostéoarticulaires.
  Prévention : kinésithérapie, mobilisation précoce.
- Lésions au niveau d'un membre anesthésié (brûlures, maux perforants plantaires).
- Algodystrophie.

2. Générales

- **Complications thrombo-emboliques :**
  - Liées au décubitus,
  - À prévenir systématiquement : bas de contention, anticoagulation à doses isocoagulantes en l'absence de contre-indications, mobilisation,
  - À rechercher systématiquement en cas de signes locaux au membre inférieur évocateurs d'une phlébite (douleur +/- œdème +/- chaleur +/- rougeur) ou de signes généraux évocateurs d'une embolie pulmonaire (douleur thoracique, dyspnée, tachycardie…).
- **Complications bronchopulmonaires** par encombrement bronchique :
  - Liées au décubitus +/- aux troubles de la déglutition associés,
  - Prévention : kinésithérapie respiratoire, décubitus latéral alterné, aspirations.
- **Infections urinaires.**
- **Chutes** potentiellement traumatiques :
  - Liées aux troubles moteurs ou aux troubles sensitifs proprioceptifs,
  - Prévention : accompagnement, kinésithérapie motrice, appareillage si besoin (attelle de releveur du pied), adaptation de l'environnement…

ÉTIOLOGIE

1. Système nerveux central

- **Déficit transitoire :**
  - AIT +++ (cf. M9-133)
  - Crise d'épilepsie partielle simple ou complexe (cf. MGS-235),
  - Migraine avec aura (cf. MGS-262),
  - Autres : hématome sous-dural chronique, tumeur intracrânienne, malformation artério-veineuse, hématome intracérébral de petite taille, thrombophlébite cérébrale, hypoglycémie (à éliminer systématiquement chez le diabétique traité !).
- **Déficit constitué :**
  - Accident vasculaire cérébral ischémique ou hémorragique (cf. M9-133),
  - Processus expansif intracrânien : tumeur intracrânienne (cf M10-146),
  - Processus infectieux (abcès, encéphalite) (cf. M7-96),
  - Complication aiguë d'un traumatisme crânien : hématome sous-dural, hématome extradural, contusion.

2. Système nerveux périphérique

- Mononeuropathie :
  - Unique : syndrome canalaire par compression du nerf (cf. MGS-279),
  - Multiple : surtout vascularites +++, diabète, infection (Lyme, lèpre, VIH…).
- Polyneuropathie : surtout diabétique +++, alcoolo-carentielle, toxique, métabolique (cf. MGS-265).
- Polyradiculonévrite (syndrome de Guillain-Barré) (cf. M8-122).

3. Jonction neuromusculaire

- Myasthénie +++.
- Syndrome de Lambert-Eaton.
- Botulisme.
- Autres anomalies acquises de la transmission neuromusculaire.
- Syndromes myasthéniques congénitaux.

4. Muscle

= myopathies (congénitales, inflammatoires, toxiques…).

CONDUITE À TENIR EN URGENCE DEVANT 5 TABLEAUX

1. Hémiplégie

- Imagerie cérébrale (scanner ou IRM) en urgence,
- Puis bilan étiologique en fonction de l'aspect de la lésion (bilan vasculaire, tumoral, inflammatoire, infectieux…).

2. Tétraplégie et paraplégie

- D'origine médullaire : IRM médullaire en urgence,
- D'origine périphérique :
  - Syndrome de la queue de cheval : Scanner ou IRM lombaire en urgence,
  - Syndrome de Guillain-Barré : EMG et ponction lombaire en urgence.

3. Atteinte successive de plusieurs troncs nerveux

ENMG en urgence (multinévrite ?).

4. Atteinte sensitive/motrice rapide, symétrique et globale des membres

ENMG et PL en urgence (syndrome de Guillain-Barré ?).

5. Fatigabilité sévère des membres

ENMG en urgence (myasthénie ?).

L'ESSENTIEL

1. Clinique : faire le diagnostic topographique c'est-à-dire localiser le processus pathologique.

2. Examens complémentaires en fonction de la localisation présumée de la lésion.

Caractère URGENT de certains tableaux.

3. Tous les troubles de la motilité ne sont **pas forcément d'origine neurologique.**

4. Les complications sont nombreuses. Intérêt de la prévention !

5. L'étiologie est suspectée devant le terrain, le contexte clinique et le mode évolutif des troubles.

- **Début brutal et amélioration progressive = AVC, traumatisme,**
- **Installation rapidement progressive = SEP, syndrome de Guillain-Barré,**
- **Installation lentement progressive = tumeur, abcès, sclérose latérale amyotrophique, myopathie,**
- **Épisodes récurrents : SEP.**

Mouvements anormaux

(Hypothèses diagnostiques et examens complémentaires pertinents)

Antoine Challan-Belval, Laura Mechtouff-Cimarelli, Stéphane Thobois

ODD-322.1

ÉLÉMENTS DU DIAGNOSTIC

1. **Terrain :** antécédents familiaux
2. **Circonstances de survenue :** introduction d'un médicament, début progressif ou brutal
3. **Rythmicité** : régulier ou non
4. **Fréquence** : lent ou rapide
5. **Topographie** : proximal ou distal, symétrique ou asymétrique
6. **Facteurs aggravants ou calmants** : stress, sommeil, alcool, traitements…

CHORÉE

= Mouvement involontaire arythmique, brusque imprévisible et anarchique touchant différentes parties du corps survenant en général sur un fond d'hypotonie.

1. **Chorée de Huntington**
2. **Chorée de Sydenham :** post-streptococcique…
3. **Grossesse** = chorée gravidique
4. **Lupus érythémateux disséminé**
5. **Iatrogène**

HEMIBALLISME

= Mouvement de type choréique mais plus ample, portant sur la racine des membres et sur un hémicorps.

Étiologie : lésion du corps de Luys ou noyau sous thalamique (hémorragie).

ATHETOSE

= Mouvements lents reptatoires distaux, d'allure dystonique.

DYSTONIE

= Contraction musculaire involontaire et soutenue fixant le membre dans une position extrême +/- accompagnée de mouvements anormaux.

- La dystonie est focale (un seul segment articulaire), segmentaire (plusieurs segments articulaires) ou généralisée.
  Ex : Dystonie cervicale (torticolis spasmodique), blépharospasme (fermeture de la paupière).
- Elle peut survenir électivement au cours d'un geste particulier dans le cas des dystonies de fonction (ex : crampe de l'écrivain).
- On distingue :
  - Dystonie primaire (IRM cérébrale normale),
  - Dystonie secondaire.
- Traitement : L-Dopa, anticholinergiques, myorelaxants.

MYOCLONIES

= Contractions musculaires involontaires, brutales, brèves, répétitives ou non et pouvant intéresser un ou plusieurs groupes musculaires (focales ou généralisées).

Étiologies multiples :

- Épilepsie.
- Encéphalopathie (toxique, métabolique ou anoxique).
- Maladie de Creutzfeldt-Jakob si associées à une démence.
- Atrophie multisystématisée, dégénérescence cortico-basale si associées à un syndrome parkinsonien.
- Lésion médullaire.
- Physiologiques lors de l'endormissement.

TICS

= Mouvement involontaire brusque et stéréotypé ressemblant à un mouvement volontaire. Le patient peut le retenir par la volonté mais celui-ci réapparaît spontanément.

- Les tics peuvent être simples ou complexes (maladie de Gilles de la Tourette).
- Traitement par neuroleptiques.

DYSKINESIES

= Mouvements anormaux complexes constitués de différents types de mouvements anormaux décrits ci-dessus, souvent iatrogènes.

MÉDICAMENTS ET MOUVEMENTS ANORMAUX

C'est la cause la plus fréquente de mouvements anormaux. Toujours rechercher une prise médicamenteuse +++.

Arguments orientant vers une étiologie iatrogène :

- Relation temporelle entre le début des symptômes et le début du traitement.
- Évolution des symptômes à l'arrêt du traitement.
- Probabilité d'imputabilité du traitement (Cf. recherche bibliographique).

1. Syndrome parkinsonien

- **Neuroleptiques +++** (cf. MGS-261).
- Autres : inhibiteurs calciques, lithium, cordarone, certains antidépresseurs et anti-épileptiques

2. Tremblements

- Bêtastimulants, théophylline, neuroleptiques, antidépresseurs, lithium, valproate de sodium, hormones thyroidiennes…

3. Dyskinésies

- **Neuroleptiques** +++ :

= dyskinésies à prédominance buccofaciale mais aussi du tronc et des membres. Associées à une akathisie.

  - Dyskinésies aiguë : dès la première prise,
  - Dyskinésies tardives : au cours d'un traitement prolongé, peuvent persister à l'arrêt du traitement.
- **L-Dopa** chez les parkinsoniens.

4. Chorée

- Œstroprogestatifs.
- Neuroleptiques.
- L-Dopa chez le parkinsonien.

MALADIE DE HUNTINGTON

- Généralités :
  - Prévalence : 10/100 000,
  - Lésions des noyaux gris centraux puis extension à l'ensemble du cortex cérébral.
- Génétique :
  - Maladie héréditaire autosomique dominante,
  - Augmentation du nombre de répétitions du triplet CAG au sein d'un gène situé sur le chromosome 4.
- Clinique :
  - Début insidieux le plus souvent entre 30 et 50 ans,
  - Triade : chorée + démence + troubles psychiatriques.
- Paraclinique = diagnostic génétique :
  - Après consentement éclairé du patient,
  - Chez le sujet symptomatique,
  - Chez le sujet asymptomatique aux antécédents familiaux : au sein d'une équipe multidisciplinaire car conséquences psychologiques +++ et dimension éthique.
  - En prénatal si un des parents est porteur de la mutation ou à risque de l'être.
- Évolution : aggravation progressive,
- Diagnostic différentiel : autres causes de chorée,
- Traitement : symptomatique, neuroleptiques pour les mouvements anormaux.

L'ESSENTIEL

- **Toujours penser aux causes iatrogènes +++,**
- **Maladie de Huntington = 1re cause de chorée :**
  - **maladie héréditaire,**
  - **triade clinique,**
  - **diagnostic positif génétique,**
  - **problème d'ordre éthique dans le dépistage de la maladie.**

Partie III

Tremblements

Antoine Challan-Belval, Laura Mechtouff-Cimarelli, Stéphane Thobois

GÉNÉRALITÉS

Le tremblement est un mouvement oscillatoire rythmique involontaire de tout ou partie du corps autour de sa position d'équilibre.

EXAMEN CLINIQUE

- Topographie du tremblement.
- Circonstances d'apparition (repos, attitude, action).
- Examiner le tremblement :
  - Au repos, sujet décontracté,
  - À l'écriture, dessin de spirale, de ligne droite,
  - Lors de l'épreuve des 2 verres d'eau ou du bretteur.
- Facteur favorisant : calcul mental.

TREMBLEMENT DE REPOS

Se recherche sur un patient décontracté.

1. Tremblement de la maladie de Parkinson +++

- Présent au repos au début, disparaissant lors des mouvements volontaires.
- Lent, 4 à 6 Hz.
- Touchant les membres (extrémités +) parfois la mâchoire mais jamais le chef.
- Unilatéral ou bilatéral asymétrique.
- Aggravé par les émotions, le stress, la fatigue, le calcul mental.
- Disparaissant pendant le sommeil.

2. Tremblement des autres syndromes parkinsoniens (en particulier induit par les neuroleptiques)

TREMBLEMENT D'ACTION

- Se recherche dans les épreuves d'action telles que le « doigt-nez ».
- Présent dans l'attitude et se majore lors de l'action, surtout au moment d'atteindre la cible.
- **Il est lent (2-3 Hz) et volitionnel.**
- Lié à une atteinte cérébelleuse.
- Étiologie :
  - SEP,
  - Traumatisme crânien,
  - Dégénérescence cérébelleuse,
  - AVC cérébelleux,
  - Tumeur du cervelet…

TREMBLEMENT D'ATTITUDE OU POSTURAL

Se recherche à la manœuvre du serment ou du bretteur.

1. Tremblement essentiel +++

- Principale cause de tremblement.
- Survient en général chez le jeune adulte ou au contraire chez le sujet âgé.
- Notion d'antécédents familiaux (50 %) avec transmission autosomique dominante.
- Présent dans la posture mais aussi dans l'action.
- Rapide (6 à 12 Hz).
- Touchant surtout les membres supérieurs, le larynx (voix « chevrotante ») et le chef, parfois les membres inférieurs.
- Bilatéral, parfois asymétrique.
- Augmenté par le stress et diminué par la prise d'alcool.
- Traitement : bétabloquants (propanolol), barbituriques (mysoline), benzodiazépines, gabapentine, prégabaline, topiramate, ou traitement neurochirurgical (thalamotomie ou stimulation thalamique chronique).

2. Tremblement iatrogène

3. Tremblement métabolique et endocrinien : hyperthyroïdie, hypoglycémie. sevrage alcoolique

4. Tremblement des neuropathies périphériques

5. Processus expansif intracrânien

L'ESSENTIEL

- **Tremblement de repos : évoquer la maladie de Parkinson.**
- **Tremblement d'attitude ou postural : évoquer un tremblement essentiel.**
- **Tremblement d'action : évoquer une origine cérébelleuse. Bilan étiologique nécessaire dont une imagerie cérébrale.**

Paralysie faciale

(Hypothèses diagnostiques et examens complémentaires pertinents)

Antoine Challan-Belval, Laura Mechtouff-Cimarelli, Stéphane Peysson

ODD-326

RAPPEL ANATOMIQUE : (cf. M0)

1. Noyau moteur du nerf facial (cf. Fig. 1)

- Situé dans la protubérance.
- Composé de 2 parties :
  - Noyau du facial supérieur,
  - Noyau du facial inférieur.
- Reçoit des afférences du cortex moteur (operculaire) de l'hémisphère cérébral :
  - Controlatéral ET homolatéral pour le noyau du facial supérieur,
  - Controlatéral uniquement pour le noyau du facial inférieur.

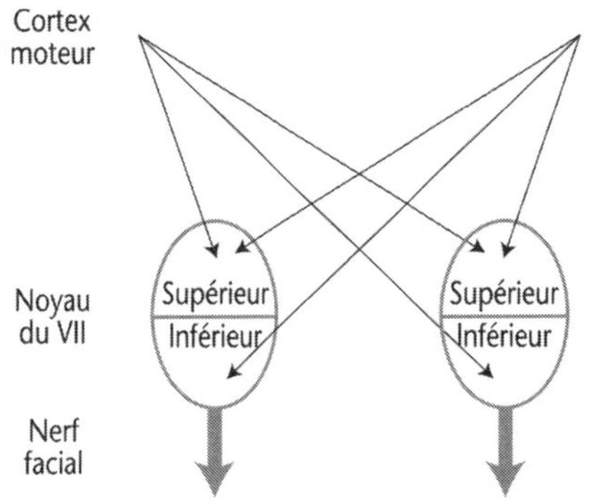

Fig. 1 : Afférences et efférences du noyau du VII.

2. Trajet du nerf facial

Trois portions principales :

- **Intracrânienne** : émerge du tronc cérébral par le sillon bulbo protubérantiel et traverse l'angle ponto-cérébelleux avec le nerf cochléaire = paquet acoustico-facial.
- **Intrapétreuse** = dans le rocher.
- **Extrapétreuse** : au niveau de la parotide et de la face.

3. Fonctions du nerf facial

Nerf mixte avec quatre fonctions principales :

- **Motrice +++** : muscles de la face + muscle de l'étrier.
- **Sensitive** : zone de Ramsay Hunt (pavillon de l'oreille, conduit auditif externe, et cuir chevelu derrière l'oreille).
- **Sensorielle** : gustation des 2/3 antérieurs de la langue.
- **Végétative** : sécrétion salivaire et lacrymale.

CLINIQUE PARALYSIE FACIALE (PF)

1. Signes moteurs

- Hémiface supérieure :
  - Effacement des rides du front,
  - Anocclusion palpébrale : signe de Charles Bell (lorsque le patient essaie de fermer les yeux, l'œil du côté atteint ne se ferme pas et le globe oculaire est dévié en haut et en dehors), signe des cils de Souques (les cils apparaissent plus visibles du côté atteint à l'occlusion des yeux) dans les formes incomplètes,
  - Impossibilité de hausser les sourcils,
  - Abolition du réflexe cornéen et absence de clignement à la menace.
- Hémiface inférieure :
  - Effacement du pli nasogénien,
  - Chute de la commissure labiale,
  - Déviation de la bouche vers le côté sain,
  - Impossibilité de siffler ou de gonfler les joues,
  - Signe du peaucier.
- 2 hémifaces = diplégie faciale :
  - Visage inexpressif,
  - Atone avec dysarthrie importante.
- Hyperacousie douloureuse,
- À rechercher dans les mouvements volontaires et automatiques.

2. Signes sensitifs : hypœsthésie de la zone de Ramsay Hunt

3. Signes sensoriels : agueusie de l'hémilangue antérieure

4. Signes végétatifs : insuffisance salivaire et lacrymale

CLINIQUE PARALYSIE FACIALE PÉRIPHÉRIQUE (PFP)

- Lésion du nerf facial (à n'importe quel niveau, du noyau jusqu'à la terminaison),
- **Atteinte de l'hémiface supérieure ET inférieure** homolatérale à la lésion,
- **Pas de dissociation automatico-volontaire,**
- Pas d'autre atteinte neurologique en général.

CLINIQUE PARALYSIE FACIALE CENTRALE (PFC)

- Lésion au-dessus du noyau du VII = supranucléaire.
- **Atteinte de l'hémiface inférieure controlatérale** à la lésion. Discrète atteinte de l'hémiface supérieure possible.
- **Dissociation automatico-volontaire** : les mouvements automatiques (rire...) sont moins perturbés que les mouvements volontaires.
- Autre déficit neurologique homolatéral associé (déficit du membre supérieur, hémiparésie...).

PARACLINIQUE

1. Biologie
- NFP, VS, CRP.
- Glycémie.
- Sérologies (VIH, Lyme, Herpes, Syphilis...).

2. Ponction lombaire : indiquée si
- Fièvre, syndrome méningé.
- Notion de morsure de tiques (maladie de Lyme).

3. IRM cérébrale : indiquée si
- PF centrale.
- PF périphérique d'installation progressive.
- PF *a frigore* si pas d'amélioration après 6 semaines d'évolution.

4. TDM cérébral : indiqué si
- Contre-indication à l'IRM.
- PF périphérique avec traumatisme crânien (recherche d'une fracture du rocher avec coupe sur le rocher).

5. EMG : à but pronostique

6. Examen ORL : otoscopie, audiogramme, impédancemétrie

7. Examen ophtalmologique (kératite ?).

ÉTIOLOGIE DES PARALYSIES FACIALES PÉRIPHÉRIQUES

1. Paralysie faciale aiguë idiopathique ou *a frigore* +++

2. Paralysie faciale symptomatique
- Atteinte du VII dans le tronc cérébral :
  - AVC du tronc cérébral (syndrome alterne),
  - Sclérose en plaques,
  - Tumeur du tronc cérébral.
- Atteinte du VII dans l'angle ponto-cérébelleux :
  - Tumeur : neurinome du VIII, méningiome, carcinomatose méningée.
- Atteinte du VII dans le rocher :
  - Traumatique : fracture du rocher,
  - Infectieuse : otite chronique.
- Atteinte du VII dans la région parotidienne :
  - Tumeur parotidienne,
  - Parotidite : sarcoidose dans le cadre d'un syndrome de Heerfordt (PF périphérique + parotidite + uvéite + fièvre),
  - Plaie de la face.
- Atteinte diffuse du VII :
  - Méningoradiculite :
    - Bactérienne : Lyme,
    - Carcinomateuse : atteinte de plusieurs nerfs crâniens.
  - Mononévrite : zona du ganglion géniculé : rechercher une éruption vésiculeuse dans la zone de Ramsay-Hunt,
  - Multinévrite : diabète, lèpre,
  - Polyradiculonévrite : syndrome de Guillain-Barré.

ÉTIOLOGIE DES PARALYSIES FACIALES CENTRALES (cf. M11-192)

Surtout :
- Vasculaire (installation aiguë).
- Tumorale (installation progressive).

ÉTIOLOGIE DES DIPLÉGIES FACIALES PÉRIPHÉRIQUES

- Diabète,

- Sarcoïdose,
- Lyme,
- Guillain Barré.

PARALYSIE FACIALE AIGUË IDIOPATHIQUE OU *A FRIGORE*

C'est la première cause de paralysie faciale.

1. Clinique

- Paralysie faciale périphérique unilatérale, isolée,
- D'installation rapidement progressive avec un déficit d'emblée maximal ou se complétant dans les 48 heures,
- +/- signes précessifs : douleurs rétro-auriculaires,
- +/- sensation d'engourdissement de la face,
- Le reste de l'examen clinique est normal.

2. Paraclinique

- Aucune si clinique typique,
- IRM en cas de clinique atypique ou de non récupération après 6 semaines pour rechercher une autre cause,
- EMG.

3. Évolution

- Spontanément favorable +++,
- Récupération quasi complète en moins de 2 mois dans 80 % des cas,
- Complications : kératite +++,
- Séquelles : 5 à 10 % des cas :
  - Déficit moteur résiduel,
  - Séquelles liées à une réinnervation aberrante :
  - Syncinésies : présence de mouvements parasites lors des mouvements volontaires,
  - Hémispasme facial post-paralytique,
  - Syndrome des larmes de crocodile : larmoiement au cours du repas.

4. Traitement : précoce

- Symptomatique +++,
- Corticothérapie controversée, en l'absence de contre-indication (notamment un processus infectieux).

COMPLICATIONS

Complications oculaires +++ dans les PF périphériques : kératite +++.

TRAITEMENT

1. Traitement symptomatique

- Soins oculaires :
  - Instillation d'un collyre antiseptique 3 fois/j,
  - Occlusion palpébrale nocturne.
- Kinésithérapie.

2. Traitement étiologique : en fonction de l'affection…

3. Autres

- Chirurgie en cas de séquelles : anastomoses nerveuses…

L'ESSENTIEL

1. Clinique : bien distinguer

– PF périphérique :

- **Atteinte faciale inférieure et supérieure,**
- **Pas de dissociation automatico-volontaire.**

– PF centrale :

- **Atteinte faciale inférieure prédominante,**
- **Dissociation automatico-volontaire,**
- **Autres signes neurologiques souvent associés.**

2. Étiologie :

– PF *a frigore* : 1re cause de PF périphérique :

- **PF périphérique isolée,**
- **Début brutal,**
- **Évolution souvent spontanément favorable,**
- **Attention aux complications oculaires : kératite +++,**
- **Protection oculaire +++,**
- **Corticothérapie controversée.**

– PF symptomatique à rechercher si clinique pas typique d'une PF *a frigore*.

3. Complications :

– Complications oculaires : kératite +++.

4. Traitement

– Symptomatique : protection oculaire +++.

Troubles de la marche et de l'équilibre

(Hypothèses diagnostiques et examens complémentaires pertinents)

Antoine Challan-Belval, Laura Mechtouff-Cimarelli, Stéphane Thobois **ODD-340**

PHYSIOPATHOLOGIE DE LA MARCHE

La marche implique :

1. La station debout

= système antigravitaire.

2. L'équilibre

= système permettant de maintenir le centre de gravité du corps à l'intérieur de sa base de support.

- Trois systèmes afférents :
  - La vision,
  - Le système vestibulaire,
  - La sensibilité proprioceptive (= profonde).
- Lors de la fermeture des yeux, la perte des informations visuelles est compensée par les systèmes vestibulaires et proprioceptifs. En cas d'atteinte d'un de ces deux systèmes, la fermeture des yeux se traduit par une aggravation des troubles de l'équilibre. On parle de signe de Romberg positif.
- Trois systèmes efférents :
  - La moelle,
  - Le tronc cérébral (noyaux vestibulaires),
  - Le cortex pariétal et le cervelet.

3. La locomotion proprement dite ou production du pas

= système permettant des mouvements stéréotypés alternés des membres inférieurs. En partie automatique, à partir des schémas moteurs mémorisés dans l'enfance.

Trois niveaux :

- Système nerveux :
  - Central :
    - Moelle épinière : générateur automatique central de mouvements rythmiques de la locomotion,
    - Contrôle supraspinal :
      - Tronc cérébral,
      - Cortex cérébral (cortex moteur) et noyaux gris centraux : commande volontaire.
  - Périphérique : nerfs périphériques.
- Muscles.
- Système ostéoarticulaire (os et articulations du bassin et des membres inférieurs).

CLINIQUE

1. Interrogatoire

- Antécédents médicaux et chirurgicaux,
- Notion de prises médicamenteuses et/ou de toxiques (alcool),
- Antécédents familiaux,
- Caractéristiques des troubles :
  - Date de début,
  - Sévérité,
  - Évolutivité,
  - Circonstances de survenue.
- Retentissement :
  - Physique : chutes ?
  - Fonctionnel :
    - limitation du périmètre de marche,
    - aide uni ou bilatérale à la marche, utilisation d'un fauteuil roulant,
    - incapacité à faire un pas ou à faire les transferts seul, confiné au lit ?
  - Peur des chutes.
- Signes associés : douleurs, vertiges, faiblesse musculaire, paresthésies, tremblements, troubles sphinctériens…

2. Examen clinique

- Examen de la marche :
  - Attitude du patient en station debout,
  - Allure générale, cadence de la marche,
  - Mouvement des membres inférieurs,
  - Ballant des bras,
  - Réalisation du demi-tour,
  - Marche sur talons et pointes,
  - +/- course, marche à reculons, montée et descente des escaliers.

- Examen de l'équilibre :
  - Taille du polygone de sustentation,
  - Station debout en station monopodale ou bipodale les pieds joints, yeux ouverts puis fermés,
  - Marche du funambule (sur une ligne),
  - Manœuvre de Fukuda (piétinement sur place yeux fermés),
  - Manœuvre de Babinski-Weill (alternance de quelques pas en avant et en arrière les yeux fermés),
  - Épreuve des index (le patient place ses index, bras tendus, face à ceux de l'examinateur et doit les maintenir dans cette position les yeux fermés),
  - Réflexes de posture : résistance à la rétropulsion.
- Tests d'évaluation fonctionnelle de l'équilibre :
  - « Get up and go test » : Se lever, faire 3 m, demi-tour et s'asseoir,
  - Test de Tinetti (cf. encadré).
- Reste de l'examen neurologique à la recherche de :
  - Un déficit moteur, global ou focalisé dans le cadre d'un syndrome pyramidal, d'un syndrome neurogène périphérique ou d'un syndrome myogène,
  - Un déficit sensitif surtout profond (sensibilité proprioceptive),
  - Un syndrome cérébelleux,
  - Un syndrome vestibulaire,
  - Un syndrome extrapyramidal,
  - Un déficit visuel.
- Examen ostéoarticulaire :
  - Inspection, palpation, mobilisation passive des articulations.
  - Recherche de douleurs, de limitation de l'amplitude articulaire, de déformations.
- Examen général : recherche des pouls périphériques.

PARACLINIQUE

Non systématique. Fonction des résultats de l'examen clinique et des signes d'orientation.

1. Scanner et/ou IRM cérébrale

- Indications : signes cliniques orientant vers une pathologie sus-tentorielle (syndrome pyramidal ou extrapyramidal) ou sous-tentorielle (syndrome cérébelleux ou vestibulaire).
- Recherche :
  - Lésion tumorale,
  - Vasculaire,
  - Infectieuse,
  - Inflammatoire,
  - Malformative,
  - Traumatique,
  - Métabolique,
  - Carentielle
  - Hydrocéphalie.

2. IRM médullaire

- Indications : troubles proprioceptifs (pouvant correspondre à un syndrome cordonal postérieur), paraparésie avec syndrome pyramidal +/- associés à des troubles sphinctériens et à un niveau sensitif.
- Recherche : lésion intrarachidienne (extradurale ou intradurale extramédullaire ou intramédullaire) :
  - Lésion tumorale,
  - Vasculaire,
  - Infectieuse,
  - Inflammatoire (SEP),
  - Malformative,
  - Traumatique,
  - Carentielle (sclérose combinée de la moelle – anémie de Biermer)
  - Syringomyélie.

3. Potentiels évoqués somesthésiques

- Indication : suspicion de syndrome cordonal postérieur.

4. EMG

- Indication : suspicion de neuropathie périphérique ou d'atteinte musculaire.

5. Biologie

- Indications : suspicion de pathologie infectieuse ou inflammatoire (NFP, CRP), de pathologie métabolique : carence vitaminique (B12), endocrinopathie, pathologie hépatique.

6. Ponction lombaire

- Indications : suspicion de pathologie inflammatoire, infectieuse ou tumorale.

7. Examen ophtalmologique : acuité visuelle, champ visuel…

- Indication : suspicion d'un déficit visuel.

8. Examen ORL

- Indication : syndrome vestibulaire

9. Radiographies lombaires +/- scanner lombaire

- Indication : douleurs radiculaires,
- Recherche : canal lombaire étroit, hernie discale.

10. Radiographies du bassin, de la hanche, des genoux

- Indication : suspicion d'arthrose (douleurs articulaires, déformations articulaires, limitation de l'amplitude articulaire).

11. Doppler artériel des membres inférieurs

- Indication : claudication intermittente douloureuse des membres inférieurs,
- Recherche : artériopathie des membres inférieurs.

TEST DE TINETTI

I : évaluation de l'équilibre statique

Directives pour le score :

1 = équilibre stable
2 = instabilité partiellement compensée
3 = instabilité prononcée, équilibre jamais atteint

1. Équilibre assis droit sur une chaise ;
2. Se lever d'une chaise (si possible sans l'aide des bras) ;
3. Équilibre debout, juste après s'être levé ;
4. Équilibre debout, les yeux ouverts, les pieds joints
5. Équilibre debout les yeux fermés, les pieds joints ;
6. Le patient effectue un tour complet sur lui-même ;
7. Capacité à résister à trois poussées successives en arrière, les coudes joints sur le sternum ;
8. Équilibre après avoir tourné la tête à droite ;
9. En équilibre sur un seul pied pendant plus de 5 secondes ;
10. Équilibre en hyperextension de la tête en arrière ;
11. Le patient essaie d'attraper un objet qui serait au plafond ;
12. Le patient ramasse un objet posé à terre devant lui ;
13. Évaluation de l'équilibre lorsque le patient se rassied.

II : évaluation de l'équilibre dynamique.

1. Équilibre à l'initiation de la marche ;
2. Évaluation de la hauteur du pas (droite, gauche) ;
3. Évaluation de la longueur du pas (droite, gauche) ;
4. Évaluation de la symétrie du pas (droite, gauche) ;
5. Évaluation de la régularité de la marche ;
6. Capacité à marcher en ligne droite ;
7. Exécution d'un virage tout en marchant ;
8. Évaluation de la stabilité du tronc ;
9. Évaluation de l'espacement des pieds lors de la marche.

ÉTIOLOGIES NEUROLOGIQUES

1. Marche déficitaire

- Atteinte du système nerveux central = **FAUCHAGE** :
  - Le membre inférieur frotte le sol en décrivant un arc de cercle pour passer le pas,
  - Lié à l'hypertonie spastique du membre inférieur paralysé,
  - Signes associés : syndrome pyramidal (hypertonie spastique, exagération des réflexes ostéotendineux, signe de Babinski).
- Atteinte du système nerveux périphérique = **STEPPAGE :**
  - Le pied est en varus équin (la pointe vers le bas). Le patient est donc obligé de lever anormalement haut la cuisse pour passer le pas. Ressemble à la marche d'un cheval.
  - Lié au déficit moteur des releveurs du pied,
  - Signes associés : syndrome neurogène périphérique (hypotonie, amyotrophie, réflexes ostéo-tendineux diminués ou abolis).
- Atteinte musculaire = **DANDINEMENT** ou marche en canard.
  - Le bassin bascule à chaque pas du côté du membre non portant avec une inclinaison compensatrice du tronc du côté du membre portant. Hyperlordose associée à un stade avancé.
  - Lié à un déficit de la ceinture pelvienne.
  - Signes associés : syndrome myogène (amyotrophie, abolition des réflexes idiomusculaire).

2. Marche ataxique

- Atteinte cérébelleuse = **ATAXIE CEREBELLEUSE :**
  - Marche pseudo-ébrieuse avec élargissement du polygone de sustentation et position des bras en abduction.
  - Romberg négatif.
  - Signes associés : syndrome cérébelleux (hypotonie, syndrome cérébelleux cinétique).
- Atteinte de la sensibilité proprioceptive (profonde) = **ATAXIE PROPRIOCEPTIVE :**
  - Marche instable, talonnante (le patient allonge ses jambes sans presque fléchir les genoux et les pieds retombent lourdement sur le sol par les talons),
  - Romberg positif non latéralisé,
  - Signes associés : atteinte de la sensibilité profonde (paresthésies, sensations de striction, d'étau ou de décharge électrique (signe de Lhermitte), hypopallesthésie, hypoarthrokinesthésie, ataxie segmentaire à l'épreuve doigt-nez ou talon-genou les yeux fermés).
- Atteinte du système vestibulaire = **ATAXIE VESTIBULAIRE :**
  - Marche instable, précautionneuse, impossible en cas d'accès vertigineux important,
  - Déviation latérale de la ligne de marche,
  - Marche en étoile à l'épreuve de Babinski-Weill,
  - Romberg positif latéralisé,
  - Remarque : les épreuves sont latéralisées si le syndrome vestibulaire est périphérique (harmonieux). Les épreuves sont déviées dans tous les sens si le syndrome vestibulaire est central (dysharmonieux).
  - Signes associés : syndrome vestibulaire (vertige, nystagmus, déviation des index).

3. Marche parkinsonienne

- Atteinte du système extrapyramidal ou syndrome **PARKINSONIEN :**
  - Tronc incliné en avant, difficulté au démarrage, marche à petits pas, perte du ballant des bras, demi-tour décomposé, phénomènes de freezing ou enrayage cinétique et de festination.
  - Signes associés : triade extrapyramidale (tremblement, hypertonie, akinésie).
- Hydrocéphalie à pression normale :
  - Signes associés : triade de Hakim et Adams (troubles de la marche, troubles sphinctériens et troubles des fonctions supérieures).
- État multilacunaire ou syndrome pseudobulbaire :
  - Signes associés : syndrome pseudobulbaire (troubles sphinctériens, diplégie faciale, troubles de la déglutition et de la phonation, rire et pleurer spasmodique).

4. Marche douloureuse

- Sciatique L5-S1 : appui bref sur la jambe avec flexion du genou.
- Canal lombaire étroit = claudication intermittente radiculaire.
- Myopathie métabolique ou polymyosite.
- Métatarsalgie de Morton = compression du nerf interdigital plantaire :
  - Douleurs des 3e et 4e espaces interdigitaux irradiant parfois à la jambe responsable d'une boiterie.

5. Troubles combinés (fréquents dans la sclérose en plaques)

- Marche ataxo-spasmodique.
- Marche cérébello-spasmodique…

ÉTIOLOGIES NON NEUROLOGIQUES

1. Ostéoarticulaire

- Arthrose du rachis, de la hanche ou du genou.
- Déformation des membres inférieurs.

2. Vasculaire

- Claudication intermittente des membres inférieurs.

3. Ophtalmologique

- Baisse d'acuité visuelle.

4. Psychogène ou psychiatrique

- Marche précautionneuse et stasobasophobie. Fréquent chez la personne âgée surtout après une chute. Intérêt de la réassurance et de la kinésithérapie.
- Dépression.
- Hystérie :
  - Début brutal, circonstance psychologique déclenchante,
  - Marche atypique, acrobatique ou grotesque, ne correspondant à aucune des variétés sémiologiques connues,
  - Discordance entre les résultats de l'examen neurologique au lit et les troubles de la marche,
  - Pas de chutes traumatisantes,
  - Pas d'aggravation avec des épreuves qui normalement devraient aggraver les troubles,
  - Variabilité des troubles en fonction de la distraction et de la suggestion,
  - « Belle » indifférence de la patiente.

5. Toxiques ou médicamenteuses

- Alcool.
- Médicaments sédatifs.

L'ESSENTIEL

- **Suspicion d'atteinte du SNC (cerveau) si :**
  - **Fauchage/syndrome pyramidal (hémicorporel),**
  - **Ataxie cérébelleuse/syndrome cérébelleux,**
  - **Ataxie vestibulaire/syndrome vestibulaire,**
  - **Marche à petits pas/syndrome parkinsonien ou syndrome pseudobulbaire ou triade d'Hakine.**

  → Imagerie cérébrale : scanner ou IRM cérébrale
- **Suspicion d'atteinte du SNC (moelle) si :**
  - **Fauchage/syndrome pyramidal (para ou tétraparésie)**
  - **Ataxie proprioceptive/syndrome cordonal postérieur unilatéral parfois alterne (syndrome de Brown-Sequard) ou bilatéral d'autant plus qu'il existe des troubles sphinctériens ou un niveau sensitif.**

  → IRM médullaire +/- potentiels évoqués sensitifs si atteinte proprioceptive
- **Suspicion d'atteinte du système nerveux périphérique ou des muscles si :**
  - **Steppage, ataxie proprioceptive, douleurs radiculaires/syndrome neurogène périphérique,**
  - **Dandinement/syndrome myogène.**

  → EMG +/- scanner lombaire
- **Dans les autres cas, penser aux causes non neurologiques.**

Cet ouvrage a été achevé d'imprimer en juin 2012
sur les presses de Normandie Roto Impression s.a.s.
61250 Lonrai
N° d'imprimeur : 122253
dépôt légal : juin 2012

Imprimé en France